深入浅出讲《黄帝内经》
——陈钢教授40年专攻之心悟（上）

陈钢·著

U0307870

全国百佳图书出版单位

中国中医药出版社

· 北京 ·

图书在版编目（CIP）数据

深入浅出讲《黄帝内经》：陈钢教授 40 年专攻之心悟 . 上/
陈钢著 . —北京：中国中医药出版社，2021.11（2022.10 重印）
（问道《内经》）
ISBN 978-7-5132-4655-2

I.①深… II.①陈… III.①《内经》-研究 IV.①R221.09

中国版本图书馆 CIP 数据核字（2017）第 308321 号

中国中医药出版社出版

北京经济技术开发区科创十三街 31 号院二区 8 号楼
邮政编码　100176
传真　010-64405721
河北省武强县画业有限责任公司印刷
各地新华书店经销

开本 710×1000　1/16　印张 17.75　字数 297 千字
2021 年 11 月第 1 版　2022 年 10 月第 2 次印刷
书号　ISBN 978-7-5132-4655-2

定价　69.00 元
网址　www.cptcm.com

服 务 热 线　010-64405510
购 书 热 线　010-89535836
维 权 打 假　010-64405753

微信服务号　zgzyycbs
微商城网址　https://kdt.im/LIdUGr
官 方 微 博　http://e.weibo.com/cptcm
天猫旗舰店网址　https://zgzyycbs.tmall.com

如有印装质量问题请与本社出版部联系（010-64405510）

前言

　　我在台湾长庚大学中医系教《黄帝内经》时，在长庚大学图书馆里看到曾在台湾大学、香港中文大学任教的何秀煌教授写的一本书，书名叫《思想方法导论》，书中有这样一段话："书只是一座桥梁，它本身不是目的。它是路，不是天堂。"各位同学，我们即将一起共同阅读和学习《黄帝内经》，共同感受《黄帝内经》带给我们思想的震撼、精神的愉悦。它会端正我们的思维，开启我们的智慧，打开我们思想的风帆，张开我们理想的翅膀。但是，阅读和背诵《黄帝内经》本身不是目的，它只是一座通往理想彼岸的桥，是一条到达幸福天堂的路。在我们的人生道路上，每一程都会有老师陪伴着我们，但老师又不能一直伴随我们走下去。因此，我在这里预祝大家健康幸福、建功立业，每个人都能通往幸福的彼岸，到达自己理想的天堂！

陈钢

2021 年 5 月

目录

第一章　走近《黄帝内经》

欢迎各位同学听我讲授《黄帝内经》。由于讲授学时的限制，我只能选择部分经文进行讲解。虽然只是部分内容，但涉及阴阳五行、藏象、精气神、病因病机、病证、诊法、治则治法、养生等学说，希望能让大家对《黄帝内经》有一个较为系统和全面的认识。

我读研究生的时候，有两个导师，一位是李克光教授，一位是郭仲夫教授。前者是我校首任校长李斯炽先生的儿子，后者是李斯炽先生的助手。李斯炽先生在《黄帝内经》的教学和研究方面有很大的造诣。我所讲授的《黄帝内经》，多少都含有这些老先生们的思想痕迹，但是主要是我的导师郭仲夫教授传授给我的。我希望通过一起研读《黄帝内经》，一方面，对《黄帝内经》的主要学术理论和学术思想有所认识和理解；另一方面，更希望在我的讲授过程中，能够对大家的理论水平、思维方式、思想方法、道德品质、做事行为等，都有所启迪、有所改变、有所规范、有所提升，或者有所思考、有所警示。

当代解释学理论认为，解释者只有将自己融会到具体的文本解释过程中去，才可以得到理解。就像游戏一样，只有当你进入游戏的过程中，才能真正感受到游戏带来的乐趣和刺激。所以我们只有深入、融会于经文具体解释的过程中，才会对《黄帝内经》有真正的理解，才会感受到心灵的震撼，品嚼出其中无尽的意味。

美国夏威夷大学哲学教授成中英先生说："深刻性往往流于晦涩，清晰性往往流于浅薄。"[①] 如果把《黄帝内经》讲得深刻了，人们往往会觉得晦涩难懂；如果把《黄帝内经》讲得清晰了，人们往往会觉得浅薄空疏。大家都觉得《黄帝内经》的道理是深刻的，而且是难懂的，所以我尽力"从深刻走向清晰，从清晰走向深刻"，也就是说在语言上尽量清晰，在思想上尽量深刻，让我们在浅显易懂的语言中领悟《黄帝内经》

---

① 成中英. 世纪之交的抉择——论中西哲学的会通与融合. 上海：知识出版社，1991

中那些深刻的道理。

第一节　为何要学习《黄帝内经》

我首先提出这样一个问题：作为一位 21 世纪的中医学生，为什么还要学习这一部成书于两千多年前的医学著作呢？答案肯定多种多样，而我认为主要有三个方面的原因。

一、《黄帝内经》是中医的渊源

《黄帝内经》是中医理论、学说和学术思想的渊源，也就是说，中医学的各种理论、学说和学术思想都可以在《黄帝内经》中找到思想痕迹、学术源头。当我们追溯中医学两千多年以来的发展历程时，不论学科如何分化、学派如何形成与分流，《黄帝内经》的理论和思想都对理论研究者或临床实践者有着或多或少的影响。清代医家章虚谷说："仲景绍圣轩岐，本《灵》《素》作《伤寒杂病论》，为方书之祖。厥后诸贤相继阐发，数千年来著述代增，汗牛充栋。"（《医门棒喝·自序》）可以这样说，中医学的发展史，就是一部《黄帝内经》的解释史。所以我在讲解经文的时候常会选取一些后世医家的认识来解释《黄帝内经》的道理。

我们学医，讲究理法方药。这其中的"理"，就是医理，我们既要弄清"理"的内容，还要弄清"理"的源头。宋代著名思想家、教育家朱熹先生说："凡阅义理，必穷其原。"（转引自《北溪字义·宋史陈淳传》）用做学问的话说，叫作"学有根基""学有所本"。你把一个道理的来龙去脉都弄明白了，你对这个道理的认识就清楚了。如果应用这个道理去办事，你就会使用正确的方法，取得良好的效果。我们再温故一下大家都非常熟悉的一个典故，叫作"一问三不知"，出自《左传》。哪三不知呢？就是始、衷（中）、终，即事情的起因、经过和结果，也就是来龙去脉。

我简单举一些例子来说明《黄帝内经》是中医理论和学术思想的源头。

先谈一谈金元四大家主要学术思想的渊源。

金元时期有刘完素、李东垣、张子和、朱丹溪四位著名医家，无论是他们的学术思想、理论构建，还是临床诊疗经验，都各有千秋。他们是在中医学发展历程中具有极大的学术影响、占据着重要学术地位的人物，所以被后世称为"金元四大家"。而他们的主要学术思想可以追溯到《黄帝内经》。

例如，刘完素说："夫医道者，以济世为良，以愈疾为善。盖济世者凭乎术，愈疾者仗乎法。故法之与术，悉出《内经》之玄机。"（《素问病机气宜保命集·自序》）刘完素倡导六气皆从火化，主张治病当以寒凉，被后世誉为寒凉派大家。他的学术思想既源于临床实践，更源于他对《素问》中"病机十九条"的领悟。在病机十九条中，属五脏的各1条，属上下的各1条，属风、寒、湿的各1条，但是属火的5条，属热的4条，加起来共9条，几乎占了一半，而且在风寒暑湿燥火六淫中，暑火就占了两个。于是刘完素从中悟出了这样一个道理：原来诸病皆由火热而生，所以治病就应当用寒凉。这是他善读《黄帝内经》，读于无字处的功夫。所以如《灵素节注类编》评说到："（病机）一十九条，止有水液澄澈清冷属寒，余皆属火、属热者。盖外邪虽寒，传里则多随阳气化热，故刘河间言六气皆从火化，是阴阳变化自然之理也。"

攻邪派大家张子和的祛邪思想也源于《黄帝内经》。我们来看《素问·脏气法时论》中"邪气之客于身也"中的"客"字。东汉许慎在《说文解字·叙》中说："文字者……前人所以垂后，后人所以识古……知天下至赜。"意思是说前人用文字记述自己的思想、经验以传示后人，后人依靠它来认识前人的思想、经验和历史，由此了解世上最深奥的道理。那么古人通过这个"客"字，究竟要告诉我们什么道理呢？什么叫"客"？《康熙字典》云："凡自外至者皆曰客。"外来的即为客。《说文解字》云："客，寄也。"邪气客寄于身，说明邪气不是机体自身所有的。这一思想，医家们都有共识。如《本草正义·附子》说："六淫皆属外感，本非吾身所有之正气，故皆得谓之邪。"因此，张子和说："夫病之一物，非人身素有之也。或自外而入，或由内而生，皆邪气也。邪气加诸身，速攻之可也，速去之可。"（《儒门事亲·汗下吐三法该尽治病诠》）疾病由邪气侵袭身体所致。邪气侵袭人之身体后，就会导致机体阴阳偏盛偏衰，正气不安，因而为病。因此，治病就应当以祛邪为要，攻邪即能已病。张子和所倡导的并且最擅长使用的汗吐下三法，乃是祛邪最重要的三种方法。邪气在上用吐法，在表用汗法，在下用下法，邪气去则正气安，阴阳平复。

在《黄帝内经》学术思想的影响下，李东垣建立了脾胃学说。我们先选后世医家的评价来做说明，后面讲到具体经文时再来阐述《黄帝内经》对李东垣学术思想的影响。例如，明代著名医家张景岳阐述了李东垣学术思想与《黄帝内经》的渊源。他在《景岳全书·论东垣〈脾胃论〉》中说："人以水谷为本，故脾胃为养生之本，惟东垣独知其义，发为《脾胃论》。曰：历观《内经》诸篇而参考之，则元气之充足，皆由脾胃之气无所伤，而后能滋养元气。若胃气之本弱，饮食自倍，则脾胃之气既伤，而元气亦不能充，此诸病之所由生也。因引《内经》之义，如《生气通天论》曰：苍天之气，清净则志意治，顺之则阳气固，虽有贼邪，弗能害也。阳气者，烦劳则张。故苍天之气贵清净，阳气恶烦劳，此病从脾胃生者，一也。又引《五常政大论》曰：阴精所奉其人寿，阳精所降其人夭。阴精所奉，谓脾胃既和，谷气上升，春夏令行，故其人寿。阳精所降，谓脾胃不和，谷气下流，收藏令行，故其人夭，此病从脾胃生者，二也。又引《六节藏象论》曰：脾胃、大肠、小肠、三焦、膀胱者，仓廪之本，营之居也，此至阴之类，通于土气。凡十一脏者，皆取决于胆也。夫胆者，少阳春生之气，春气生则万化安，故胆气春升，则余脏从之。胆气不升，则飧泄、肠澼不一而起，此病从脾胃生者，三也。又引《本论》曰：天食人以五气，地食人以五味，此之谓气者，上焦开发，宣五谷味，熏肤，充身，泽毛，若雾露之溉，是谓气。气或乖错，人何以生？此病从脾胃生者，四也。夫内伤脾胃，乃伤其气，外感风寒，乃伤其形，伤其外为有余，有余者泻之；伤其内为不足，不足者补之。内伤不足之病，苟误认作外感有余之病，而反泻之，则虚其虚也。实实虚虚，如此死者，医杀之耳。然则奈何？惟当以辛甘温之剂补其中而升其阳，甘寒以泻其火则愈矣。经曰：劳者温之，损者温之。又曰：温能除大热，大忌苦寒之药。诸如此论，皆东垣独得之见也。"

朱震亨在他习医行医，形成其个性鲜明的学术思想的过程中，深受《黄帝内经》理论的影响。他在《格致余论》的自序中说："震亨三十岁时，因母之患脾疼，众工束手。由是有志于医，遂取《素问》读之，三年似有所得。""至四十岁，复取而读之。顾以质钝，遂朝夕钻研，缺其所可疑，通其所可通。又四年而得罗太无讳知悌者为之师。因见河间、戴人、东垣、海藏诸书，始悟湿热相火，为病甚多。又知医之为书，非《素问》无以立论，非《本草》无以立方。有方无论，无以识病。有论无方，何以模仿？夫假设问答，仲景之书也，而详于外感。明著性味，东垣之书也，而详于内伤。医之为书，至是始备。医之为道，至是始明。"

除古代医家外，我再举一个现代中医的例子。北京中医医院妇科专家刘奉五先生（已故）治疗闭经或者月经后期时创立了一个方，叫瓜石汤，药有瓜蒌、石斛、玄参、麦冬、生地黄、瞿麦、车前子、益母草、黄连、牛膝等。请问：治疗闭经为什么要用瓜蒌、石斛、玄参、麦冬、生地黄、瞿麦、黄连呢？以我对这个方的理解和认识，我认为，刘奉五老先生创制瓜石汤的方理主要源自《黄帝内经》，与其中两段经文有关。

第一段是《素问·阴阳别论》中的"二阳之病发心脾，有不得隐曲，女子不月"。这里的二阳，是指阳明胃与大肠经。发，是影响、波及的意思。隐曲，即曲折难言的隐情。胃肠先病可以影响到心脾，心脾先病也可以影响到胃肠，总之是心、脾、阳明受病。心主血，脾与阳明主运化。心脾气郁，阳明受病，气血生化不足，无余可下，于是引发女子不月。这里要特别注意"阳明"。

第二段是《素问·评热病论》中的"月事不来者，胞脉闭也。胞脉者属心而络于胞中。今气上迫肺，心气不得下通，故月事不来也"。月事不来，是因为胞脉的闭阻。胞脉与冲任脉的关系十分密切。胞脉属心而络于胞中。心主血，心血下行于胞中而为月事。由于情志抑郁等原因，导致心肺之气闭郁，郁而化火，心火上炎，则心之气血不得下通于冲任胞脉，血海无余可下，故月事不来。冲脉为脏腑经脉气血汇聚之处，为全身气血运行的要冲，为"血海"，故为月经之本。张景岳说："脏腑之血，皆归冲脉，而冲为五脏六腑之血海。故《经》言：太冲脉盛，则月事以时下。此可见冲脉为月经之本也。"（《景岳全书·妇人规》）心主血，心血下行，胞脉通畅，血海充盛，则月事能以时下。这里要特别注意"心"。

根据《黄帝内经》这两段经文，可知引起女子不月的主要因素有两个。

一是阳明病变。阳明受纳水谷，化生气血，供养全身脏腑。脏腑经脉气血充足，血海有余，则月经的量、色、质、期等正常。倘若劳倦太过、饮食不节、情志抑郁等因，导致阳明虚，脾气不运，气血生化不足，血海无余，可致女子经闭。冲脉血海虽为月经之本，但是，冲脉血海之血却主要来源于阳明。张景岳在《景岳全书·妇人规》中对此分析得十分透彻，阐述得也很清楚，"冲脉为月经之本也。然血气之化，由于水谷，水谷盛则血气亦盛，水谷衰则血气亦衰，而水谷之海，又在阳明……可见冲脉之血，又总由阳明水谷之所化，而阳明胃气又为冲脉之本也。故月经之本，所重在冲脉，所重在胃气，所重在心脾生化之源耳"。所以历代医家有"冲脉隶于阳明"之说。如唐容川《血证论·吐血》说："冲脉丽于阳明，治阳明即治冲也。"冲脉与阳明的关系主要体现在月经的质与量上，如果脾胃化生的气血少，则血海无余，可致月经量少或不月。故治疗冲脉血海不足之经闭，当治取阳明。张景岳《景岳全书·血证》说："故凡血枯经闭者，当求生血之源，源在胃也。"《黄帝内经太素·风水论》载："月事不来，病本于胃也。"杨上善注："月事不来之病，由于胃气不和。"所以，经闭之病本于阳明。阳明本属燥金，喜润恶燥，病变后易阴伤津燥。所以唐笠山在《吴医汇讲·二阳之病发心脾解》中指出，"此二阳之病，当以燥火之证言"。不论先病阳明亏虚，后病阳明阴伤津燥，最终都不能化生血液。因此，治疗上主张益胃。益胃就是补益阳明津液。林珮琴《类证治裁·经闭论治》说："因阳明生化不足，故月事不以时下也……治先调补胃阴以生液。"在女子不月的治疗中，治取阳明是重要的治法之一，即增益阳明津液、补养阳明气血、健运脾胃、清泄阳明燥热。李东垣在《兰室秘藏·妇人门》中云："病名曰血枯经绝，宜泄胃之燥热，补益气血，经自行矣。"我们再回头来看瓜石汤方中的药物，石斛益胃生津；玄参、麦冬、生地黄合为增液汤，养阴生津、清热润燥。以此四味，治取阳明，益阳明津液，清阳明燥热，使冲任精血满盈。而且，津血关系密切，津液不足则血不足，故补津亦可以补血。另外，王绵之教授说："胃中的津液无气以生。"（《王绵之方剂学讲稿》）所以我常加党参、黄芪等补气以化生津液。

二是心气不能下通。引起女子不月的第二个主要因素是心气不得下通。如果胞脉通畅，心之气血得以下通，则有月经。如果心火上炎，胞脉闭阻，心气不得下通，则女子不月。如果心之气血下达太过，则经血妄行。顾松园《顾松园医镜·崩漏》云："以胞脉属心，而络于胞中，即子宫，在女为血室。绝则上下不交，亢阳内动，而逼血下行。"所以，由于心气下与月经行、心气不下与月经不行、心气下之太过与崩下皆有关系，表明心气下通与月经以时而下有着密切的关系。由于悲伤抑郁等原因，导致胞脉闭阻，心肺之气闭郁，心火上炎，心之气血不得下通于胞中，故见闭经。《医学说约·经闭》说："女病皆自心生，心燔火炽则经闭矣。"病人可因心肺之气闭郁而见胸闷；可因心气闭郁，郁而化火，心火上炎，而见舌尖红、心烦、失眠、小便不利等。正因为心火上炎、心气不得下通是女子不月的主要病机，因此治疗上应当以泻心火为主，辅以宽胸下气，使心气下通。刘完素、李东垣等医家都提出过闭经治法的着眼点是：从心而治，清泻心火，则心血下通，经水自行。刘完素在《素问病机气宜保命集·妇人胎产论》中说："如女子不月，先泻心火，血自下也……今气上迫，心气不得下通，故月事不来，先服降心火之剂，后服《局方》中五补丸，后以卫生汤治脾养血气也。"《济阴纲目·经闭门》引李东垣曰："月事不来，宜安心补血泻火，经自行矣。"萧埙《女科经纶·女子不月为血滞属心气不通》说："《内照经》曰：女子不月，血滞病也。原其本，则得之心气不通。故不治其血，而治其心可也。"心火去，心血下通于胞宫，则经水得以时下。我们再来看瓜石汤方中的药物。黄连入心经，泻心火，张仲景的"诸泻心汤，大黄、黄芩或用或否，黄连则无不用"（《本草思辨录·黄连》）。瞿麦泻心（《本草求真·泻水》），利心经湿热（《慎斋遗书·用药权衡》）。《本草图经》谓瞿麦"古今方通心经、利小肠为最要"。薛己《保婴撮要·心脏》说："心经实热，宜用泻心散或导赤散。"又说："因心经有热者，导赤散加黄连。"泻心散仅为一味黄连。心与小肠为表里，心移热于小肠。导赤散为治疗心经火热的代表方，导赤者，导心经之热从小便而出。瓜石汤方中的黄连、生地黄、瞿麦，实际上是取黄连导赤散之方义，以清泻心火。经文说"气上迫肺"，导致"心气不得下通"。仲景制瓜蒌薤白半夏汤、瓜蒌薤白白酒汤、枳实薤白桂枝汤治胸痹，其中的瓜蒌为治疗胸痹的要药。朱丹溪说："瓜蒌实治胸痹者，以其味甘性润。甘能补肺，润能降气。胸中有痰者，乃肺受火逼，失其降下之令。"所以瓜石汤方中用瓜蒌、黄连、生地黄、瞿麦宽胸下气、清泻心火，使心气下通，从而使心血下达于胞宫。

在女子不月的病证中，"阳明亏虚，燥热津伤"和"胞脉闭阻，心气不得下通"是两个最主要的病因病机，因而"治取阳明"和"清泻心火"是该病证最主要的治疗方法。通过上述解释，大家是不是更加理解了瓜石汤组方用药的意义和理论依据了呢？

我们还可以参看张锡纯的"资生通脉汤"。该方也治闭经，药有山药、白术、鸡内金、龙眼肉、山萸肉、枸杞、玄参、白芍、桃仁、红花、甘草。张锡纯说："夫二阳者，阳明胃腑也。胃腑有病，不能消化饮食，推其病之所发，在于心脾。又推其心脾病之所发，在于有不得隐曲（凡不能自如者皆为不得隐曲）。盖心主神、脾主思，人有不得隐曲，其神思郁结，胃腑必减少酸汁（化食赖酸汁，欢喜则酸汁生者多，忧思则酸汁生者少），不能消化饮食，以生血液，所以在女子为不月也。夫女子不月，即由于胃腑有病，不能消化饮食。治之者，自当调其脾胃，使之多进饮食，以为生血之根本。故方中用白术以健胃之阳，使之晌动有力（饮食之消亦仗胃有蠕动）。山药、龙眼肉以滋胃之阴，俾其酸汁多生。鸡内金原含有酸汁，且能运化诸补药之力，使之补而不滞。血虚者必多灼热，故用玄参、芍药以退热。又血虚者，其肝肾必虚，故用萸肉、枸杞以补其肝肾。甘草为补脾胃之正药，与方中萸肉并用，更有酸甘化阴之妙。桃仁、红花为破血之要品，方中少用之，非取其破血，欲借之以活血脉、通经络也。"（《医学衷中参西录·资生通脉汤》）同学们，这个资生通脉汤与瓜石汤是不是有异曲同工之妙呢！

我们学习方剂，有几点是一定要注意的。

我借墨子的话来谈谈"方剂"的道理。杨上善说："方，法也。"（《黄帝内经太素·人迎脉口诊》）方就是法。怎样理解"法"呢？《墨经·经说上》云："法：意、规、员（圆），三也俱，可以为法。"法由意、规、圆三者构成。意，指观念；规，指规则；员（圆），指画出来的圆形，三者俱备，才是法。法就是方，借此来理解方剂。要组成一首方剂，第一是有组方的观念，如医学理论、学术思想、实践经验等；第二是有组方配伍的规则；第三是所组成的具体的方。三者具备，才能成为方剂。所以讲方剂，主要讲这三点。

另外，我们学习方剂，还有四点要提请注意。一是方证，也就是方剂所对应治疗的主证。特别是像《伤寒论》《温病条辨》这样的著作，每首方前面都有证，这叫方证。如《伤寒论》云："太阳病，项背强几几，无汗恶风，葛根汤主之。""太阳病，项背强几几，反汗出恶风者，桂枝加葛根汤主之。"同样都有"项背强几几"，但无汗恶风者用葛根汤，汗出恶风者用桂枝加葛根汤。我以前跟老先生上门诊，如果老先生碰见一些典型病例，就会眼睛微微眯着，头轻轻摇着，一副非常陶醉的样子，口里嘀嘀咕咕地背诵着经文："太阳病，头痛发热，身疼腰痛，骨节疼痛，恶风，无汗而喘者，麻黄汤主之。"好！抄方，麻黄汤。二是方机，就是方剂的治疗机理。如补中益气汤补中气，升清阳；归脾汤补气生血，补脾养心；虎潜丸滋阴降火、强筋壮骨，治疗肝肾不足，阴虚内热，筋骨痿弱者；侯氏黑散本《灵枢·胀论》"久塞其空，是谓良工"之理，祛风填窍。三是方法，如桂枝汤调和阴阳。四是方药，除了方中的药味，还要了解每味药的剂量、加减和煎服方法等。

通过这些讨论，我们知道，历代医家的许多学术思想和医学理论都源于《黄帝内经》。因此，我们通过对《黄帝内经》的学习和领悟，反过来对后世医家学术思想和医学理论的理解和认识会更加深刻和透彻，当然对我们自己理论水平和临床实践能力的提高也会有很大的帮助。

二、《黄帝内经》指导与开拓临床思路

古人称《黄帝内经》为无方之书，是说这部书在内容上理论较多而方药较少。《黄帝内经》中只载有十二三个方剂，而且这些方剂在后世也应用得不多。似乎《黄帝内经》对临床的指导作用不是那么直接，其指导临床诊治的价值也不是那么高。但真实的情况却是，《黄帝内经》对临床有着非常重要的指导意义。正如清代医家陆懋修说："人谓《素问》为无方之书，余谓《素问》即有方之始。"（《内经运气表·司天在泉胜复补泻合表》）我认为，《黄帝内经》中的有关理论对临床诊治的指导意义是巨大而深远的，特别是临床疑难病症的诊治，更需要《黄帝内经》的指导。故清代医家沈又彭说："奇证当于无方之书求之。"（《沈氏妇科辑要·腰背反张》）因此，我们在临床上治疗疑难病症时，可以从《黄帝内经》中获得诊治思路。

理论可以分为基础理论和应用理论。李述一博士在《理想世界的创造》中指出，"我们可以这样来界说基础理论和应用理论。凡是关于'怎样做'的理论，就是应用理论，它给实践直接提供应这样做而不应那样做的理论方法。基础理论是关于事物'是什么'的理论，与应用理论不同，它不给实践直接提供这个方法"；"基础理论对于实践的指导只是提供了可能（基础、前提），而正是应用理论能够将这个可能变成现实"；"可以说应用理论是基础理论具体化的结果"；"基础理论与应用理论的区别是相对的，①有些视为基础理论的东西，同时也直接就是应用理论；②属于基础理论的体系总体中，并不排除其部分原理和结论可能属于应用理论，反之属于应用理论的体系总体中，亦并不排除其部分原理和结论可能属于基础理论"。在应用理论下面，再向实践靠拢、具体化一点，还有一个"实践措施"，它是"行动的路线、步骤、方法、方案、计划等，就是一定的行动规律的体现"。"应用理论与实践措施是纲与目的关系，应用理论是行动的纲领，而实践措施是纲领实施的细则。无纲不目，无目不纲"。由此形成了"基础理论—应用理论—实践措施—实践的实践系统"。① 基础理论为应用理论提供了可能，提供了启示，而应用理论将其转变为现实。《黄帝内经》的理论主要属于基础理论，它为临床提供了思

---

① 李述一．理想世界的创造．北京：人民出版社，1988

路，提供了诊治的启示。同时，我们还要借助后世的方剂学、《伤寒论》《金匮要略》、温病学、内科学、妇科学、儿科学、骨伤科学、五官科学、针灸学等理论与技术，将其思想、诊治方向等转变为具体可行的、现实的治疗措施。《灵素节注类编·虚实病证》说："后学虽悟《内经》义理，而不读仲景之书，必不能善其用。"《医门法律·痢疾门》说："《内经》之法，无可下手者，求之《金匮》。"萧伯章说："余本《内经》之理以探病原，即用仲景之方以铲病根，获效所以神速，无他巧妙也。"（《遯园医案·卷上》）

下面我们以《素问·阴阳应象大论》中"春伤于风，夏生飧泄"这句经文为例，来看看《黄帝内经》理论对临床的指导作用。"春伤于风，夏生飧泄"，其中的病证是飧泄。飧，据《玉篇》曰："水和饭也。"所以，飧泄一般指完谷不化的泄泻。如《素问病机气宜保命集》云："飧泄者，乃水谷不化而完出尔。"还有一种情况是大便散。《释名》曰："飧，散也。投水于中，自解散也。"这里引起飧泄的病因是风。这个病证的病程是比较长久的，从春到夏，正如何梦瑶《医碥·泄泻》说："夏以久言，勿泥。"对这句经文的解释至此就算结束了。那么这句经文究竟为我们治疗完谷不化的腹泻提供了怎样的思路呢？我们今后在临床上应该怎样依据这句经文的理论来治疗完谷不化的腹泻呢？后世的临床应用理论又是如何把这里的中医基础理论转变成为现实的呢？

同学们，我们在中医基础理论、中医诊断学、方剂学等课程中都讲过完谷不化的腹泻。书中大都认为其病机是脾肾阳虚，当用四神丸治疗，而这句经文所讲的完谷不化的腹泻却属于风邪所致。所以这句经文是指导我们从风来论治完谷不化的泄泻。风有外风和内风之分。先说内风。内风属肝，肝旺乘脾土，导致脾不能运化，水谷并走肠道，可见完谷不化的腹泻。叶天士说："脉弦甚于数。因操持萦虑，肝胆阳气久动，内风鼓烁不已，乘胃攻触如饥，不能运食，甚至腹鸣泻水，即《内经》久风飧泻之谓。"（《叶天士医案·泄泻门》）治疗一般多用痛泻要方加减治之。痛泻要方中防风的意义就在于疏散内风。《苍生司命·泄泻》说："防风所以散肝。"《时病论·临证治案》载："羊城雷某，患泻无度，肌肉忽脱，脉象两关并弦。丰曰：未泻之先，腹必鸣痛，痛必便泻，泻必完谷。曰：然也。不知病在何经？曰：此肝风传脾，脾受其制，不能变化，《内经》名为飧泄……乃用刘草窗痛泻要方，加吴萸、益智、煨葛、木香、荷叶为引。"再说外风。外风就是指外感的风邪。外风入中，胃肠受损，也能导致完谷不化的腹泻。张子和在《儒门事亲·凡在表者皆可汗式》中说："设若飧泄不止，日夜无度，完谷下出，发汗可也。《内经》曰：春伤于风，夏生飧泄。此以风为根，风非汗不出……用桂枝麻黄汤，以姜枣煎，大剂，连进三服，汗出终日，至旦而愈。"《古今医统大全·泻泄门》载："沧州翁（吕复）治一人，病下利完谷，众以洞泄中寒，服理中、四逆辈，转剧。脉两尺寸俱弦长，右关浮于左关一倍，其目外眦如草滋。知肝风传脾，因成飧泄，非脏寒也，以小续命汤损麻黄加白术，服三五升利止。续命非止利之药，饮不终剂而利止者，以从本治故也。"用小续命汤治飧泄，紧扣外风入中之病机，治以祛风为主，风去则泄止。

我曾拟定过一个方，名叫祛风胜湿止泻汤，治疗慢性泄泻有较好的临床疗效。基本方为：苍耳子、白芷、广木香、诃子各 10g，马齿苋 30g，车前子、焦山楂、川楝子、延胡索各 15g，茯苓 20g。如果大便有泡沫黏液、少腹痛、肠鸣等，可合白头翁汤。《本草崇原·白头翁根》说："白头翁，无风而摇者，禀东方甲乙之气，风动之象也。有风则静者，得西方庚辛之气，金能制风也。"《古今名医方论·白头翁汤》说："白头翁临风偏静，长于驱风。用为君者，以厥阴风木，风动则木摇而火旺，欲平走窍之火，必宁摇动之风。"1989 年 7 月 30 日我曾治疗一位姓付的病人，为成都市某制药厂的干部。他腹泻已经有 3 个月了，每日大便次数 2～4次，便稀，有泡沫黏液，少腹痛，肠鸣，纳差，舌苔薄腻，此次来买西药。我劝他说，你长期服用黄连素、庆大霉素、痢特灵等药都没有效果，为何不用中医药治疗看看？他本不相信中医，听我劝说后勉强同意试试。我用祛风胜湿止泻汤加减治疗。病人自述服完第 2 剂中药后，泄泻止。①病人非常高兴，从此他一家人都相信中医，找中医看病。

用风药治疗泄泻的机理，第一是因为风胜湿。《素问·阴阳应象大论》曰："风胜湿。"李东垣《脾胃论》说："诸风药，皆是风能胜湿也。"风能胜湿，其一是因为升举阳气。李东垣《脾胃论》说："大抵此法欲令阳气升浮耳。"《医贯·湿论》说："夫湿淫从外而入里，若用淡渗之剂以除之……反助其邪之谓也。故用升阳风药即瘥，以羌活、独活、柴胡、升麻各一钱，防风根半钱，炙甘草半钱，水煎热服。大法云：湿淫所胜，助风以平之。又曰：下者举之。得阳气升腾而愈矣。"风药升举阳气，阳气升腾，则湿气自除，犹离照当空，阴霾自散。其二是因燥湿除

---

① 陈钢．祛风胜湿止泻汤治疗泄泻 68 例．四川中医，1996，16（9）：18

浊。《本草述钩元》说，诸如白芷等风药，"具春生发陈之气"，"故一切阴浊之邪干于阳明者，皆能除之"。《本草正义》谓白芷"芳香特甚，最能燥湿……振动阳明之气，固治久泻之良剂"。《温病条辨·湿温》说："故以白头翁无风而摇者，禀甲乙之气，透发下陷之邪，使之上出；又能有风而静，禀庚辛之气，清能除热，燥能除湿，湿热之积滞去而腹痛自止。"第二是因为克制肝木。肝旺乘脾土，脾失运化，而致泄泻，故用风药制肝。宋代吴彦夔《传信适用方·治泄泻下痢》说："有一种脾泄泻，服太山老李炙肝散而愈，乃白术、白芷、桔梗、白芍药四味也。"陈士奎先生认为，该方仅四味而配伍精当，实令人神思不已。该方治疗当属肝强脾弱，肝气犯脾之泄泻。他说："揣摩前人制方之意，乃取白芷芳香化湿而醒脾；白术健脾强胃而除湿；白芍柔肝，平肝之横逆之气。此三味皆色白而应肺象，合桔梗一味，入脾应肺，实寓培土生金，金旺克木，以制肝横之意，俾肝气平，脾得复，运化如常则泄泻自愈耳。方名'炙肝'，即'制肝'也，此乃依五行生克制化之理而遣药组方之例。"① 风药具有疏肝解郁、升发阳气、调理气机等作用，用于泄泻的治疗，为诸多医家所推崇。②

当然，《黄帝内经》的理论只为我们的诊断与治疗提供思路和方向，而后世的应用理论及我们具体的治疗措施才能将这些思路和方向变成现实。

第二节　《黄帝内经》的身份之谜

一、书名之由来

为什么书名叫《黄帝内经》呢？

（一）黄帝

1. "黄帝"的第一种解释

传统认为，书名上的黄帝是托其名，目的是为了溯本思源，以示学有所本，学说正统，权威可靠。如《淮南子》说："世俗之人，多尊古而贱今，故为道者，必托之神农、黄帝，而后能入说。"严全成说："书名之所以冠'黄帝'二字，乃是为了以这位中华民族人文初祖的英名来体现

---

① 陈士奎. 太山老李炙肝散识. 中医杂志，1988（6）：62
② 史海霞，康泽刚，魏玮. 风药在泄泻治疗中的应用. 中医杂志，2013（21）：1826

书的权威性和可靠性。"①

除了这个托名的意思之外，还有其他的说法吗？当然有。

历来著书署名有两种作者观，一是所有权式作者观，二是神圣性作者观。关于神圣性作者观，台湾学者龚鹏程教授在其《文化符号学》中说："东西明明是自己作的，却不愿自居于作者，而要推一位才智名望都比自己高的人出来挂名，乃是将创作的荣耀归于他人的行为。这种行为背后，有一种特殊的作者观。认为一切创造性的力量及创造性的根源，均来自神或具有神圣性的'东西'。人是靠着神的给予，才获得了这一力量。所以，作品固然是我所制造的，创作者却是另一'东西'，不是我。""人的创造，其实只是模拟与学习，是传述神的灵恩，而非自己在宣示、传达意念。""不但创作者是神圣的，其作品也有神圣性。必须接受这一真理的谶言，并设法去理解它、实现它。""凡古之圣王哲人、先王先公，在中国人的观念中都能降神降灵。""基于这一意义的信仰，后人才会在著书之际，不敢自居于作者，而将作者的荣耀归于古先圣哲。"

所以有人认为，《黄帝内经》是上帝神灵借凡人之手写成的。如周木认为，《素问》乃"时人祖述黄岐遗意而作者也"（《素问纠略·序》）。《黄帝内经》中也有这种思想的体现。如《素问·著至教论》说："著至教，拟于二皇。"圣人之遗训，谓之至教。张志聪注："道之大原出于天，圣人以天道教化于人，故篇名'著至教'。""谓上合于伏羲、神农，取天地之道，以垂教后世。"《难经》取《黄帝内经》而成书，也是圣人借凡人之手而写成。如《古本难经阐注》云："必轩岐假手于越人，而作此合璧之书也。然三千年来，实无人道。"上帝神灵的旨意虽然表现在《黄帝内经》的文本中，却都是微言大义，需要通过我们仔细阅读、努力思索、开启智慧、认真体会，才有可能在其中寻求到、体悟到、得到上帝神灵要传达给我们的旨意。所以《医学源流论·医非人人可学论》说："黄帝、神农、越人、仲景之书，文词古奥，搜罗广远，非渊博通达之人不可学也。"《备急千金要方·平脉大法》说："是以古之哲医，瘵寐俯仰，不与常人同域，造次必于医，颠沛必于医，故能感于鬼神，通于天地，可以济众，可以依凭……由是言之，学者必当摒弃俗情，凝心于此，则和、鹊之功，因兹可得而致也。"而且我们在真诚行医的过程中，也会得到神灵的祐助。《医灯续焰·医范》说："医者当自念云：人身疾苦，与我无异。

① 严全成．文以载道．北京：中国文联出版社，2009

凡来请召，急去无迟。或止求药，宜即发付。勿问贵贱，勿择贫富。专以救人为心，冥冥中自有佑之者。"巫，通灵者。而医，繁体字的一种写法是"毉"，所以医是通神达微之事。"医之为道，乃古圣人泄天地之秘，夺造化之权，起死回生，非读破万卷书，参透事事物物之理者不能。"（《医学三字经·识一字便可为医说》）这就是为什么要取名为"黄帝"的原因之一。

下面再来谈谈其他方面的解释，或许还会带给我们新的理解、新的认识。

2. "黄帝"的第二种解释

"黄帝"就是混沌。

关于黄帝，有多种说法，一说是历史人物，二说是神话传说，三说是对我国古代一个伟大氏族或发展时期的统称。据《史记》记载，黄帝，少典氏之子，生活在姬水流域（渭河上），姓姬，与炎帝为兄弟。《国语·晋语四》云："其少典娶于有蟜氏，生黄帝、炎帝。黄帝以姬水成，炎帝以姜水成。成而异德，故黄帝为姬，炎帝为姜。"黄帝，是中华民族的共同祖先，居五帝之首，是中华民族团结统一的奠基人和五千年古老文明的开拓者，也是中华民族的象征，故名之曰"人文初祖"。我们常以"炎黄子孙"自居而引以为傲。著名学者于右任的《黄帝功德记》说："黄帝不惟为中华民族之始祖，抑又为中国文化之创造者也。"

下面我再结合对"浑沌"的理解来谈谈对"黄帝"的认识。

浑沌，有多种名称，现称为混沌。《辞源》收有"混沌""混芒""浑沌""浑沦""浑敦"等条，意思相近。浑沌（混沌）在汉语中有多种变音，如昆仑、馄饨、糊涂、囫囵、温敦、混蛋、葫芦等。北京大学庞朴先生认为，黄帝即是混沌①。

在人类早期的文明史上，混沌这一术语源远流长。最初它有三种含义。第一种，混沌是一种自然状态，是天地未开辟以前之元气状态。如《易纬·乾凿度》云："太易者，未见气也。太初者，气之始也。太始者，形之似也。太素者，质之始也。气形质具而未相离，谓之浑沌。"第二种，混沌是一种演化形态。混沌先于宇宙，孕育宇宙，生出宇宙。第三种，混沌是一种思维方式。混沌作为一种未经分化的浑然整体，自然不能通过分析、还原的方法来认识，只能靠直感去领悟，做整体把握。古代思

---

① 庞朴. 一分为三——中国传统思想考释. 深圳：海天出版社，1995

想家们用这种方式去理解混沌和事物，便把混沌当作了一种认识和思维方式。①

有关黄帝即是混沌的认识，可以给我们带来思想上的启迪，值得我们深入思考。于此，我总结出三点认识。

（1）初始影响和事物起源

在科学上，如果一个系统的演变过程对初态非常敏感，人们就称它为混沌系统。研究混沌运动的一门新学科，叫作混沌学。现代科学认为，混沌是确定性系统产生的一种对初始条件具有敏感依赖性的回复性非周期运动。大家都听过"蝴蝶效应"。美国气象学家爱德华·罗伦兹（Edward N. Lorenz）1963 年在一篇论文中分析了这个效应。关于这个效应最常见的阐述是：一只南美洲亚马逊河流域热带雨林中的蝴蝶，偶尔扇动几下翅膀，可以在两周以后引起美国德克萨斯州的一场龙卷风。其原因就是蝴蝶扇动翅膀的运动导致身边的空气系统发生变化，并产生微弱的气流，而微弱气流的产生又会引起四周空气或其他系统产生相应的变化，由此引起一个连锁反应，最终导致其他系统的极大变化。当然，"蝴蝶效应"主要还是关于混沌学的一个比喻，即一个小动作却能引起一连串的巨大反应。所以我们常说，细节决定成败。

北京大学的庞朴先生认为，黄帝是中华文明开端时代的象征。他说："无论从宇宙的生成来说，还是从哲学的架构来说，混沌都是真正的出发点。任何学科、任何文明难道不也都是这样？""黄帝就是混沌，黄帝被认为是中华民族的始祖，而混沌则是宇宙生成、哲学架构以至一切科学的开始。因此，说中华文明始于黄帝，便有了新的意境。"②"中华文明从黄帝开始，也就是从混沌开始，岂非一个最美妙也最深刻的意象么！"③

通过黄帝与混沌的联系可以得知，黄帝就是事物的起源，对事物的发展有着深远的历史影响。因此，我们可以设想，之所以取名为《黄帝内经》，正如我们前面所说：《黄帝内经》是中医学的第一部经典著作，中医学的理论、学说和学术思想都起源于此，中医理论从此而开始。正是因为其有元始和复归之意，所以后世的一些理论、思想和言论是否符合中医基本原理，是否有所偏离，我们就可以通过与《黄帝内经》相比较而加

① 苏多杰．混沌学及其辩证思想．青海社会科学，1996（4）：52
② 庞朴．黄帝与浑沌．文汇报，1992-03-10
③ 庞朴．一分为三——中国传统思想考释．深圳：海天出版社，1995

以评价。

（2）无序中的有序

混沌学的基本观点为：世界是确定的、必然的、有序的，但同时又是随机的、偶然的、无序的；有序的运动会产生无序，无序的运动又包含着更高层次的有序。混沌理论认为，世界上任何事物都是有序与无序的统一，是确定性与随机性的统一，是稳定性与不稳定性的统一。无序中蕴含有序。1986年12月，普利高津在北京师范大学演讲时指出，"有序与无序总是同时出现的，这可能是生命出现的规则，也可能是宇宙创立的规则"[①]。当代科学对混沌的研究，揭示了有序与无序是对立的统一，有序来自混沌，又可以产生混沌；混沌来自于有序，又可以产生新的有序。人类的认识往往也经历着从混沌到有序，再到新的混沌的过程。一个人的学习、认识和提高过程也是如此：先是混沌，后来有序，再又混沌，再后更为有序，螺旋式上升与提高。大家今后听我讲《黄帝内经》时，本来自认为已经清醒的头脑有时会糊涂，听我讲完了、自己领悟了之后又会渐渐清醒。所以我们学习《黄帝内经》的过程就是这样一个"糊涂—清醒—再糊涂—再清醒"的过程。实际上，形成理论、学说和学术思想的过程也都是如此。

我们初读《黄帝内经》，常会感到杂乱无章，混乱无序，前一句与后一句常常感到不相关联，但只要深入其中，细细品读，你就会慢慢体会到其中的有序。正如清代医家周学海在《内经评文·胀论》中说："乍读似杂乱无次，细寻皆衔接而下。其清在骨，其雄在神。"这恰是无规律的规律、非秩序的秩序、不明晰的明晰，这不就是混沌吗？刘华杰《浑沌语义与哲学》说："浑沌理论的一个重要启示：表现上无规的序列或串，其背后竟然可以存在非常简单的规则。"较为系统和完整的中医学理论体系和思想方法，正是隐藏在《黄帝内经》看似杂乱无序的字里行间中。在这看似杂乱、实为有序的意境中，你会得到心灵的纯化、精神的升华。这就是为什么千百年来凡是有成就的明医，都非常重视《黄帝内经》的学习和研读。

（3）模糊整体

混沌是宇宙之本体、万物之本原，因此是浑然一体、浑朴未分的。混沌的厄运源于其本质上的整体性。混沌是超越现实秩序之外的，因此是不

---

① Ⅰ·普利高津.科学对我们是一种希望.自然辩证法研究，1987（2）：3

可控制、不可把握的。不可把握的东西必定是不可认知的，不可认知的东西就是神秘的。混沌永远是现存秩序和权力的威胁者和颠覆者，对于现存的秩序和权力，混沌必定是消极的、有害的，是应该受到废黜和摒弃的。混沌固守其整体性，拒绝成为现存秩序的一份子，就是不成器，就是冥顽不化。因而不能纳入人类文明秩序的，就是混沌。不能纳入常规知识逻辑的，就是混乱。……混沌是伟大的，因为它是世界之本原和本体，是浑然未分的整体性。混沌又是卑下的，因为其整体性与现实秩序势不两立。伟大变为卑下，高山为谷，川为陵，这就是历史的辩证法，这就是混沌的历史命运。①

我个人认为，现时代的中医学正面临着如此命运。混沌作为一种未经分化的浑然整体，自然不能通过分析、还原的方法来认识，只能靠直感去领悟，整体把握。《庄子·应帝王》中有一个寓言："南海之帝为倏，北海之帝为忽，中央之帝为浑沌。倏与忽时相遇于浑沌之地，浑沌待之甚善。倏与忽谋报浑沌之德，曰：人皆有七窍，以视、听、食、息，此独无有，尝试凿之。日凿一窍，七日而浑沌死。"成玄英《庄子疏》云："南海是显明之方，故以倏为有；北海是幽暗之域，故以忽为无；中央既非北非南，故以浑沌为非有非无者也。"倏，即倏然以明；忽，即忽然之暗；浑沌（混沌），即非明非暗，亦明亦暗，非无非有，亦无亦有。这就是"道"的存在状态，破坏了这种状态，就破坏了"道"本身，"日凿一窍，七日而浑沌死"。南北二帝为报答混沌的款待，主动为混沌凿窍，使其七窍分明，但却害死了混沌。混沌招待客人喝"膳"（"膳"象征混沌的"善"，即他的仁慈、善良和馈赠之德），这是出于其天性中的"善"。但他没有被报以同样天然纯朴的善良，而是被回馈虚伪的"面子"和现实的"礼"。"倏""忽"二帝错误地理解互惠礼仪，因此，他们创造出了人类文明，却牺牲了原始的质朴②。所以用现代科学的还原分析法，部分、孤立、静止地研究中医理论及诊治规律，可能会使其失去生命力。原想揭示其规律和实质，但好心却没有得到好报。

由于《黄帝内经》之医道，得之难，理解也难，虽然可以借用现代科学的语言去解释，但在解释的过程中，必须遵循中医、中国传统文化的规律。在符合中医认识和治疗规律、符合中国传统文化认识和实践规律的

① 刘宗迪．"浑沌"的命运．民族艺术，1999（4）：34
② 吉瑞德．早期道教的混沌神话及其象征意义．蔡觉敏，译．济南：齐鲁书社，2017

前提下，设计出科学实验的研究方案，要用合"道"的方法研究"道"，才能取得成效。《庄子·天地》云："黄帝游乎赤水之北，登乎昆仑之丘而南望，还归，遗其玄珠。使知索之而不得，使离朱索之而不得，使吃诟索之而不得也，乃使象罔，象罔得之。黄帝曰：异哉！象罔乃可以得之乎！""玄珠"即"道"，由于"道"的存在状态既不是抽象的概念实体，也不是具体的事物，所以得道（玄珠），既不能靠智慧（知），也不能靠感官（离朱），还不能靠语言（吃诟），而只能靠"象罔"。"象罔"即若有若无，朦胧恍惚的样子。"道"是浑然一体的存在，对"道"的把握只能采取与之相适应的方式。

通过上述讨论，我们发现，还有许多中医问题需要我们认真、深入地思考和探索。

3. "黄帝"的第三种解释

"黄帝"就是制度和中和。

《白虎通义》曰："黄者，中和之色，自然之姓，万世不易。黄帝始作制度，得其中和，万世常存，故称黄帝也。"我们可以借《白虎通义》所说的"黄者，中和之色"以及"黄帝始作制度"来认识"黄帝"的意义。著名史学家范文澜先生说："中国古代学者认为黄帝是中华民族的始祖，因而一切文明制度都推到他身上。"[①] 所以说起黄帝，就有两个方面所指：一是中和，二是建立规章制度。因此，我们可以这样理解，之所以命名为《黄帝内经》，是因为其十分强调学说、思想和认识的中和性，主张多样性统一，不偏不倚，力求完善。有许多例子可以佐证。如耳与脏的关系，一般都说"肾开窍于耳"，但又有"心开窍于耳"，还有"耳者，宗脉之所聚"。因此，耳窍有病，不仅仅只考虑从肾脏来论治，还应该考虑从心、脾、肝胆、肺等其他脏腑经脉入手来论治。又如，《灵枢·胀论》云："其于胀也，必审其胗，当泻则泻，当补则补，如鼓应桴，恶有不下者乎？"指出胀病多为实证，多用泻法，但又提出应当根据具体病证而论，实者当泻，虚则当补，当泻则泻，当补则补。所以《儒门事亲·杂记九门》说："医之善，惟《素问》一经为祖。"因此，《黄帝内经》这部著作是一部思想全面且完善的著作。它立下了不能偏颇的规矩，定下了中和的制度。《黄帝内经》建立的医学制度和制定的诊疗规则，需要我们严格执行和认真遵守。

---

① 范文澜. 中国通史（第1卷）. 北京：人民出版社，1978

我再讲一个学医过程中都会遇到的、更应该保持中和的问题。历代明医在理论思想、学术观点、辨证思路、治病方法、用药习惯等方面，都有自己特色鲜明的学术个性。中医教育应该强调培养学生鲜明的个性学术特征。思维"自己构成自己"（由黑格尔提出，经马克思、恩格斯、列宁改造）。这里借以说明中医的成长道路就是"自己构成自己"的道路。尽管古今人士列举了许多"大医习业"所应当具备的多学科知识和技能，但是"尤贵采择精当，取舍在我"（《吴医汇讲·书吴医汇讲后》）。建构风格各异、卓有成效的主体认识结构、思维结构、个性学术特征等，需要虚怀若谷、刻意研修、磨砺澄炼、执着追求，同时需要经历相当长的时间。清代名医王孟英舅父俞桂庭说："盖医理深微，非上智不能讨究。以百人习医，无十人成就，成就之中，无一人精通，得一明医，谈何容易！然事在人为，贵乎自立。如王甥孟英之锐志于医也，足不出户者十年，手不释卷者永夜。"（《校订愿体医话良方》）有自己特色鲜明的学术个性，对中医学的发展是有好处的，百花争妍，百家争鸣，和而不同，满园春色才是春。但是我们在向老师学习的过程中，一定要知道老师在学术和临床上擅长的领域，这叫作专家，实际上也是偏家，"无偏不成家"。所以我们一定要本着中和的原则，广泛学习，有所取舍。古人有云："不知诸贤各挟所长而道行，道而名盛，名盛则以其心得而著书，执其习用之法，失于偏而不觉。后之学者，能取其长而舍其短，未始不可也"。①

（二）内经

1. 内

第一点，根据中国传统文化中阴阳对待的道理，有内就必有外，故"内经"一定是与"外经"相对而言的。所以在《汉书·艺文志》中可以看到，"《黄帝内经》十八卷，《外经》三十七卷；《扁鹊内经》九卷，《外经》十二卷；《白氏内经》三十八卷，《外经》三十六卷"。也就是说，除了《黄帝内经》《扁鹊内经》《白氏内经》之外，应该还有《黄帝外经》《扁鹊外经》和《白氏外经》等书。第二点，据《成方切用》所说，"内者，性命之道。经者，载道之书。其书乃黄帝与岐伯、鬼臾区、伯高、少师、少俞、雷公六臣，讲求而成"，所以叫"内经"，其意义还在于这是一部关于性命之道的经书。另外，还有一些可以启发人们思想的

---

① 吴达．医学求是．南京：江苏科学技术出版社，1984

说法。如欧阳渐在《谈内学研究》中说："现证为内，推度为外。""内学为结论后之研究，外学则研究而不得结论者也。"据此，《黄帝内经》是不是可以理解为一本关于已有医学结论和认识的书，而《黄帝外经》是一本关于推度、研究而不得结论的书呢？看看现在的《黄帝内经》，的确主要都是结论性的医学理论认识，而没有推论性的东西。这一解说仅供大家思考。

2. 经

什么叫经？经的作用是什么？什么叫作经典著作呢？《现代汉语词典》中对"经典"的解释为："指传统的具有权威性的著作。"传统是过去的东西，但并非一切过去的东西都是传统。英国哲学家柯林武德曾经说过这样一句话："传统是活着的过去。"① 传统与历史有关，但它不是死去的历史。

在中国的学问里，大致以经和史两种学问最为重要。史书是用来记事的，而经书的主要功能是规范人的行为。"经"代表了一整套行为规范，传统的教育是从读"经"开始的。"经"是经文，是一个民族文化中最核心的文献。"典"是典范，是指从意境到文字都非常好、非常完美。《文心雕龙·宗经》说："经也者，恒久之至道，不刊之鸿教也。故象天地，效鬼神，参物序，制人纪，洞性灵之奥区，极文章之骨髓者也。"只有经过漫长时间的考验，千锤百炼，精益求精的著作，才能够称得上"经典"。在中国这样一个文化传统源远流长的国家，经典只能是从上古时代流传下来的、经过时间和实践考验的作品。

总结人们的认识，特别是结合中央民族大学牟钟鉴教授的认识，要成为经典著作，必须具有下面几点共识的特征：①它必须是大的文化体系创建时期的代表性作品，具有始祖性、原创性，而不是流派性，是能够引起持续性震撼力的伟大著作。②它包含文化体系的基因，对文化传统的形成起着定型和导向作用，所以它有标准和准则的意义，正如《文心雕龙》所说"经也者，恒久之至道，不刊之鸿教也"。③它是大悟性、大智慧的结晶，故内涵非常丰富和深厚，可以做无穷尽的解释发挥，所以永远不会过时。如张景岳在《类经·序》中所云："言言金石，字字珠玑。"人们不厌其烦地从中寻求着微言大义。④它世代被广大人群所奉读，在许多文化领域中都有普遍的影响，甚至成为一种共同性的文化语言（牟钟鉴

---

① 王晓艳，郭慧云. 浅析柯林武德之"活着的过去". 法制与社会，2008（8）：307

《谈谈读经》）。如果没有读者，就不能成为经典。⑤它具有历史的积淀。经典是经历了长期的历史过程千淘万滤而凸显出来的，具有历史价值的作品。经典在历史演变中还有足以保持其弥久常新的历史当下感的特点。

经典是一种文化体系的源头。原创性是其生命的根基，是其永续传承、连绵不辍的原动力。传承性使其彰显民族的特色，在世界文化之林中树立了民族的标识。

经典富有鲜活的生命力，在世代相传中，能不断得到适合时代发展的建设性阐发、拓展，生成与时俱进的先进性，对当下社会的发展提供精神财富、思想营养。

经典是人类普遍智慧的结晶，蕴含丰富的人文启示，得到人们的普遍认同，启迪人们对人生价值意义的体悟，擢升人的灵魂，完善个人人格，丰满个体精神。

经典是历经沧桑，经历史淘汰甄别出来的精华，不是圣贤权贵指认的教条。它的权威性来源于其思想魅力、智慧力量，来源于对人类问题、社会问题的深度思考。①

经典是载道之书，成为了后世和后人行为、行动是否合乎规范的一种评价标准。

美·杨克勤在《庄子与雅各》中说："所谓'经典'，系指一种影响悠久文明形态走向的文本源头，蕴涵先知圣贤的智慧，其历经时间的长久考验，仍然能作用于今天的世界共同体与文本进行生命交汇，具有孕育一种重植根基、重温知新、重现思想的能力。""经典的魅力在于它隐含宇宙秩序的永恒原则，背负磅礴的天理及诚意，其理想和认知超越了所起源的历史人文环境，构筑了现代社会、经济和文教体制的重要基础。因此，倡导以经典为基础和以文本为依据的主要目的为：①避免对古文化'道听途说'或'皮相论据'；②以治经方法回归原典，重拾学统学理，从中取得借镜，在与圣贤的席谈中，寻索真知灼见……③回归经典意味当下。"②

《黄帝内经》这部书，方方面面都符合上述关于经典著作的共识，所以它堪称中医学第一部经典著作。

---

① 丁剑刚，王生钰．论经典阅读的目的与方法．山西大学学报（哲学社会科学版），2003（5）：115

② 杨克勤．庄子与雅各——隐喻生命、遨游天恩．上海：华东师范大学出版社，2012

二、成书于何时

《黄帝内经》大约成书于什么时候呢？

对一部古代书籍成书年代的考证，我们可以从多方面入手，既可以从这部书的内部来考证，如论述的内容、所用的字词、提到的人物及事件等；也可以从这部书的外部来考证，如所用的纸张、印刷的风格等。

我先举个对杨上善《黄帝内经太素》成书年代考证的例子。

虽然人民卫生出版社 1965 年出版的《黄帝内经太素》的封面上写着"隋·杨上善撰注"，但杨上善却正史无征。所以杨上善究竟是什么时代的人？他所撰注的《黄帝内经太素》又是什么年代成书的？这些问题一直都众说纷纭。有许多研究者对这些问题进行研究之后，综合各方面学者的考证意见，主要提出了后周说、隋说和唐说 3 种说法。北京中医药大学钱超尘教授认为，"对杨上善的生活时代和他撰注《黄帝内经太素》的时间做出确切考证……这个问题已经到了非明确解决不可的时候了"。我在整理研究《黄帝内经太素》的工作中细加考证，提出支持杨上善为唐初之人的意见。我通过对杨上善之职官的考证，推测出《黄帝内经太素》的成书年代应该是唐初的唐高宗时期。

《黄帝内经太素》各卷卷首都题有："通直郎守太子文学臣杨上善奉敕撰注。"官职与某一历史时期有着密切的关系，不同的时期有不同的官职。关于"太子文学"的职责，宋·孙逢吉《职官分纪》所云为"掌分知经籍，侍奉文章，总辑经籍，缮写装染之功，笔札给用之数，皆料度之"。可见太子文学的职责正与杨上善撰注《黄帝内经太素》这类工作有关。杨上善时任的"太子文学臣"是什么时期呢？据唐·杜佑《通典·职官》说："魏武置太子文学，自后并无。至后周建德三年，太子文学十人，后省。龙朔三年，置太子文学四员。"唐·张九龄《唐六典》认为是"显庆中始置""文学三人"。那么杨上善究竟是后周还是唐代的太子文学呢？至此尚难断定。历代研究杨上善生平时代的人，都仅仅将目光放在了"太子文学"这一个官职上，而忽视了杨上善的另一个官职，那就是自称的"通直郎"。据《通典·职官》云："通直郎，隋置，三十人。盖采晋宋以来诸官皆有通直，谓官高下而通为宿直者也，因此为名。"《唐六典》亦云："隋炀帝置通直郎三十人。"清·黄本骥《历代职官表》云："唐宋文阶官之制，从六品下曰通直郎，金以后废。"通直郎属散官。汉代以降，常对一些元老重臣或有功之臣在其本身实际官职之外，再加一些无实职、实责的闲散官号，这种闲散官号实际上是表示其功劳大小、身份高低的一种荣誉性虚衔。北魏道武帝天赐元年（404）将与实职不同的虚衔正式称之为散官。隋代统一中国后，遂将实职之官衔称为职事官，用以定职守；荣誉性的虚衔则进行整理，仍称散官，用以定班位、示荣宠，正如《文献通考》所说"以职为实，以散为号"。唐代继承了这一制度，使散官成为标志官员等级、身份高低的称号。黄本骥在其《历代职官表》中说得明白，"唐代以散官定其班位，而以职事官定其职守。职事官可与散官恰相当，但散官系按资而叙，而职事官则由君主量力任使。故往往职事官已至较高之品，而散官未至，则其任务虽重要，而其班位仍较低。在当时不无慎重名器之意"。故如果将通直郎与太子文学两者联系起来看，那么杨上善也就只能是隋唐时期的太子文学了。

我们再来看杨上善自谓之"守"。"守"在这里有两个意义，一是临时任官，代理官职，谓守；二是阶官低者兼理官职高者为守。正是由于叙阶之法有封爵、亲戚、勋庸、资荫、秀孝、劳考等多种依据，不完全按照现任职务的高低，因此散官与职事官的品级不一定相符，常有低阶官署较高职事官者，也有以高阶官署较低职事官者，其待遇仍按阶官之品级。这种不同，在唐初有一定的称谓，前者称作"守"，后者称作"行"。正如《旧唐书》所载，"贞观十一年改令"，"以职事高者为守，以职事卑者为行，仍各带散位"。譬如，四川省射洪县人，著名诗作《登幽州台歌》的作者，唐代诗人陈子昂（661—702）称为"将士郎守麟台正字臣陈子昂"。据《通典》《历代职官表》等载，将士郎亦唐宋文阶官之制，为从九品下之散官，而麟台正字为正九品下的职事官。陈子昂以从九品下的将士郎署正九品下的麟台正字，故称之为守。那么杨上善所谓的"通直郎守太子文学臣"恰与之同。据《通典·秩品》等记载，通直郎为从六品下，太子文学为正六品下。显然杨上善奉敕撰注《黄帝内经太素》时，是以较低文阶官也就是从六品下的通直郎署较高职事官也就是正六品下的太子文学时所为。这样既表示了杨上善的身份是授从六品下的通直郎，又反映了杨氏的才能得到君主的重用而守正六品下的太子文学。所以说，第一，通直郎为隋朝才始置的散官；第二，以职事高者为守是唐贞观十一年之事；第三，太子文学是唐龙朔三年（或显庆中）复置。显然杨上善实为唐初之人无疑，所以《黄帝内经太素》的成书年代必定是在唐高宗时期。唐末杜光庭在其《道德经广圣义》中提到："杨上善，高宗时人。"

看来其言不假。①

后来的人和书考证起来都这样不容易，那么成书年代更加久远的《黄帝内经》考证起来就会更难。

我们先来看一个字。"辠"，《说文解字·辛部》曰："辠，犯法也。从辛，从自。言辠人蹙鼻，苦辛之忧。秦以辠似皇字，改为罪。"宋代张世南云："秦始皇嫌'辠'字似'皇'，改为'罪'，自出己意，谓非之多则有辠也。今经书皆以'罪'易'辠'。"罪，《说文解字》曰："罪，捕鱼竹网。秦以罪为辠字。"段注："本形声字，始皇改为会意字也……《文字音义》云'始皇以辠字皇字，乃改为罪'。按经典多出秦后，故皆作罪，罪之本义少见于竹帛。"我说这个字的目的是：《黄帝内经》一书的成书年代可能在秦以后，因为在《灵枢·本神》中有"天之罪也，人之过也"，这里用的是"罪"而不是"辠"。

我们也曾做过一些调查。如《灵枢·骨度》指出，"众人之中度者，身高为七尺五寸"。意思是古人的平均身高为七尺五寸。据吴承洛《中国度量衡史》考证：黄帝、虞、夏时期一尺折合今之厘米数为 24.88cm，商尺一尺折合为 31.10cm，周尺一尺折合为 19.91cm，秦尺一尺折合为 27.65cm，东汉尺一尺折合为 23.04cm。那么，身高七尺五寸者，以黄帝、虞、夏时期折合为 186.6cm，商尺折合为 233.25cm，周尺折合为 149.33cm，秦尺折合为 207.38cm，东汉尺折合为 172.80cm。据《中国人体质调查》，我国成年男性身高为（163.53±5.42）～（171.3±5.26）cm。但从人类进化的角度来看，古人应该比现代人矮，所以应以周尺所测较为合适。再如《灵枢·骨度》曰："两颧之间广七寸。"《针灸甲乙经》作"九寸半"。以周尺折合，则《灵枢·骨度》所言为 13.94cm，《针灸甲乙经》所言为 18.91cm。我们所测为 13.32cm，《中国人体质调查》中的数值为 13.45～14.41cm，9 组新石器时代居民的颧宽为 130.5～140.56mm。张振标等测得湖北长阳青铜时期人骨颧宽为（134.5±4.81）mm。韩康信测得新疆著名楼兰古城址东郊汉代古墓中 3 具成年男性头骨的平均颧宽为 134.4mm。由此可以看出古今人之颧宽与《灵枢·骨度》所载"广七寸"用周尺换算的数值相当。②

① 陈钢. 再论《太素》撰注者杨上善为唐人. 中华医史杂志，1998（4）：28
② 陈钢，薛红，周艳杰，等.《灵枢》骨度研究——古今人体体表测量值比较. 成都中医药大学学报，1998（2）：4

关于《黄帝内经》这部书的成书年代，我们同意很多学者的研究结论：它不是一个时代、一位作者的著作。戴良在《九灵山房集·沧州翁传》中引用吕复的话："《内经·素问》，世称黄帝、岐伯问答之书。及观其旨意，殆非一时之书。其所撰述，亦非一人之手。"在此我选取山东中医药大学终身教授张灿玾先生的观点，"今本《素问》与《灵枢》当是取材于先秦，成编于西汉，补亡于东汉，增补于魏晋或南北朝，补遗于唐宋"。① 例如，现存《黄帝内经素问》中还有许多内容是唐代王冰所为，"简脱文断，义不相接者，搜求经论所有，迁移以补其处。篇目坠缺，指事不明者，量其意趣，加字以昭其义"，"凡所加字，皆朱书其文，使今古必分，字不杂糅"（王冰《黄帝内经素问·序》）。

　　其实对大多数医者来说，探究《黄帝内经》成书年代的意义并不大。马克思有一句名言："哲学家们只是用不同的方式解释世界，而问题在于改变世界。"我们需要的不仅是解释，更重要的是改造世界。我觉得关键还在于看它对我们的思维、认识、临床诊治等有没有帮助，是不是有临床指导意义。正如陆懋修在《世补斋医书·文十六卷》中所说："《内经》无论真不真，总是秦汉间书。得其片语，即是治法。"

第三节　怎样读好《黄帝内经》

　　常常有同学来问我，应该怎样学习《黄帝内经》？怎样才能学好《黄帝内经》？

　　对于怎样学习《黄帝内经》的问题，我认为需要掌握一定的学习方法。每个人都有自己的学习方法，在这里我简单介绍一些我个人学习《黄帝内经》的学习方法，供大家参考。对于怎样才能学好《黄帝内经》的问题，见仁见智。我认为并不是在考试中得到高分，而是要获得创造性思维的培养和训练，获得知识与才干的增长，才算是学好了。中山大学徐长福教授说："把文本的意义转化为生活的养料，是解释活动的最终目的。"② 学习《黄帝内经》，若能够帮助你解决现实问题，那就算是学好了，就有价值和意义了。

　　许叔微曰："凡可以笔墨载，可以口舌言者，皆迹象也。至于神理，

　① 徐春波. 张灿玾对经典医籍研究的贡献. 中医文献杂志，2004（1）：1
　② 徐长福. 本文与解释. 哲学研究，1997（11）：15

非心领神会，乌能尽其玄微耶?"（转引自《医宗必读·脉法心参》）所以，或许我所讲授的只是些迹象，还需要同学们自己进一步去心领神会，得其玄微，启发心智。

一、同化

"同化"，指不同文化单位融合成一个同质文化单位的渐进或缓慢的过程。在同化过程中，个人或团体因与另一文化团体直接生活在一起，而采纳其态度与价值、思想的模式、行动的习惯。"同化"一词的基本意义是指接纳、吸收和合并成为自身的一部分。德国教育家赫尔巴特最早用"同化论"来解释知识的学习。他认为学习过程是观点进入原有观念团内，使原有观念得到丰富和发展，从而为吸收新观点做好准备的统觉过程，也是新旧观念的同化过程。①

我们阅读经典著作，目的是为了解决当下的问题。经典著作之所以对于今天的我们还有现实指导意义，就是因为它能够帮助我们解决目前所遇到的问题。要用经典的理论和方法来解决今天的问题，就必须用古人建立的思维模式和思维方法来思考和处理今天的问题，否则就不会取得成效。所以阅读经典，就是要在思维、思想、行为上与古人一致，这就是同化。张汝伦在《意义的探究——当代西方释义学》中说："一切解释的目的都是要克服文本所属的过去的文化和时代与解释者本人之间的疏远和距离，使自己和文本同时代，从而可以同化文本的意义，即使它成为自己的意义。""所谓同化，也就是使最初异己的东西成为自己的东西。"②

解释学著名的代表人物，意大利哲学家贝蒂说："理解就是让有意义形式中体现的精神来熏陶你、改造你、同化你，使你也具有这种精神，或成为这种精神。"（转引自张汝伦《意义的探究——当代西方释义学》）美国教育家杜威先生在《我们怎样思维·经验与教育》中说："教育在理智上的任务，是形成清醒的、细心的、透彻的思维习惯。"朱自清先生在《经典常谈》中说："经典训练的价值不在实用，而在文化。"北京大学王余光教授说："对于中国的学人，阅读传统经典，正是在这'文化'二字上。"③"今天，阅读传统经典，不仅是为了获取知识，也是为了一个悠久

---

① 李才生. 从同化论看生物知识的习得和保持. 教学与管理，2007（3）：105
② 张汝伦. 意义的探究——当代西方释义学. 沈阳：辽宁人民出版社，1986
③ 王余光. 论阅读传统经典. 北京大学学报（哲学社会科学版），2001，38（1）：110

文化的传承与发展。它同时也是寻求一个完善、独立的自我与品格的最好的途径。"①

美国教育家杜威先生说："学习就是学会思维。"我们学习经典著作，首先要学会古人的思维方式，学习他们认识事物、处理事物的思想方法，以此成为我们行动的指南。史崧《黄帝内经·灵枢》序曰："夫为医者，在读医书耳。读而不能为医者有矣，未有不读而能为医者也。"读书，"非徒然搜猎古人之言诠，务因言诠融洽古人之神髓"（《医旨绪余·叙》）。其次要学会做人办事的规矩。《丹溪翁传》说："苟将起度量，立规矩，称权衡，必也《素》《难》诸经乎。"赵良仁《药要或问》说："前人之方，不过立规矩耳。"（转引自《续名医类案·目》）明代大儒刘宗周说："夫书者，指点之最真者也。前言可闻也，往行可见也。多闻择其善而从之，多见而识之，所以牖吾心也。""学者诚于静坐得力时，徐取古人书读之，便觉古人真在目前，一切引翼提撕、匡救之法，皆能一一得之于我，而其为读书之益，有不待言者矣。"② 我们在阅读《黄帝内经》的过程中，要将经典著作的精神思想转变成自己的精神思想，"采纳其态度与价值、思想的模式、行动的习惯"，构建我们自己的传统中医思维方式，指导我们按照正确的中医思维方式和方法去思考问题、处理问题，正确从事面临的中医医疗工作。

我们阅读经典，就是在与古人对话。对话是有条件的：第一是要平等对待；第二是要有共同语言；第三是通过思想的碰撞，开启我们的思路，提升我们的智慧。对话的结果是什么呢？伽达默尔在《交谈无能》中说："对话已成为这样一种东西：它在我们身上留下了某种东西。""交谈是一种交换的力量。交谈成功之处，既给我们留下某种东西，又在我们身上造成了某种改变。"③ 通过我们学习经典著作，与古人真诚地对话，从而充实自己、确证自己、矫正自己、超越自己。我们的认识主体的构建，在与古人对话的关系中得以实现，并在对话中展开、端正及丰富。

解释与理解的目的，是使解释者也就是读者克服不同文化时代之间的疏远与距离，进入到文本所描述的世界，并与之同化，使文本中异己的东西成为自己的东西，也使自己的东西成为文本意义的一部分。④

① 王余光. 阅读经典的意义. 语文教学通讯，2001（12）：1
② 桑兵，於梅舫，陈欣. 读书法. 北京：人民出版社，2014
③ 伽达默尔. 伽达默尔集. 邓安庆，译. 上海：上海远东出版社，1997
④ 蒋成瑀. 读解学引论. 上海：上海文艺出版社，1998

　　我们阅读《黄帝内经》，要求现时代的我们与中国传统文化的思维方式和方法一致，与《黄帝内经》时代正统的中医传统思维方式与思想方法一致。因此，我们要注重《黄帝内经》的阅读过程。这种学习，重在过程。这个过程就是重塑自我的过程。重塑自我的结果是什么呢？《素问·移精变气论》曰："去故就新，乃得真人。"张景岳注："此戒人以进德修业，无蹈暮世之辙而因循自弃也。去故者，去其旧习之陋。就新者，进其日新之功。新而又新，则圣贤可以学至，而得真人之道矣。"学习《黄帝内经》，应该涵泳经文，同化思想，运筹未来。希望通过学习，通过对过程的训练，最终把握结果。

　　与古人的思想方法、思维方式保持一致，这个事情说起来容易，做起来难。现在的人们，常常没有按着正确、传统的中医思维方式和思想方法去思考和处理中医临床问题，结果很失败。

　　我讲一个故事。1985年春，我在学校举办的一个中医基础理论提高班授课。有一位学员，是一个小女孩，才19岁，中专毕业一年，在我们省的地质局疗养院当针灸医生。课间休息时，她走到讲台前对我说："陈老师，你说的要根据中医的理论和方法来诊治临床疾病这个观点是很正确的。"她说，我给您讲个我的治疗案例。我当时有些惊讶，这么一个小姑娘就有医案可讲？她说，她们医院来了一个50多岁的男病人，左手小指屈曲，不能自主伸直，如果强行弄直，过一会儿又自行屈曲，不痛。该症病因不明，得病已有很长一段时间了，在医院看过很多科的很多医生，治疗都无效。有一天他路过这个小女医生的诊室，发现还没有找这个小女医生诊治过，于是就进来试试。小女医生看过该病患的症状后，认为心经有病，而之前的医生也都这样认为，治疗上也都是选取的心经的穴位，其中最多的是神门穴。小女医生说，其实他们治疗取穴都错了。因为从中医理论讲，心为君主之官，不会受邪，必有心包络经代心受邪，所以治疗不应该取心经，而应该取心包络经。其实这个道理我们都懂，但是为什么都给忘记了而唯有这个小女医生记住了呢？于是她治取内关穴，结果效如桴鼓。这个病人见到自己的手指能够自主屈伸之后，高兴地在医院门诊大楼里狂奔。这个例子告诉我们，在中医临床上一定要遵循中医理论、按照正确的中医思维方式和思想方法来诊病治病，这样才能取得良好的临床疗效。所以我们再次说，学习经典著作，就是要规范我们的思维方式，端正我们的思想方法，重塑自我，"去故就新，乃得真人"。今后，只要能够按照正确、规范的思想方法、思维方式去思考问题、处理问题，我们就能够取得成功。

二、立志

学习，先要立志。立志成为医中圣贤是我们奋斗的目标，学习《黄帝内经》等经典著作则是达到这个目标的手段之一。周敦颐提出"圣希天，贤希圣，士希贤"（《通书·志学》），要把成圣成贤作为我们一生希望实现的梦想。朱熹强调，"人之为事，必先立志以为本，志不立则不能为得事"（《朱子语类》卷十八）。汤用彤先生说："夫志者，学问之始基，成功之权舆也。""必认定所立之志，一往直前，不稍畏退，积日累月行之数年，以至于生命之末日……丹诚所指，白虹贯日；人心所至，金石为开。"（《理学谵言》）心中有了成圣成贤的目标和楷模，就会有见贤思齐的动力和毅力。对学习中医的学生来说，要立志以岐、黄、扁、仲等圣医大家为自己学习的楷模、追求的目标，由此才能鞭策自己，见贤以思齐，奋斗以自强。

我们应该设定自己的人生奋斗目标。我所谓的奋斗目标，就是要取得功名。所谓功，就是事业。我们要为自己所选定的中医药事业建功立业，实现理想，这样我们才能甘于寂寞，明理求道，艰苦创业。所谓名，就是名誉。我们要捍卫医生的名誉，要时刻对得起神圣而光荣的"医生"称号。《周易》曰："不恒其德，或承之羞。"若不能恒久地守持自己的信心，或许会因此而蒙受耻辱。心中明确的奋斗目标，会一直警示我们不要在人生的道路上犯错误。

学习医学前必须要宣誓。《灵枢·终始》说："以血为盟，敬之者昌，慢之者亡，无道行私，必得夭殃。谨奉天道。"进行这种"割臂歃血"的盟誓，是为了加强医生自我约束而采取的一种特殊形式。《黄帝内经》认为，医学乃是"精光之道，大圣之业"（《素问·灵兰秘典论》）。许叔微说："医之道大矣，可以养生，可以全身，可以尽年，可以利天下与来世，是非浅识者所能为也……古人以此救人，故天畀其道，使普惠含灵。"（《普济本事方·序》）所以，凡是接受医学教育的人，必须要求他在思想、道德、行为上都有较强的自我约束能力，具备治病救人、淡泊名利、刻苦钻研、勤奋敬业、献身医学的精神和实际行动。

三、学思习行

学习二字，可以分为两部分，一是学，二是习。学包括学和思，也就是感知和理解；习包括习和行，也就是复习和运用。所以，学习《黄帝内经》可以分为学、思、习、行四个部分，涉及理论与实践的内容。

感知，就是要大量阅读。要阅读《黄帝内经》全书及其他古今中医医籍，要阅读反映中国传统文化的文学、历史、哲学等各类书籍，以及阅读现代科学和现代医学著作、普及读物等，在有所认识、了解的基础上，才会更好地理解《黄帝内经》。"他山之石，可以攻玉"，我常说这样一句话，"要从图书馆第一排第一本书开始读，读尽图书馆里的书"。当然，人的一生时间有限，不可能读完天下的书。就拿《四库全书》来说，共3461种，3.6万册，你说需要读多少年？所以你从图书馆第一排的书架上取下一本书，看看书名、提要、目录、前序、后跋，然后再随意翻翻，读读其中的内容，觉得不好看你就放上去，再拿第二本。这种是无目的的泛读，但是起初的无目的可以转变为有目的。当阅读的书多了你就会发现，图书馆的书是按《中国图书馆图书分类法》分类放置的。为什么有些类别里的题目和内容和其他类别里的相似，讨论的也是相同、相似或者相近的问题呢？这就是相似性联想。还有的内容和观点甚至是相互矛盾的，这就是问题。问题就是事物的矛盾。这就引出要你进行深入探索、弄个究竟的兴趣，于是你开始了研究。还有一种是专题读书法。专题读书，就是事先确立一个题目，就这一题目查找相关文献资料，然后进行分析研究，你就会对这个专题的图书文献资料掌握得非常丰富和系统，那么你就可以说是这方面的专家了。这种专题读书法省时有效，可以帮助你在某一方面迅速得以提高。找到资料后要及时摘录下来，俗话说："好记性不如烂笔头。"那么用什么来摘录呢？用卡片，卡片可以自己做。心理学家发现，好的笔记本一般都舍不得用，所以很多人的笔记本后面都有好多空白页。狠心把空白页取下来，剪裁成大小合适的纸片，做成读书卡片。我是向历史学家吴晗先生学的。吴晗先生说，没有做卡片习惯的人，不算是一个成熟的读者。在卡片上把你找到的话写下来。记住，要一事一记，而且一定要写上这句话或者这段话的文献出处。卡片上除了写上原话以外，还要写明作者、书名、出版社、出版地、出版年和页码，如果是期刊上摘录的话，还要注明作者、文章名称、期刊名、发表年、卷、页，等等。卡片写多了怎么放呢？我常说"鞋盒子的重要性"。你买了双新鞋，把鞋子拿出来穿了，盒子正好拿来作卡片盒，然后根据卡片的内容大致分类，并注明分类标示。如分类标示是"血"，就放入有关血液内容的卡片，这样使用起来很方便。我读研的时候就做了三个鞋盒的卡片。大量的阅读会让你眼界开阔，阅读多则资料多，大量的卡片资料会让你写文章时论据充分，信心满满。

复习和运用，就是理论与实践相结合。要经常复习、练习，一方面使《黄帝内经》的理论、思想、观点等在头脑里得以巩固，另一方面在知识和经验的成长过程中，建立自己独立、独特的认识主体。我的导师郭仲夫教授曾对我说过，在成都中医学院（现为成都中医药大学）首任院长李斯炽先生的办公桌上只有一套《黄帝内经》的线装书，办公闲暇时他常信手翻翻，以复习、调整、思索……。

有一种学习方法叫作模仿性学习，即按照《黄帝内经》所说的去练习、使用。朱熹说："学之为言，效也。后觉者必效先觉之所为。"

我们来看看学习的"习"字。习的繁体字是"習"。根据徐中舒《甲骨文字典》，"習"，从羽从日。《说文》云："習，数飞也。"有多次重复练习之义。甲骨文"習"就是鸟之双翅每日不断扑腾，振翅欲飞的形义。雏鸟成长为雄鹰，莫不在于日习之功。习者，积淀"本领、本事、能力"之途也，故"学而时习之，不亦乐乎"。所谓学习，学者效也，仿也，习者练也，数练也，温故也。

北京师范大学汪馥郁教授认为，科学知识的模仿性运用，指在记忆和了解科学知识本身的基础上，模仿科学知识中所提供的范例去运用科学知识。这里所说的模仿具有以下特点：①模仿的基本点是对原知识的掌握。模仿的直接目的在于掌握知识本身，使所学知识得到巩固。②重演性。通过模仿范例去重复演习原有科学知识的内容。必须保证一定量的模仿性练习，否则所学知识难以巩固。③继承性。模仿的功能在于继承，而不在于创新。通过模仿，把已有的科学知识比较牢固地继承下来。只有这样，才能为下一步的创新准备必要的条件。①

模仿的基础是理解，在良好理解的基础上才能模仿得好。语言哲学的奠基人维特根斯坦认为，"理解一个规则，同时也就是理解如何去运用这些规则"，"把理解看作一种掌握某种技巧或知道如何做某件事的能力，也就是掌握使用符号去做某件事的能力"。②涂纪亮在《现代西方语言哲学比较研究》中说："一个词的意义在于对这个词的使用。""可以说对这

---

① 汪馥郁．教学方法论导论．北京：中国经济出版社，1990
② 金元浦．文学解释学．长春：东北师范大学出版社，1998

个词的理解在于掌握正确使用这个词的能力。"同学们，你们在临床上学着用《黄帝内经》的理论和方法、用中医药学理论、用方剂、用治法、用老师的经验，这就是学习，就是模仿性运用，然后你在学习的过程中就逐渐成长起来了，因为你理解了，并掌握了正确使用它们的能力。

四、效法自然

台湾学者龚鹏程教授在《文化符号学》中说："学的最高意义，不是学人为之法，而是效法自然。故曰：'善学者，乃学之于造化。'"我们诵读《黄帝内经》的目的是为了明白天地之道，效法自然之道。如刘完素在《素问玄机原病式·序》中说："夫医教者，源自伏羲，流于神农，注于黄帝，行于万世，合于无穷，本乎大道，法乎自然之理。"因为天道是不断在点化、规范、诱导着人的"老师"。① 所以我们学习《黄帝内经》，是要学习古代圣贤对自然之道的把握，然后再运用到医疗实践之中去，正如《阴符经》所说，"观天之道，执天之行，尽矣"。

根据清代许豫和所撰《怡堂散记》记载，叶时可先生一日观钓鱼而悟甘草之用。鱼竿在手，所用者丝与钩也。投竿于水，丝浮钩沉。腰间必系一泛子，留于水面，能使浮者不浮，沉者不沉，钓者之心，视为准则。是钓鱼无须于泛子，然非泛子竟不能得鱼。药中之甘草似之，以其味长于甘而守中也。古称甘草能和百药，药留于胃，则从容分布，升者循经，降者入腑，非甘草所治之病，而药之得力，皆赖其停顿之功。无用之用，大矣哉！叶时可先生通过观钓鱼而悟甘草之用，实取法乎自然。

学习，更重要的是掌握和应用天地自然之规律。《灵枢·逆顺肥瘦》说："圣人之为道者，上合于天，下合于地，中合于人事。"《时病论·古今医书宜参考论》说："读《灵》《素》者，可以上明天文，下达地理，兼知人身脏腑经络受病之因。"我再举一个例子。"生生"是自然之道。张景岳《类经图翼·序》曰："夫生者，天地之大德也。医者，赞天地之生者也。"天地最大的特性是生，生生不息，生命长存。医生的作用主要在于生生，生其所生，赞助生命的活力。《易·系辞上》曰："在人为赞。"人通过发挥其主观能动作用，赞助天地的化育，赞助生命的活力。生，是病人病后的一种自然康复的能力、一种生命的活力。医生就是要巧妙地利用这一能力，使之生、使之起。《史记·扁鹊传》云："越人非能

---

① 贡华南．味与味道．上海：上海人民出版社，2008

生死人也，此自当生者，越人能使之起耳。"唐容川《血证论·脉证死生论》曰："医者，所以治人之生者也。"我们被称作医生而不是医死，就是强调要重生。在行医的过程中，要巧妙地利用生机，让病人得生，而且一定还要时时刻刻顾护其生气。

德国哲学家康德在其《纯粹理性批判》一书提出，"人为自然立法"。我们应该怎样理解呢？首先，人须聆听"自然之法"，方有可能起而"为自然立法"，而且"立法"之后还须放到自己的生存与实践活动之中，也就是放到与对象世界打交道的过程中去进行检验和修正。"人为自然立法"须以"自然为人立法"为前提条件，没有"自然之法"，人的"立法"便无遵依。"自然之法"深藏在自然世界的内部，它所呈现于人前的，往往只是人依其需求与能力所能把握到的某些表征，而后用感知形式与思维逻辑给予加工整理，使其获得具体而明晰的可感形态与逻辑条理，乃至上升为某种带有普遍性的原理、原则，这就成了人的"立法"，这样的"法"才有则可循。因此，"自然为人立法"又必须转化为"人为自然立法"，始能构成指导人们行为的准则。人只有凭借自己的"灵性"去努力开启和照亮自然的奥秘之区，方有可能将这一"自然之法"转为能够为人所用的"属人之法"。[①] 例如阴阳五行，既是自然之法，又是人为之法。庞朴先生认为，"在古代中国，则巧妙地利用了自然现象的阴阳，转换成为一切人等都应遵循的最高行为准则"，"五行学说，更在于探寻宇宙之道"，"宇宙之道在它这里，被看成是五个大类的结合，万物成事各以类相从并相互作用。这个五的图式，是一种具象之道，是一种已经从杂多中看到对立、依存关系而由杂多走向对立之道"，"五行学说探索自然的隐秘，所谓天地之行，为的正是让圣王之行合于天地之行，然后天地之美得以生发，由此带来人寿年丰国泰民安的康乐"。[②]

五、技进于道

学习中医，要成为明医，与经验有密切的关系。《辞海》对"经验"的解释是：泛指由实践得来的知识和技能。学习中医，十分强调临床实践与临床经验。其实任何知识都来源于实践，可以是直接的经验，也可以是间接的经验。毛泽东在《实践论》中说："一个人的知识，不外直接经验

---

① 陈伯海. 回归生命本原. 北京：商务印书馆，2012
② 庞朴. 一分为三——中国传统思想考释. 深圳：海天出版社，1998

的和间接经验的两部分。"经验并不是通过一两次实践就能获得的，而是在无数次反复的实践过程中积累而成的。俗话说："熟读王叔和，不如临证多。""医不三世，不服其药。"这些都强调了经验积累的重要性。为什么长期的经验积累可以使某一门技艺达到相当纯熟和高超的境地呢，比如达到《庄子》中"庖丁解牛"的境地？

我们在实践中成长，实践能够提高我们认识世界、改造世界的能力。恩格斯在《自然辩证法》中说："人的思维的最本质和最切近的基础，正是人所引起的自然界的变化，而不单独是自然界本身；人的智力是按照人如何学会改变自然界而发展的。"

在中医学中，有讲医术医技的，也有讲医道的。实际上应该是先有医技医术，而后才得医道。只有通过大量的临床医学实践，才能真正把握住中医学的实质。《庄子·齐物论》曰："道行之而成。"意思是必须通过实践才能得道。譬如骑自行车，我们上过骑车培训班吗？我们学过自行车构造原理、自行车运动力学、人体解剖结构与生理机能、头手脚运动神经协调原理等理论吗？没有。我们只是上车骑几天就会了，但是要把自行车骑好却不容易。自行车骑得好的最高境界是什么呢？是天人合一、人车合一，你就是车，车就是你。在电视剧《我的兄弟是顺溜》中有句台词："你的呼吸、你的眼睛、你的心肝、你的性命，统统长在这杆枪上。你就是枪，枪就是你。"这就是天人合一的境界。还有一种情况，比如我现在认识你，但过几年可能就会忘记你，而一旦学会骑自行车，却终身都不会忘，即使二三十年没有骑车，再骑也是会的。这就是你通过实践后体悟到道了。所以当你达到天人合一的境界时，你就是针，针就是你；你就是药，药就是你。你进入了病人的身躯，祛邪扶正，调和阴阳。

为什么老百姓看病喜欢找老中医？有一个原因就是老百姓们觉得老中医经过了长期大量的临床实践，日积月累，经验和学识丰富，可能看病的疗效会好些。其实不然，历史上许多名医成名的时间也还是很早的，如叶天士不到三十岁就闻名于世了。除我以外，还有许多人发现在中医成才的过程中，有以下几个共同点：读书明理，提高人文修养；精读经典著作，丰富理论知识；具备良好的道德品质，追求德医双馨；名师指点；大量实践，自己体悟，道行之而成。

这就是技进于道的道理。"由技至道"的理念，源自《庄子》"庖丁解牛"的典故，它创造了一个充分体现"技"与"道"关系的典型形象。我们再来复习一下"庖丁解牛"的故事。庖丁说："臣所好者道也，进乎技矣。"庖丁解牛技术的进步也是有一个过程的：一开始所见无非牛者，整个眼里都是牛，不知道从什么地方下手才好；三年之后，未尝见全牛，已经知道从何处开始解牛了，但这还只是技的境地；到了最后，以心神而不用眼睛看，停止感官知觉的作用而以心灵的意念直接发挥作用，这就已经到了道的境界。庖丁经过这三个阶段，在大量实践中练成神技，而且他的刀子历经十九年仍若新发于硎（磨刀石），这是因为他能"依乎天理""因其固然"，以无厚的刀子入有间的骨隙，自然游刃有余啊！

"道"是客观存在的，但却是由操作者、工具和对象的自然本性共同来决定的。它超越了"技"，是"技"的理想境界。"技进乎道"，是求"技"中之"道"，而非求在"技"的终止处可能存在的"道"。"道"不是一种居于"技"终点的目的物，而是蕴含在"技"的过程中。①

我们为什么要追求"技"之上的"道"呢？这种追求有什么意义呢？追求"技"之上的"道"，目的在于使人为设定的技术规程逐步转化为合乎事物自然本性的技术规程，以至于达到运用自如、天人合一的程度，因而老子才强调"道法自然"。庖丁解牛注重牛筋骨皮肉的生理特征，下刀都在游刃有余处，而且"以神遇而不以目视，官知止而神欲行"，通过这既合乎操作者自然本性，又合乎工具自然本性，还合乎技术对象自然本性的操作规程，然后就达到了"道"的境界。我们要在每次的经历中细细体会，体会自然之道，融天地己为一体。正如韩非子所说："必且体道，体道则智深，其智深则其会远，其会远（则）众人莫能见其所极。"（《韩非子·解老》）"会远"则能高瞻远瞩，洞察一切，所以众人莫能见其所极。孔子说："七十而从心所欲不逾矩。"（《论语·为政》）"从心所欲"是心的自由，但规矩要有，既要不离于规矩，又要不泥于规矩。把握"技"之上的"道"，不是靠逻辑分析或实验确证，而是需要在实际活动中不断体悟，逐步趋近。这是对实践智慧的不懈追求，"道"是实践智慧的最高境界。

真正的"道"，是体现在实际操作活动之中的、无形的、合乎事物自然本性的途径或方法。所以让我们再次领悟一下"道法自然"这句名言。

对中医医理的把握，与一般自然科学理论的学习不同。中医常称医理为医道。"道"字的字源为所行之道，故知"道"建基于实践，唯行之而

---

① 王杰泓. 中国古代文论范畴发生史《庄子》卷：得意忘言. 武昌：武汉大学出版社，2009

后成。《庄子·齐物论》曰："道行之而成。"地上的大道是人走出来的，竹帛上的大道为实行而存在。因此，《黄帝内经》的道也是为实行而存在的。"医者意也，圣贤之精蕴，形而上者之道也。布在方策者言也，形而下者之教也。学者欲求圣贤之意，不得不因言以求之，非广博不可也。"（明·裴兆期《言医》）除了广博的学习外，还要多实践。老子曰："上士闻道，勤而行之。"故《素问·四气调神大论》说："故阴阳四时者，万物之终始也，死生之本也。逆之则灾害生，从之则苛疾不起，是谓得道。道者，圣人行之，愚者佩之。从阴阳则生，逆之则死，从之则治，逆之则乱。"王冰注："圣人心合于道，故勤而行之。"杨上善注："圣人得道之言，行之于身，宝之于心府也；愚者得道之章，佩之于衣裳，宝之于名利也。"圣人得道则身体力行，而愚者则华而不实，阳奉阴违。所以我们要学好中医，就必须到医疗实践中去学习，多临床实践，在实践中体悟医道。这就是为什么学中医要多实践、多体悟的原因。古人云："医之为道，贵乎实验。"（《医中一得提要》）如果不上临床，不亲自用中医药理论与方法去治愈疾病，是学不好、学不精中医的，因为没有"技进于道"的实践与升华的过程。

六、解释学的启示与思考

有一门学科叫解释学，也有叫读解学、释义学、诠释学的。它是一门探究文本意义以及意义的理解与创造的学科。

解释学中有三个理论，一个是作者理论，一个是文本理论，一个是读者理论。

作者理论，是以重建和恢复文本作者原意为目标的解释学理论。作者是作品文本意义的创造者、赋予者，因而了解作者意图是重要的。中国的作者理论，如孟子说"以意逆志"。"意"是作者之意，志是作者之志。清代吴淇在《六朝诗选定论缘起》中说："以古人之意求古人之志，乃就诗论诗。"再介绍一个，也是孟子说的，叫"知人论世"。如借助诗人（作者）的生平及其生活的时代，以世知人，由人知诗，再由诗推出诗人（作者）原意。所以我们要想很好地理解《黄帝内经》，也需要知晓《黄帝内经》成书时代的状况。例如，与《道德经》《庄子》等相联系，可以更好地理解《黄帝内经》中"高下不相慕""有所亡失"等言说，也可以更好地明白《黄帝内经》提出的"封君败伤""故贵脱势""始富后贫"等情志致病因素的危害。对文本的读解，就是读者通过语言符号达到对意义的领会，从而理解作者创作的原初意义。朱熹说："读书以观圣贤之意，因圣贤之意以观自然之理。"（《朱子语类·读书法》）意思是通过读书明白古代圣贤关于自然规律的认识。

文本理论，认为文本独立于作者与读者之外，它的意义是自生的，蕴含在文本语言符号和结构中。我们学习《黄帝内经》时也会去分析其中的篇章结构、段落格式、语言符号，也可以读出那些无字句处的意义。

读者理论，认为文本意义是读者参与阅读的结果。文本的意义不是固定不变的，它随着一代又一代读者的参与，不断地被读出新的意义。正是由于读者连续不断地参与阅读，给作品文本注入了新意，作品的生命才得以常青不老。没有读者，作品也就没有了生命。中国的读者理论，如"断章取义"，即不顾及全篇意义，由读者自由取义。钱钟书先生说："盖'断章'乃古人惯为之事，经籍中习见，皆假借古之'章句'以道今之'情物'，同作者之运化。"（《管锥编》）朱自清《诗言志辨》云："往往断章取义，随心所欲，即景生情，没有定准。"还有一个是"见仁见智"，读解因人不同，随其深浅高下，各有会心。前面所说的"以意逆志"，也有解释为读者理论的。这里的意是读者的意，是一种玩味体悟、反复潜沉的心理体验活动，就是心解，然后去揣测作品的意蕴。如朱熹《孟子集注》云："当以己意迎取作者之志，乃可得之。"再有一个就是"诗无达诂"，是说没有最好的解释，也没有最终的解释，解释在无尽的历史发展中延续。德国哲学家施莱尔马赫说，理解是一个无限的、永恒的运动，它永远不知道有什么所谓的终点或终结。理解是无止境的加深过程、发展过程和扩大过程，是一种自我丰富的、不断向内和向外超越的、进取的过程，也是肯定与否定相互转换、相互补充的过程。由此可知，对《黄帝内经》的解释也将永远不会完结。只要有读者，就会有某个时代的解释以及理解的新结果，就会得到更加丰富的新意义和新思路。施莱尔马赫提出了历史上对"理解"解释到了极致的著名公式："首先很好地理解一个文本，然后甚至比其作者理解得更好。"文本一旦生成，作者也只是众多解释者中的一个，对于作品的理解和解释，作者并不具有优先性。从理论上讲，其他解释家的解说完全可能比作家自己的解说更好。①据汤一介、乐黛云回忆，北京大学教授废名（冯文炳）教大一国文。第一堂课讲鲁迅的《狂人日记》，废名先生一开头就说："我对鲁迅《狂人日记》的理

---

① 安延明. 施莱尔马赫普遍解释学中的几个问题. 中国社会科学, 1993（1）: 143

解比鲁迅自己深刻得多。"① 有时作家写的人物的内涵会被高明的解读者深化。中国的读者理论还有"知音其难""不求甚解""读书得间""读于无字处"等。"知音其难"，作者和作品都期望出现理想读者，"音为知音珍，书为识者传"。在《黄帝内经》中有"拘于鬼神者，不可与言至德"的说法，意思是说你相信鬼神，我就不给你谈论医学道理。道不同不相为谋，没有读者的相通，就不能与之交流。"不求甚解"，陶渊明五柳先生的读书法为，"也读书，不求甚解；每有会意，便欣然忘食"。他把阅读视为一种自娱自乐的创造性活动。"读书得间"，清代苏微保为《温病条辨》作序时说："读书所贵，得间后可。"读书最重要的是要从书中读出微言大义，读出旁人意识不到的新意。《长沙方歌括·麻黄杏仁甘草石膏汤》中说："读书要得间，不可死于句下。"即要在一本书的字里行间读到弦外之音，得到象外之旨，获得言语传达不尽的意思和思想。"读于无字处"，《长沙方歌括·干姜黄连黄芩人参汤》说："善读书者，当读于无字处也。"《重订温热经解·凡例》说："医圣经文，一字包含数十义，一语耐人数日思。其经义尽在虚字中与无字处。"即告诫我们不要拘泥于字句，要在无字处得出意义来。《伤寒寻源·阳明问答》说："故凡读仲景书，既从有字句处知其定法，又当从无字句处参其活法，则庶几其可进于道乎？"古代的读书法很多，这里就不再提了。

以上三种理论对文本意义的形成都有重要影响，"作者、文本、读者都以自身的要求和方式影响着意义的形成"②。但我觉得最重要的是读者理论。

作品文本的意义，是在读者与文本的碰撞、交流和对话中产生的，两者互为因果。布鲁纳说："意义不是从文本中提炼出来的，它是我们与文本的对话中创造出来的。"③ 读者在阅读中将自己置身于文本，一方面接受文本的意义，另一方面将自己的认识注入文本，扩展了文本的意义。读者既参与文本意义的理解，又参与文本意义的再生产，既理解了文本，又理解了自身。不单是读者理解文本，使文本具有意涵；文本也使读者的生命得以升华，获得生命的意义。

在解释学中有一个概念叫"前理解"。前理解包括前有、前见和前设

---

① 汤一介．从沙滩到未名湖．成都晚报副刊，1998-05-06
② 张隆溪．道与逻各斯．成都：四川人民出版社，1998
③ 大卫·杰弗里·史密斯．全球化与后现代教育学．郭洋生，译．北京：教育科学出版社，2000

等。在解释之前，解释者事先就已经具备了一定的语言、知识、经验、理论、思维方式、思想情感、世界观等。解释者已有的理论知识、思想方法、知识经验等是前理解的最重要的组成部分，也是解释和理解的先决条件。知识经验在任何解释活动中，必然会参与其中，影响着解释者对意义的感受和体会。解释者只能理解他自己的知识经验准备让他看到的东西，解释者总是根据他自己的知识经验来理解或解释对象，或者说，解释者总是用他的知识经验作为一种工具来揭示未知的东西。

再介绍一个解释学理论，叫作"视界融合"。在理解的过程中，总是存在着两种视界，一种是作品的视界，就是作品文本所表达的内容；一种是解释者的视界，就是解释者的前理解。视界融合是两者相互融合成一个新的视界。作品文本超出了自身，是因为有了读者的意义；读者超越了自身，是因为接纳了作品文本的意义，扩大了原来的视界，又回到自身，成为一个新我。作品文本是彼时的产物，读者生活于此时；解释总是当代的，是为当代历史服务的。所以，《黄帝内经》文本的视界与你的视界相交融，产生了一个新的视界。因为有了你的理解，《黄帝内经》的文本意义超出了它自身；因为有了《黄帝内经》，你超越自身，接纳了《黄帝内经》文本的意义，扩大了原来的视界，成为一个新我，就如同《素问·移精变气论》所说"去故就新，乃得真人"。所以我认为，《黄帝内经》文本中的思想内容帮助你解决了现实生活、工作、学习中的问题，提高了你认识世界、解释世界、改造世界的能力和水平，开启了你的思维，发展了你的能力，提高了你的理论水平等，你就成了"新人"。

一直以来人们对《黄帝内经》在中医类院校本科教育中的开课时间有争议。有人认为《黄帝内经》是基础理论，应该在一年级开。也有人认为《黄帝内经》是理论提高课，主张在高年级上。实际上这是一个解释学前理解的问题。我原来提出过本科教育两段制。低年级开课，讲《黄帝内经》经文的字、词、句的意义，使大家对《黄帝内经》的理论知识有个初步了解，对后来的《方剂学》《伤寒论》等课程的教学有很大的帮助；高年级开课，重在理论的提高、智慧的开启、思想的进步。现在硕士研究生、博士研究生的教学都在开《黄帝内经》的课程，使他们在理论上进一步得以提高，智慧上进一步得以开启。我有一些学生，从本科到博士到工作，听我讲《黄帝内经》已经好多次了，还有一些我以前教过的、毕业二三十年的学生到培训班再次听我讲《黄帝内经》，他们说每次听我讲课都会有新的感受、新的启悟。其实这是因为他们成长了，他们的前理解不同了。虽然我每年都在说同样的话，但是因为你们的知识经验、看问题的方式方法、情感态度等都在不断地提高和变化，使得你们的前理解不同了，所以对我所说的话就会有新的理解和感受。通过我的讲解，你们感受到了《黄帝内经》恢宏的语意、玄奥的道理、非凡的智慧，实际上这是你们自身生命的意义。因为有了你们，《黄帝内经》的文本意义超出了自身；因为有了《黄帝内经》，你们也超越了自身。《黄帝内经》的文本意义与你们现有的知识经验、感悟体会、思想视角等相交融，塑造了一个个新我，展现出了你们的生命意义和生命价值。宋代有参禅三界：见山是山，见水是水；见山不是山，见水不是水；见山只是山，见水只是水。这最后见到的山水，虽然也是山水，但内涵却已经非常丰富和明了。张潮《幽梦影》中说："少年读书，如隙中窥月；中年读书，如庭中望月；老年读书，如台上玩月。皆以阅历之深浅为所得之深浅耳。"

对《黄帝内经》的解释和理解，我借用马克思的一句话，"人体解剖对于猴体解剖是一把钥匙。低等动物身上表露的高等动物的征兆，反而只有在高等动物本身已被认识之后才能理解"（《马克思恩格斯选集》）。实际上只有当我们不断地提高和修正自己的思想、理论、经验、视角、精神、态度等时，才会真正地、更好地理解《黄帝内经》。

七、诵解别明彰

在《黄帝内经》一书中，还提出了一套学习方法，叫诵、解、别、明、彰（出自《素问·著至教论》）。我认为这不仅仅是读书方法、学习方法，实际上也是我们将医术进乎医道的阶梯。杨上善说："习道有五：一诵，二解，三别，四明，五彰。"

1. 诵

诵就是诵读。钱基博先生说："古人之所谓诵，今人曰读。"（《国学必读》序言）诵读是解释和理解《黄帝内经》的重要基础。古代教育一向注重诵读。宋代教育家朱熹说"教人读书必须成诵"，此是"道学第一义"。多读、熟读、背诵，是由陌生到熟悉的一个阶段和过程。初读《黄帝内经》时，对其中的语言、文字和内容都感到陌生，只要坚持多读就会熟悉，熟悉以后就容易理解其中的意义了。岳美中老师说："书读百遍，其义自见。读一遍有一遍不同程度的收获。就以读《伤寒论》《金匮要略》来说吧，如果做到不加思索，张口就来，成了有源头的活水，到

临床应用时，不但能触机即发，左右逢源，还熟能生巧，别有会心。"（《岳美中论医集》）

伽达默尔在《交谈无能》中说："理解要以共同语言为前提。""找到了某种共同语言，理解起来也就很容易。"若经常诵读《黄帝内经》，边读边思边玩味，就会与《黄帝内经》产生某种共同的语言，从而使我们融到《黄帝内经》的思想之中，体会出著作中的精神和思想。如高士宗说："愚观上论七篇（指《素问·著至教论》到《素问·解精微论》），词古义深，难于诠解，然久久玩索，得其精微，则奥旨自显。"再如孙一奎说："余屈首受医，日惟有事于《素》《难》《病源》《病机》《甲乙》等书，俯而诵，仰而思，希心融贯前哲秘旨。"（《医旨绪余·不执方说》）李东垣结合自己的亲身体会说："仆幼自受《难》《素问》于易水张元素先生，讲诵既久，稍有所得。"（《内外伤辨·序》）孙一奎讲的"融贯前哲秘旨"、李东垣讲的"讲诵既久，稍有所得"，都是指通过诵读而熟悉古人，进一步引导我们在将来的工作中体现出他们的思想和精神。涵咏经文，同化思想。《百家讲坛》里有句话我觉得说得好："语言承载思想，思想传递精神。"贝蒂说："理解就是让有意义形式中体现的精神来熏陶你、改造你、同化你，使你也具有这种精神，或成为这种精神。"[1] 我们在诵读的过程中，思想及办事的规矩、思考问题的方式和方法逐渐同步成"古人"，张子和说："谙练日久，因经识病，然后不惑。"（《儒门事亲·疝本肝经宜通勿塞状》）《先醒斋医学广笔记·春温夏热病大法》载："或问仲淳，治伤寒有秘法乎？仲淳曰：熟读仲景书，即秘法也。"熟读，才能有得。《推求师意·泄泻》云："因问：先生治病何其神也？先生曰：无他，圆机活法，具在《内经》，熟之自得矣。"所谓熟读，一是多，二是善。成为张仲景，你自然就会用而且善用伤寒法则来治病了。叶元熙在《伤寒论述义·跋》中说："必也博征诸载籍，多验诸疾病之实，会萃诸本经，优柔厌饫，浸润涵泳，真积力久，始足以应变无穷焉，此之谓善读者矣。"

2. 解

解有解释、诠释、阐释、读解等意思。解释，在《辞源》中有二义，一是消释、消除，二是分析说明。成中英教授说："解释是从语言文字的

---

[1] 张汝伦．意义的探究——当代西方释义学．沈阳：辽宁人民出版社，1986

表象意义之外或表象意义之后找出它们深刻的意义。"① 诠释，在《辞源》中作"解说"讲。成中英教授说："在古希腊语中，'诠释'一词具有说明、解释和理解三个意义。在今天，诠释的过程也被认为具有这三个阶段和三种作用。"成中英先生对"说明"的解释是，"就是用一已知的思想和现象来规范和说明未知的或不熟悉的思想和现象"。阐释，大多数辞书不予解释，"阐释"可能是"阐发说明"的意思。我认为，申小龙《语文的阐释》和董洪利《古籍的阐释》等用"阐释"作书名是为了强调读者对文本意义解释和理解的作用。读解，就是阅读和理解。蒋成瑀先生在其《读解学引论》中作了解释："读，是文本理解的起点，侧重于文字、结构以及作者写作背景等的研究，尽量读出原义；解，是以文本释义为起点，侧重于文本意义的辨析、评判以及潜在意义的发掘，要求读者有创造性发挥。"所以，读者先去阅读《黄帝内经》，然后再去发现和发掘《黄帝内经》文本中潜在的意义。诵是第一步，而不是目的。诵读只是解释和理解的基础。如果不通过解释，不能理解其中的道理，就没有意义和价值。解释的目的就是理解。正如《灵枢·禁服》云："雷公问于黄帝曰：细子得之受业，通《九针》六十篇，旦暮勤服之，近者编绝，远者简垢，然尚讽诵弗置，未尽解于意矣。"可见雷公虽然能诵，却未能解。

解释，首先要消除和消释文本中的阅读障碍。什么叫文本呢？法国著名哲学家、当代著名的解释学家保罗·利科曾有如下的解释："文本就是通过书写固定下来的任何话语。"② 文本，是由书写而固定下来的，由话语语句所构成的。《黄帝内经》就是由话语所构成的、由书写而固定下来的古代文本。它是一个整体。如果没有《黄帝内经》这部著作，也就不会有读者，也就不会有阅读。《黄帝内经》的文本意义就蕴含在文本的语言符号和结构之中。

我们要理解《黄帝内经》，碰到的第一个问题就是这部著作的语言问题。现在我们使用的书面文字与《黄帝内经》时代所使用的书面文字有时间间距。间距使古代历史文本由于相隔年代久远而变得陌生和难以理解。在传统解释学的视野中，间距表现为由时间因素所造成的语言、心理、精神、生命的间距。间距的本质是差异性。③《黄帝内经》时代的文

---

① 成中英. 世纪之交的抉择——论中西哲学的会通与融合. 上海：知识出版社，1991
② 保罗·利科. 解释学与人文科学. 陶远华，译. 石家庄：河北人民出版社，1987
③ 陈海飞. 间距与理解. 扬州大学学报（人文社会科学版），2005，9（3）：62

化背景以及所用的词汇和语法等与现在有差异。陈海飞说："间距是理解的障碍，只有克服间距才能达到理解。"伽达默尔提出，"（阅读理解的）一个首要前提是，一个语言表达在声学上应可以理解，或是一个印刷的文本可以被译解，以便至少说出或写出的东西的理解是可能的。文本必须可读"。① 所以首先我们要消除和消释《黄帝内经》文本中的阅读障碍，使之可以被阅读，避免其中的话语因缺损而导致不可读或误读。例如，1965年人民卫生出版社出版的《黄帝内经太素·六气》中杨注："淖，□卓反。""卓"上缺一个字，这就造成了不可读。现在我们可以根据日本仁和寺本《黄帝内经太素》补入"丈"字后而成为可读，读作"丈卓反"。在现存的《素问·针解》中有 123 个字是不可读的，如萧延平按："《素问》王注云：'此一百二十四字，蠹简烂文，义理残缺，莫可寻究，而上古书，故且载之，以仁后之具本也。'新校正云：'详王氏云一百二十四字，今有一百二十三字，又亡一字。'……杨氏亦谓章句难分，但指句而已。则其不可寻究，故不自今日始也，姑存之以待来者。"从目前的研究条件来看，这个阅读障碍仍然没有办法得到解决，只能等待将来，是否可以通过出土文物等的帮助来消除这种阅读障碍。

校勘是消除《黄帝内经》文本中阅读障碍最常用的文献学方法。如1965 年人民卫生出版社出版的《黄帝内经太素》云："齲，刺手阳明，不已，刺其脉入齿中者，立已。"《说文解字》云："齲，齿不正也。"但牙齿参差不齐，不可能刺之立已。如何阅读呢？日本仁和寺本《黄帝内经太素》是现存最早的《黄帝内经》传本之一。以此对校，则"齲"作"齲"。齲，齿痛也。齲齿可以刺之，痛立已。故据仁和寺本《黄帝内经太素》"齲"当作"齲"为是。校勘之难，难于定是非。段玉裁说："校书之难，非照本改字，不讹不漏之难也，定是非之难。是非有二，曰底本之是非，曰立说之是非。"如萧延平校《黄帝内经太素》，其云"太阳为关"，而《素问》《灵枢》《针灸甲乙经》等均作"太阳为开"。究竟是"关"字为妥，还是"开"字为妥呢？这就需要定是非了。我们来看萧延平定是非的能力，他说："玩杨（上善）注，门有三，一者门关，主禁者也。主禁之义，关字为长，若开字则说不去矣。现考《灵枢·根结》篇及《甲乙经·经脉根结》篇于太阳为开之上，均有'不知根结，五脏六腑折关败枢开阖而走'之文，本书卷十《经脉根结》与《灵枢》《甲乙》

① 伽达默尔. 伽达默尔集. 邓安庆，译. 上海：上海远东出版社，1997

同，则是前以关枢阖三者并举，后复以为关、为阖、为枢分析言之，足证明后之'为关'关字，即前之'折关'关字无疑矣。现按嘉祐本《素问》新校正云'《九墟》太阳为关'作关。"萧延平博征求证，曲折解说，断定此作"关"字为是。从这里可以看出萧延平定是非的功力。萧延平是我们学习的榜样。再如《素问》曰："乳之下，其动应衣，宗气泄也。"据《针灸甲乙经》云："胃之大络，名曰虚里。贯膈络肺，出于左乳下，其动应手，脉之宗气也。""应衣"作"应手"妥，所以顾英白说："始读《素问》，则心窃疑之，至读《甲乙经》，而遂释然。"

如果你没有时间、精力和能力去做文献整理的工作，而又想读《黄帝内经》，应该怎样办呢？向古人学习。张锡纯在《医学衷中参西录·例言》中说："读《内经》之法，但于可信之处精研有得，即能开无限法门。其不可信之处，或为后世伪托，付之不论可也。"刘纯《医经小学·医之可法为问》说："问曰：读《素问》有不晓者奈何？曰：乃上古之书，中间多有阙文讹舛，且通其所可通，缺其所可疑。"现在读得通，现在能够理解其中道理的，就理解、应用。如果现在读不通，不能理解的，就暂时放一下，留待将来再说。

我们要解释《黄帝内经》，首先要认得字。缪希雍说："凡为医师，当先读书。凡欲读书，当先识字。字者，文之始也。不识字义，宁解文理？文理不通，动成窒碍。"（《神农本草经疏·祝医五则》）戴震曰："经之至者道也，所以明道者其词也，所以成词者字也。由字以通其词，由词以通其道，必有渐。"（《与是仲明论学书》）《黄帝内经》成书年代久远，流传到今天，有些语言文字已经发生了变化，这就需要训诂、注释。训诂，偏重于对字义、词义和句义的解释；注释，偏重于医理的解释。训诂是方法、是手段，而阐明医理是目的。训释的内容主要有三，一是通古今异言，二是释疑难词句，这两种情况都如黄侃先生所说"训诂者，用语言解释语言之谓"，即用当今通俗的语言来解释《黄帝内经》，让现今的人们能够读得懂；三是阐明医学义理，这是解释的目的。如《素问·生气通天论》云："阳气者，若天与日，失其所则折寿而不彰。"其中的"所"字，诸家大多解作"场所"。也有解作"规律"者，如石冠卿等主编的《黄帝内经素问选注》云"所，指规律而言"。而程士德主编的《素问注释汇粹》则融汇两说，"所，处所或场所。失其所，即指人体阳气运行规律失常。"因此，这句经文的断句就有两种，一种是断在"所"下，一种是断在"则"下，后者更想表达的是规律之义。然而"所"作规律讲，缺乏文献依据，解释为场所，又与中医理论不太吻合。根据古代文献，我提出"所"当作"职"讲，失其所，即失其职。王引之《经义述闻》曰："职亦所也。哀公十六年《左传》'克则为卿，不克则烹，固其所也'，《史记·伍子胥传》作'固其职也'，是职与所同义。《管子·明法解篇》曰：令亡罪者失职……失职，皆谓失所也。"黄侃《略论汉书纲要》亦训"所"为"本职"。《尔雅·释诂》："职，主也。"《博雅》："职，事也。"失其职，即失去其所主之事。故阳气失其所，就是阳气失其职，就是阳气失去了它诸如化气、运动、温煦、固护等功能，人体因此折寿而不彰。

中国人民大学郭锦桴教授说："汉字本身有深刻的文化性，当初，初民在创造汉字时，便有意无意地使汉字嵌入文化的内涵，各种象形文字、会意文字的形体，都与人们所认识的自然现象或社会文化现象联系在一起，它也是中华民族文化的一种重要载体，从汉字的形体构造上，往往可揭示许多古代的文化现象。"[①] 例如羌族是一个有着悠久历史的民族，它与汉族的历史是同古同今的。羌族的祖先与华夏族的祖先共同开创了华夏古老文明。《后汉书·西羌传》道："西羌之本……姜姓之别也。""姜""羌"本为一字，"姜"从女，作为羌人女子之姓；"羌"从人，作为族种之名。据考证，在殷商甲骨文中，羌人男子称"羌"，羌人女子称"姜"。史载传说中的炎帝为姜姓，当为远古羌人无疑，其发源地在今陕西宝鸡的姜城堡。晋·皇甫谧著《帝王世纪》载："神农氏姜姓……长于姜水，以火德王，故谓之炎帝。"《国语·晋语》中有，"炎帝以姜水成""炎帝为姜"。羌族以放羊为生，所以汉字里面有许多"羊"头的字。刘长林教授说："黄河流域姜姓炎帝族就是羌族的一支，而羌族以游牧为生。古时称治民之官为'牧'。《尚书·立政》：宅乃牧。孔颖达疏引郑玄注：殷之州牧曰伯，虞、夏及周曰牧。汉末州长官也称'牧'。《管子》首篇名'牧民'，即治民之意。汉字中，有不少与'羊'有关，如美、鲜、羹、养、善、群、差、羞、义、羡、恙等，这些字的结构、字义与中国人的求真、审美、伦理等观念有密切关系。这些均说明游牧对中国文化的影响。"[②]

美国耶鲁大学哲学教授诺斯罗普说："汉语符号本身，正如我们已注意到的那样，它们除了所指代的意义之外，其音形还包含着深刻的审美内

① 郭锦桴．汉语与中国传统文化．北京：商务印书馆，2010
② 刘长林．中国象科学观（上册）．北京：社会科学文献出版社，2006

容。"如"劳"字，繁体字作"勞"。劳与火有关，故常因劳而引起火热为患。《景岳全书发挥·论时医》载："劳字之义，尚未详解。上面两个火字，下面一个力字，因用力劳动而火起，吐血咳嗽之病作，故要讲火之为病。"《医灯续焰·尊生十二鉴》说："动而生阳，勉力动之成火矣。故劳字上从火，下从力。动亦从力、从重，非重力不能动也。劳动，则气火烦沸，诸火上腾，病变不出。"劳与火热有关，劳动、运动和房事过度等都能导致火热内生，阳强不能密，逼精外泄，则阴精绝竭，所以劳则生火热而后耗伤阴精。借此可以帮助我们理解《素问·生气通天论》中的"阳气者，烦劳则张"的病理机制。

一个语词常有不同的词义，我们该怎样取舍呢？我认为，可以根据医理来取舍。如《素问·生气通天论》云："汗出偏沮，使人偏枯。"这句话的意思是如果出现了半身汗出的症状，有可能今后会发生半身不遂。其中这个"沮"字有两个音，一读为 jù、一读为 jǔ。由于读音不同，字义也不同，故在解释和理解上就有不同。前者之义为"阻"也，后者之义为"湿"也。如果我们读取前者，那么可以把它解释为病机，即因气血偏阻于身体一侧，故半身汗出；如果读取后者，那么可以把它解释为症状，即因半身汗出而致身体一侧湿润。

语言学家洪堡德说："在汉语里，上下文的意思是理解的基础。"① 清代徐大椿在《道德经注·凡例》中说："一字训诂，本有数义，必视其上下文脉络，方可定此字当训何义，乃能通贯，否则全文俱晦……此本字义俱考古字书诸解，择其与本文最切确者为训，故能上下连属。"伽达默尔在《论理解的循环》中说："我们必须从个体出发去理解整体，并且从整体出发去理解个体。"又说："理解的运动，总是从由整体到部分而返回到整体。"所以，我们要理解《黄帝内经》中某一句话、某一个词时，既要根据文本整体，又要根据文本局部，两方面相互参照。叶天士在《景岳全书发挥·经义》中说："凡看书，要将上下文细究，其理自明。"例如，要理解《素问·五脏别论》中"凡治病必察其下"的"下"字的含义时，应该根据上下文义来细究，因为前面有"魄门亦为五脏使"，所以这里的"下"应该指凡治病必察其魄门的情况。

要重视对每一个字词的推敲，把每个字看成有生命的细胞。文本由文

---

① 申小龙．中国古代思维之语言表象//陈秋祥，姚申，董淮平．中国文化源．上海：百家出版社，1991

字所写就，读解也应一字一句去咀嚼、玩味。陈寅恪先生说："凡解释一字，即是作一部文化史。"张景岳说《黄帝内经》乃"言言金石，字字珠玑"。所以对《黄帝内经》的学习，应该对每一个字词都进行推敲，要字字玩味、句句咀嚼，读出其中的味道。如《素问·脏气法时论》"邪气之客于身"与《素问·生气通天论》"风客淫气"中的"客"字，大多数注家都认为是外来的意思。如张景岳说："客者，如客之自外而至，居非其常也。"《素问经注节解》说："客者，人来自外之称。风自外来，故亦曰客也。"《说文解字》说："客，寄也。""邪客于身"，如外感六淫等邪气加害于身，邪不自有，所以治外感病一定要祛邪。再如"变见于气口"的"见"字，我原来也按教科书和张景岳的意思读作"现"，意思是变化显现，即脏腑之气的盛衰变化显现在寸口处。后来又读书又思考，发现"见"字比"现"字的意思更深一层，所以后来又读作"见"。为什么呢？因为，"现"是显露、表现，"见"是"视其所现谓之见"[①]，"见"字带有主体与客体的交融，那些显现出来的东西只有被看到了，有所得了，才能称得上"见"。若虽然在看，却没有看到，叫作"视而不见"。所以脏腑气血虽然将自己的情况反映、表现在脉象上，但只有高明的医者体会到了内在脏腑气血阴阳的情况，这才叫作"见"。所以我还是认为这里应该恢复《黄帝内经》字词的原貌，仍然读作"变见于寸口"更好。

解释必须深入于文本之中。德国哲学家伽达默尔在《20世纪的哲学基础》中说："解释必须是游戏，也就是说，它必须进入游戏。"解释必须深入到文本中，必须在实践中解释。游戏有一定的规则，违反了就不能进行。解释也是一样，站在局外，是不能真正地解释和理解的。所以我们必须沉潜到《黄帝内经》的文本中去，然后才会有真正的理解。

解有多种方式，正如清代医家周岩所说："经之所已言者，吾以文绎之；经之所未言者，吾以意逆之。庶乎其不至逞臆说而失真理也。"（《本草思辨录·绪说》）经文中已经叙说的道理，可以用现代语言加以解说；经文中没有明确说的道理，读者可以通过己意来理解，但又不能随意臆测。陈修园说："然余谓仲师书，读其正面，须知其对面，须知其反面，须知其旁面，则顺逆分合，如织锦回文，字字扣得著。""于此可以悟开大觉路，即可以普济无量苍生矣。"（《金匮要略浅注·疟病脉证并治第四》）

---

① 孙雍长．同源词之间的意义关系．南昌大学学报（人文社会科学版），1995（3）：60

我们在前面说过，一切解释的目的都是要克服文本所属过去的文化和时代与解释者本人之间的疏远和距离，使自己和文本同时代，从而可以同化文本的意义，即使它成为自己的意义①。解释的过程是读者参与文本意义再生产的过程。文本的意义就在于文本和解释者能动的相互作用，因而文本不是一个固定的存在物，它本身并不能实现自身的意义，只有在理解过程中，活生生的意义才能得到展现②。读者在阅读中将自己置身于文本，既接受文本的意义，同时将自己的认识注入文本，扩展了文本的意义。读者既参与了文本意义的理解，又参与了文本意义的再生产，既理解了文本，又理解了自身。"一段文本或一件艺术品的真正意义的发现永远不会结束，事实上它是一个无限的过程。"③ 因此，文本在历史中所表现出来的东西要比作者想表现的东西多得多。我们通过解释让文本说话，"唤醒僵化在文字本身中的意义"④。文本的真正意义由一代又一代的理解者共同决定，理解过去意味着把握未来，理解就是不断的否定，不断的超越。

3. 别

别有辨别、区别、分别、鉴别等意思。人是万物之灵，人与动物之间最大的不同是什么呢？是精神！是对事物的辨别能力。正如荀子所说："人之所以为人者，非特以二足而无毛也，以其有辨也。"（《荀子·非相》）"辨"指的是辨别力和判断力，它体现了人所特有的智慧，因而成为人的重要标志。⑤ 所以我们有能力通过对经文的比较、分类、归纳等，辨析《黄帝内经》中的字词句，体会出《黄帝内经》字里行间的微言大义。

将《黄帝内经》的经文进行归类，可以悟出其中的微妙旨意。我们可以通过张景岳《类经》中的分类看出归类的作用，书中说："类之者，以《灵枢》启《素问》之微，《素问》发《灵枢》之秘，相为表里，通其义也。两经既合，乃分为十二类。夫人之大事，莫若死生，能葆其真，合乎天矣，故首曰摄生类。生成之道，两仪主之，阴阳既立，三寸位矣，故二曰阴阳类。人之有生，脏气为本，五内洞然，三垣治矣，故三曰藏象

---

① 张汝伦. 意义的探究——当代西方释义学. 沈阳：辽宁人民出版社，1986

② 李志才. 方法论全书·哲学逻辑学方法. 南京：南京大学出版社，2000

③ 伽达默尔. 真理与方法. 洪汉鼎，译. 上海：上海译文出版社，1992

④ 伽达默尔. 语义学与解释学. 王晓燕，译. 上海：上海远东出版社，1997

⑤ 肖学周. 中国人的身体观念. 兰州：敦煌文艺出版社，2008

类。欲知其内，须察其外，脉色通神，吉凶判矣，故四曰脉色类。脏腑治内，经络治外，能明终始，四大安矣，故五曰经络类。万事万殊，必有本末，知所先后，握其要矣，故六曰标本类。人之所赖，药食为天，气味得宜，五宫强矣，故七曰气味类。驹隙百年，谁保无恙，治之弗失，危者安矣，故八曰论治类。疾之中人，变态莫测，明能烛幽，二竖遁矣，故九曰疾病类。药饵不及，古有针砭，九法搜玄，道超凡矣，故十曰针刺类。至若天道茫茫，运行今古，苟无穷，协惟一，推之以理，指诸掌矣，故十一曰运气类。"张景岳通过对经文的大致分类，概括总结出阴阳、藏象、经络、疾病、论治、针刺、摄生等理论体系。

以经解经是古代常用的一种解经方法，也属于辨别方法。即选取他处相关经文（可以是本经，也可以是他经）来解释此处经文的意义，或将相关经文汇集在一处进行比较和辨析，从而体悟出其中的旨意。如马莳注《灵枢》采用的方法就是以经解经法，即"愚注释此书（指《灵枢》)，并以本经为照应，而《素问》有相同者，则援引之"，目的就在于可以得出其中的旨意。再如恽铁樵用以经解经的方法来解释《黄帝内经》"道在于一"这节经文，即"使吾身脏腑之气，与天地运行之气合而为一也，能一者不病，不能一则病，故曰'揆度奇恒，道在于一'。《脉要精微论》'补泻勿失，与天地一，得一之情，以知死生'，是'道在于一'之注脚也"（《群经见智录》）。

《黄帝内经》自己提出的"别"的方法叫"别异比类"，似乎与分类和比较法很相近。我们可以用"别异比类"法来理解《黄帝内经》。

六经病证都可以发生热症，为何在《素问·热论》篇中独独阳明经有热症？其实这是《黄帝内经》写作方法的一个特点：此处说了，那么在这里就表示很重要；此处不说，相对而言在这里就不重要。独言阳明经有热症，说明阳明经为多气多血之经，邪入阳明，正邪交争剧烈，故阳明为病尤以身热为特点，所以张景岳注："伤寒多发热，而独此云身热者，盖阳明主肌肉，身热尤甚也。"这就是别，就是辨。

通过比较，可以发现事物之间的同中之异或者异中之同。例如，冲脉与阳明脉都为五脏六腑之海，那么两者有什么异同呢？我曾在1984年第11期《中医杂志》上撰文解说过这两个问题。简言之，两者相同之处在于：冲脉与阳明脉都能资养脏腑；不同之处在于：阳明胃以其受纳水谷，化生气血，资养脏腑，为气血生化之源而被称为五脏六腑之海；冲脉以其能调节十二经气血，上输先天精气以荣养脏腑而被称为五脏六腑之海。这既是辨别方法，也是解释方法。

我们还可以将两个事物加以联系，归并在一起进行比较参考，或许可以对其中的道理认识和理解得更为深刻。我们可以用这个方法来学习《黄帝内经》，通过对多方面的事理进行考察比较，以求获得较为全面和正确的认识。

第一，文理与医理相参。《黄帝内经》虽是医学典籍，但"文以载道"，医理赖文理以表达，弄通其文理，有助于我们得到正确和深邃的医学道理。戴震说："经之至者，道也。所以明道者，其词也。所以成词也，字也。由字而通其词，由词而通其道。"（《与是仲明论学书》）如《素问·阴阳应象大论》曰："其高者，因而越之。"越，其义为从一处经过一定距离，逾越中间障碍，到达另一处。《管子·心术上篇》曰："因者，因其能者，言所用也。"这个能，一是邪气所在的部位，二是正气祛邪的趋势。因其能者，言所用也：邪气在上在高，正气又有向上祛邪的势头和力量，则因其所能，而用其药以助其势，从而达到祛邪外出的目的。所以《本草纲目》说："栀子本非吐药，为邪气在上，拒而不纳，食令上吐，则邪因以出，所谓'其高者因而越之'也。"因此，病位在胸以上者，即可采用吐法，或漉涎，或探吐，或催泪，或嚏气，或搐鼻，使病邪从患处越之而排出体外。

第二，注家与注家相参。《黄帝内经》的注家很多，各执己之学识、经验、体悟等随文注释。每位注家就是一个解释者，"解释者对文本的意义所做的解释，由于掺杂有解释者所附加的成分，因而可能因人而异、因时而异，随解释者、解释时代等的变化而变化"①。我们学习《黄帝内经》，需要参阅各位注家的意见，因为许多有意义的思想和观点可能得益于历代注家的创造性工作。冯承熙在《新刻素问悬解叙》中说："道经递阐而益明，理以互证而愈邃。"由于注家很多，就有可能出现某注家的意见较妥，或不妥或都不妥，或都妥等情况，这就需要我们将各家之说相互参考，取长补短。如《素问·汤液醪醴论》提出，水肿用缪刺法。一般注家都停留在"左右交刺"的表面层次上，只有张景岳指出了"水肿用缪刺法"的实质：去其大络之留滞也。左右交叉刺，仅是缪刺的形式，而"去其大络之留滞"是治疗的目的。血液在经脉中运行，从其孙络渗出脉外，与脉外津液化合以濡养机体组织；同样，脉外津液亦能从孙络渗

---

① 涂纪亮. 现代西方语言哲学比较研究. 北京：中国社会科学出版社，1996

入脉中，化而为血。正是络脉具有使布散在肌腠中的津液还入于脉中为血的功能，所以当痰、瘀、气等阻滞络道，津液不能渗入脉中而停聚于脉外时，就能形成水肿。张仲景"血不利则为水"、唐容川"瘀血化水，亦发水肿"即是此理。所以在《素问·汤液醪醴论》篇中，前有"去宛陈莝"，即"宛陈则除之者，去血脉也"（《灵枢·小针解》），提出治疗水肿当用活血化瘀法；后有缪刺法为具体运用，刺其络以通络中之留滞，使津液布散运行之道恢复正常，从而达到"以复其形"的治疗目的。

第三，注家与医家相参。注家随文注释，多守其经，而医家不必守经，取其经意，运用发挥。学习《黄帝内经》，不仅要读通、读懂经文，更重要的是运用，是获得思想。医家对经文的运用，不仅证明了经文的正确指导意义，而且将经文作为向导，教他人如何运用经文指导临床。如果将注家与医家的意见相参，将会获益匪浅。如《素问·阴阳应象大论》"春伤于风，夏生飧泄"一节经文，王冰注："风中于表则内应于肝，肝气乘脾，故飧泄。"张景岳注："春伤于风，木气通于肝胆，即病者乃为外感，若不即病而留连于夏，脾土当令，木邪相侮，变为飧泄也。"再去翻阅医书，可发现医家们对该病证的病因、病机、症状、治法、方药、宜忌等方面的分析论述和具体运用要丰富、充实、具体得多。

第四，本篇上下文相参。《黄帝内经》由篇章所构成，因此，分析和掌握每一篇章的结构、内容、上下文联系，对某些字词句所表达的意义会有更深入的理解。如《素问·五脏别论》有"凡治病必察其下，适其脉候，观其志意与其病也"，对"下"字，历代注家有不同意见，而现在的注家大多数都赞同杨上善《太素》中作"上下"。那么让我们来分析一下：这句经文在该篇的末尾，从内容上看应该是全篇的总结语，因为该篇的前面提到"魄门亦为五脏使"，故后面总结性地强调"凡治病必察其下"，就是说凡治病都要审察魄门的启闭状况；前面提到"气口何以独为五脏主"，故后面总结性地强调"适其脉"，就是说要诊察气口方知五脏为病何如；后面提到"拘于鬼神者""恶于针石者""病不许治者"，故总结性地强调"观其志意"，就是说要了解病人对医学、针石、医工的信任程度及志意倾向；最后提出"与其病也"，就是强调要详细审察与该病有关的各方面情况。这是诊法原则中全面性与侧重点相结合的典范。如果前面已经要求治病必须要审察全身上下了，那么后面再提出"与其病也"就显得多余了。《黄帝内经太素》是脱离了《黄帝内经》原有篇章的结构和上下文的联系，故可以专门提出"察上下"，以示诊法的全面（但是杨注"上察人迎，下察寸口"的注解意义又与后人的认识和理解不同）。现在的《黄帝内经》教材多采用取舍经文、分类编写的体例，故也可以采纳《黄帝内经太素》的意见作"上下"讲，但是要真正理解"下"字，应当联系本篇的上下文意，作"魄门"讲，所以如注家马莳、张志聪等解释为"下窍""肠胃水谷之所出"等则更为贴切。

第五，《黄帝内经》先后篇相参。对《黄帝内经》字、词、句的理解，还可以参伍其先后篇章，或可寻求到其中的意义。如学习《素问·咳论》"皮毛者肺之合也，皮毛先受邪气，邪气以从其合也。其寒饮食入胃，从肺脉上至于肺则肺寒，肺寒则外内合邪，因而客之，则为肺咳"这段经文，一般都会结合《灵枢·邪气脏腑病形》"形寒寒饮则伤肺，以其两寒相感，中外皆伤，故气逆而上行"这段经文一起理解。正如张景岳所说："所谓形寒寒饮则伤肺，正此节之谓。"

第六，《黄帝内经》与先秦诸子百家相参。《医医医·医者自医之医方》说："尤须于经史子集中不明言医而于医道有合者，心领而神会之，所谓无字句间之医也。"《黄帝内经》成书于秦汉之际，受先秦诸子百家诸多思想言论的影响很多、很深。故学习《黄帝内经》时参见其学术源头的著作，势必会理解得更加深入。《素问·太阴阳明论》说："伤于风者，上先受之；伤于湿者，下先受之。"这种"同气相求"的思想来源于先秦诸子。《易·乾卦·文言》曰："同声相应，同气相求，水流湿，火就燥……各从其类。"在古代各家学派的著作中，几乎都能见到这一思想方法。如《庄子·渔父》说："同类相从，同声相应，固天之理也。"《春秋繁露·同类相动》说："百物去其所与异而从其所与同，故气同则会，声比则应……美事召美类，恶事召恶类，类之相应而起也。"同气相求，就是两类或两类以上相同属性的事物之间发生亲和联系的一种自然法则。所以风属阳，上为阳，同气相求，伤于风者，上先受之。

第七，《黄帝内经》与现代科学理论方法相参。任何事物，其最初的发生形态，蕴含着后来成熟时期的各种因素。正如恩格斯所说，"在希腊哲学的多种多样的形式中，差不多可以找到以后各种观点的胚胎、萌芽"（《自然辩证法》）。艾伦·兰斯堡在《求永生之谜》的封面上说："过去的事物终将与未来相会。"[①] 因此，《黄帝内经》理论以朴素形态存在着与现代许多科学理论、方法相类似的思想观点，但要认识并合理评价它们，

---

① 陈文敏. 汉字起源与原理. 上海：上海古籍出版社，2007

必须参阅现代科学方法。如运用耗散结构理论可以改变生命体的传统平衡观，启迪新的认识之路。人体是一个远离平衡的开放系统，因此人体的宏观定态是非平衡的定态，不是平衡态。如果健康是平衡态，则健康是永恒的，但这不是事实。任何生物体都远离平衡态，生命体一旦由远离平衡态变为平衡态，则与外界进行物质能量交换的新陈代谢过程就终止了，即意味着死亡。人的生命过程是一个由远离平衡态走向平衡态的不可逆过程。《素问·上古天真论》中，从"女子七岁，肾气盛，齿更发长"到"七七，任脉虚，太冲脉衰少，天癸竭，地道不通，故形坏而无子也"，从"丈夫八岁，肾气实，发长齿更"到"七八，天癸竭，精少，肾脏衰，形体皆极；八八，则齿发去"，论述了肾气在人的生命过程中由盛至衰、由不平衡到平衡的变化过程。机体在远离平衡条件下，驱动每个阶段的平均生理阈值，从一个定态跃迁到另一个新的定态，人就是在这无数的跃迁中不可逆地由生长、发育、壮盛到衰老，直至死亡。由于医疗、保健水平的提高，禀赋、生活方式等因素的改变，人的寿命可以得到较大增加，人体不可逆地从不平衡态到达平衡态的过程可以延长，但却绝不会返老还童。如《素问·上古天真论》说："有其年已老而有子者……此其天寿过度，气脉常通，而肾气有余也。此虽有子，男不过尽八八，女不过尽七七，而天地之精气皆竭矣。"

第八，《黄帝内经》与现代医学、科学的研究成果相参。今天的中医学和现代医学都有着极大的发展，参阅现代医学、科学的实验研究、文献研究、理论研究、临床研究等成果，把握时代的脉搏，回过头来也能加深对《黄帝内经》的认识和理解。如陈振湘[①]等利用现代先进的红外成像技术对"《内经》脏腑-颜面相应学说"进行了研究。通过观察和测定20例正常人和22例冠心病病人的面部热图和面部温度数据，证明了《黄帝内经》中有关脏腑在面部存在相应反应点的理论的正确性。

第九，《黄帝内经》与自己的临床经验相参。《素问·举痛论》说："善言古者，必有合于今；善言人者，必有厌于己。"我们可以在自己的临床实践中加深对《黄帝内经》理论的理解，在运用中深化对其理论的认识，将其理论与自己的亲身经验相结合，才能更加有得于心。如我治疗肺结核、胸膜炎、间质性肺炎后期的病人，症见咳嗽、咳唾青黄色痰、胸痛、脉弦、舌质深红等，每用柴前连梅煎、秦艽鳖甲煎、黄芪鳖甲煎三方

① 陈振湘. 对《内经》脏腑-颜面相应学说的研究. 北京中医学院学报，1985（4）：26

加减，取得较好效果。经过多年的临床实践，更加深了我对《素问·评热病论》中有关劳风病病因病机和诊治理论的认识。

这就是"别"，通过相参比较、别异比类，获得《黄帝内经》中的道理。

4. 明

明，一般而言就是明理，也就是理解。成中英教授说："理解是针对客观对象的意义的掌握而言。""理解是具有动态方向和整体的掌握，是具有价值整体方向的认识，是对客观外界事物有一种主体性的认定和接受，是主体性对客体性的一种掌握，一种能规范出一套新的行为方式的掌握。"①

一是要明白书中的道理，读懂书上所说的内容和道理。学医必读书，既要读医书，又要读经书，而读书必须要明其理。张景岳《类经图翼》说："医者理也，理透心明斯至矣。夫扁鹊之目洞垣者，亦窥窍于理耳。故欲希扁鹊之神，必须明理；欲明于理，必须求经；经理明而后博采名家，广资意见，其有不通神入圣者，未之有也。"儒理是医理的基础。《内经药瀹·五宜》说："儒理医理息息相通，不通儒理，不足言医。"儒理与医理在理论基础、基本原则和思维方法等方面都有相通之处，因此学医必先通儒理。我的体会是"他山之石，可以攻玉"，可以借助文史哲的道理来弄通医书的道理。

二是要通过书中所论内容去明白脏腑之理、阴阳五行之理、精气神之理、症状之理、脉象之理、病机之理、治法之理等。朱熹说："读书以观圣贤之意，因圣贤之意以观自然之理。"张景岳在《类经》中说："所谓理者，谓见之真、法之要也，得其理，则治无一失矣。"医理实际上包括了天地自然之理、人体之生理病理、脉理以及药理针理，还包括天人之理等。朱权在《素问病机气宜保命集·重刻保命集序》中云："盖医之所以为医者，必先知其人之所以为人之道。人与天地一，故体天之道以察四时，因地之利以审百病。其神圣工巧、格物致知之理，不在乎药，而在乎医之何如耳？"读书要明理，也就是说要通过阅读中医经典著作，阅读古代文史哲各类书籍，以明白天地自然界的普遍规律、人的生理病理、疾病的诊断和治疗之理、药性之理等。方有执《伤寒论条辨·或问》说："道者，日用事物当然之理也，理在事物，是故君子不能外事物以言道。医之

---

① 成中英. 世纪之交的抉择——论中西哲学的会通与融合. 上海：知识出版社，1991

事物，治病用药是也。穷药病之理，核药病之实，病与药对，药到病解。医家日用常行之所当然。此之谓道也，精此则神，明此则妙。外此而谈神论妙者，要皆不过渺茫臆度，而无捉摸，譬之无根之木、无源之水，何足与言道之所以为道哉。夫是则所谓理之所自出者安在，可得闻乎？曰：人之理，在脉。脉之理，在《难经》，不读《难经》，焉知脉道？病之理，在《素》《灵》，不读《素》《灵》，焉知病道？药之理，在《本草》，不读《本草》，焉知药道？"

医生在诊病治病的过程中也要明理，否则就不能很好地诊病治病，取得良好的效果。程颐说："医者不诣理，则处方论药不尽其性。"又说："处方治病，亦只是一个理……若理不契，则药不应。"（《二程全书·河南程氏遗书》卷2）因此，《本草新编·劝医六则》说："人不穷理，不可以学医。医不穷理，不可以用药。"行医要明理，理明才能诊病识病准确，治病用药才能得当。张景岳说："万事不能外乎理，而医之于理为尤切。散之则理为万象，会之则理归一心。夫医者，一心也；病者，万象也。举万病之多，则医道诚难，然而万病之病，不过各得一病耳……故医之临证，必期以我之一心，洞病者之一本。以我之一，对彼之一，既得一真，万疑俱释，岂不甚易？一也者，理而已矣。苟吾心之理明，则阴者自阴，阳者自阳，焉能相混？"（《景岳全书·明理》）

在学医习医的过程中，明理实际上是最难的。如《本草品汇精要·真脏脉》说："盖医道之难，所难在理之不明。医理之难，尤难在脉理之不精。"成无己把自己的著作命名为《伤寒明理论》，其用意也在于主张学医、习医都必须要明理，正如其在序中所说，"目之曰明理论，所谓真得长沙公之旨趣也，使习医之流，读其论而知其理，识其证而别其病，胸次了然而无惑"。要明理，不仅应该在书斋里认真读书，更应该多去临床上实践，要在临床实践中认识疾病之理、药性之理，体悟医学的道理，正如《庄子·齐物》所说"道行之而成"。

"格物致知"是明理的方法。汪石山说："格物者，谓穷致事物之理。致知者，谓推极吾之所知。凡此数事，学者必常究心于此矣。"（《脉学刊误·矫世惑脉论》）。格自然万物以知自然之理，然后引入医学以作医学之用。如明代医家李士材采用格物致知之法在观察自然界光照作用对生物的影响时发现向阳的草木易繁荣，而背阴的花卉易枯萎，因而提出将养阳气置诸滋阴血之上，阳生阴长。故《医宗必读·水火阴阳论》说："无阳则阴无以生，无阴则阳无以化。然物不生于阴而生于阳，譬如春夏生而秋冬杀也。又如向日之草木易荣，潜阴之花卉善萎也。故气血俱要，而补气在补血之先；阴阳并需，而养阳在滋阴之上。"又如《寓意草·金道宾后案》说："姑以格物之理明之。畜鱼千头者，必置介类于池中，不则其鱼乘雷雨而冉冉腾散。盖鱼虽潜物，而性乐于动，以介类沉重下伏之物，而引鱼之潜伏不动，同气相求，理通玄奥也，故治真阳之飞腾屑越，不以鼋鳖之类引之下伏，不能也。"喻嘉言用格物之学，即用"鼋鳖之类"的药物"引之下伏"来认识、治疗阴虚阳亢证。其实对学生来说，通过读书获得间接经验也是格物致知的一种。好好读书以明其理。莫枚士《研经言·自序》云："致知在格物，书亦物也，读而格之，以致其知，将为诊治地也。"

明代儒者出身的李时珍把精研医药看作是"格物穷理"的功夫，其传世名著《本草纲目》就是他"格物穷理"的结晶和硕果。他在《本草纲目·凡例》中指出，"虽曰医家药品，其考释性理，实吾儒格致之学"。他深有体会地说："故医者，贵在格物也。"（《本草纲目·芎䓖》）他所谓"格物"，是指对药物、疾病等客观事物进行考察；所谓"穷理"，就是从实际事物、现象中发现其固有规律。只有认真考察和把握世界具体事物的"器"，才能认识世界规律和事物本质的"道"。王夫之说："形而上则谓之道，形而下则谓之器……尽器则道在其中矣。"（《船山思问录》）所以我们在临床上一定要多下功夫来观察症状、舌脉之象，考辨药物等，格物尽器，才能明理得道。

明理才能达到一定的医学境界。张景岳在《景岳全书·医非小道记》中说："使能明医理之纲目，则治平之道如斯而已。能明医理之得失，则兴亡之机如斯而已。能明医理之缓急，则战守之法如斯而已。能明医理之趋舍，则出处之义如斯而已。洞理气于胸中，则变化可以指计；运阴阳于掌上，则隔垣可以目窥。修身心于至诚，实儒家之自治；洗业障于持戒，诚释道之自医。身心人己，理通于一，明于此者，必明于彼。善乎彼者，必善于斯。故曰：必有真人，而后有真知，必有真知，而后有真医。医之为道，岂易言哉？"张景岳又说："医者理也，理透心明斯至矣。夫扁鹊之目洞垣者，亦窥窍于理耳。故欲希扁鹊之神，必须明理；欲明于理，必须求经；经理明而后博采名家，广资意见，其有不通神入圣者，未之有也。"（《类经图翼·序》）

最后还有一个"明"，那就是心明，是最高境界的"明"。《老子河上公注》："昭然独见为明。"心智明，才能"俱视独见""昭然独明"（《素问·八正神明论》），能见到大多数人都见不到的东西，才能隔垣目窥[参《史记·扁鹊仓公列传》中"（扁鹊）视见垣一方人，以此视病，尽见五脏症结"]。

5. 彰

彰是显明、发扬光大的意思。我们要在临床中发扬光大《黄帝内经》的医学理论，要在教学工作、理论研究、科学研究中将《黄帝内经》的学术思想、理论、观点发扬光大，要在自我成长过程中将《黄帝内经》的学术思想发扬光大。电视剧《人间正道是沧桑》中瞿恩有段经典台词："这个世界上的理想有两种，一种，我实现了我的理想；另一种，理想通过我得以实现，纵然牺牲了自己的生命。"中医药繁荣昌盛的美好事业，通过我们在临床、教学、科研、政策、大众教育等方面的努力工作而得以实现。

加里·R·卡比和杰弗里·R·古德帕斯特在他们所著的《思维》一书中说："文字表达不仅仅反映我们的思维活动，而且还会以一种之前未曾有过的认识方式使我们的思维变得清晰、敏锐，并且具有丰富性。"① 我认为，"写作"也是一种彰显的方式，通过写论文的方式将自己对《黄帝内经》中的一些问题进行研究，然后将研究的成果通过论文的形式反映出来。在写作的过程中，我们的思维会变得更加清晰、敏锐、丰富和准确。

明末清初大儒顾炎武说："尝谓今人纂辑之书，正如今人之铸钱。古人采铜于山，今人则买旧钱，名之曰废铜，以充铸而已。所铸之钱，既已粗恶，而又将古人传世之宝，舂剉碎散，不存于后，岂不两失之乎？"（《与人书十》）古人铸钱，采铜于深山，比喻做学问应该脚踏实地，寻找第一手资料。今人买旧钱铸新钱，比喻今人做学问、写文章时喜欢用他人已有的资料。所以过去有段时间有些人最喜欢写的文章就是综述，张三说，李四说，王麻子说，而自己什么都没说。这样铸造出的钱，不但粗糙难看，而且还把古人流传下来的瑰宝捣碎挫毁了。而这样写出来的文章，不仅没有新意和深度，还可能会歪曲、浅薄原著的思想。所以希望同学们能深入到书籍中、实验室里、临床上，去观察事物、提出问题、寻找证据、谋求思路，并解决问题、撰写论文。《论语·宪问》说："子曰：古

---

① 加里·R·卡比，杰弗里·R·古德帕斯特. 思维（第4版）. 韩广忠，译. 北京：中国人民大学出版社，2010

之学者为己，今之学者为人。"古代的人学习是为了提高自己，而现在的人学习是为了给别人看，我们获得的学士、硕士、博士学位证书都是给别人看的。学习的真正目的，应该是充实自己的头脑、提高自己的精神境界，而不应该只做给别人看，追名逐利。孙思邈在《千金要方》中也提出"大医精诚"。我们不仅要学业精、技艺精，更要精益求精；要忠诚、真诚、诚信、真实，要忠诚中医药事业，要真实诚信地做学问、做科研、做文章，要做老实学问。

第四节　《黄帝内经》对临床管用吗

《黄帝内经》的理论之于临床实践，大多数人认为，确实有重要的指导作用，但历来对此又语焉不详。也有少数人认为，《黄帝内经》主要是一部基础理论类的经典著作，与临床关系不大。我力持《黄帝内经》理论对临床诊治有重要指导作用的观点。在此我试图通过历代医家在医疗实践中运用《黄帝内经》理论的实例，结合我的认识，探讨《黄帝内经》理论指导临床诊治的主要功能，以冀能为广大临床医生提供临床诊治行为的指南，并使《黄帝内经》理论在实践中得以检验、光大和发扬。

一、《黄帝内经》的功能

《黄帝内经》之于临床实践具有如下功能。

1. 预见功能

什么是预见？预见是根据普遍的科学规律预先料到事物可能的变化过程及大致结果。运用《黄帝内经》理论在临床诊治实践中，可以预见诊治结果、治疗过程、治疗效果、预后死生、疾病的发展变化等。

例如，运用《黄帝内经》关于疾病由表入里、由浅入深传变规律的理论，可以预见疾病的发展变化趋势、部位、治疗难易和途径等。张仲景创造性地继承和发展了《黄帝内经》的这一理论，其六经传变规律对外感疾病的传变、邪解与否、可治、难治、不治等的预测都有积极作用。《伤寒论》第8条就是一个通过理论预见而采取预防措施的实例：太阳病……若欲作再经者，针足阳明，使经不传则愈。《伤寒溯源集·太阳病纲领》说："谓太阳经尽，邪气未衰，欲再传足阳明，其势正未已也，当候其邪气已传，即针足阳明之经穴以泄其邪，使经邪不传则愈矣。此

《经》所谓迎而夺之，以泻其盛。《离合真邪论》又云：卒然逢之，早遏其路之义也。"上海姜春华教授提出的"截断"疗法①，也是告诉人们可以把握疾病的传变规律，预见性的先发制证、先证而治，主动控制证的发展，以阻断疾病，早期恢复。

例如，运用《黄帝内经》关于疾病病情随阳气盛衰而有旦慧、昼安、夕加、夜甚的变化以及因受病内脏五行属性受时日季五行属性影响而致病情有起、持、甚、死等变化的理论，可以预见疾病的轻重、生死变化时间。这一点已经得到了临床证明，正有效地指导着临床医生控制和预防某些疾病危象的发生。这方面的内容，我们将在"临床卷"中讲。

中医学提出的"治未病"思想，未病先防、有病早治、既病防变等，实际上也是一种预见。

2. 认识功能

德裔美籍哲学家和社会理论家赫伯特·马尔库塞在《审美之维》中说："观念和文化东西是不能改变世界的，但它可以改变人，而人是能够改变世界的。"理论和经验改造人的观念，最终改变世界。可以这样说，《黄帝内经》这部书本身并不能改变世界，而是它的理论和思想改变了我们，提高了我们认识世界和改造世界的能力，因为我们而改变了世界。

《黄帝内经》理论能够提高医生临床诊治中的认识能力。

首先，它影响医生观察的内容、速度和准确性。例如董廷瑶先生在临床上观察到：若麻疹患儿疹色淡白或紫黯，面色灰暗，或一出即没等，常见两颧青白之候，症情都属严重。他运用《黄帝内经》分部面诊的理论，认识到两颧青白者，左属肝、右属肺，而肝主血、肺主气，故两颧青白即为气血郁滞，乃疹透不畅之志，从而选用王清任的解毒活血汤，使血运畅、邪毒解。② 这是董师在麻疹重症抢救中的一大创新，而这一创新源于《黄帝内经》理论的指导，使之踏入"俱视独见"的境地。

其次，它影响医生识别真伪，透过现象抓住疾病本质的认识能力。例如史载之治蔡京便秘，谓便秘虽病在于下，但实由在上之肺气浊滞影响大肠正常传导所致。经曰：肺与大肠相表里，大肠者，传导之官。故当开宣

---

① 贝润浦，徐敏华.试论姜春华教授的"截断扭转"学术思想.上海中医药杂志，1983（1）：31

② 王霞芳.审于分部知病处——略论《内经》分部面诊及其在儿科的应用.上海中医药杂志，1984（11）：33

肺气于上，则下之大便自通，于是用一味紫菀研末调服，须臾大便遂通。① 可见史载之在识病上并未局限于在下之便秘，乃是辨析了便秘形成的原因，从本论治，故获良效。

3. 解释功能

理论是人们用以解释的工具。苏联科学哲学奠基人 П·В 柯普宁说："所谓理论，指的是广博的知识领域：把描述并解释全部现象，为所有被提出的原理提供具有真实根据的知识，并把该领域所发现的规律归结为唯一的统一本原。"②

首先，解释的目的是为了理解。运用《黄帝内经》理论解释最多的是疾病的现象。例如董生患神气不宁，每卧则魂飞扬，觉身在床而神魂离体，惊悸多魇，通夕无寐，众医以为心病，故更医不效。许叔微说："以脉言之，肝经受邪，非心病也。肝气因虚邪气乘之，肝藏魂者也，游魂为变，平人肝不受邪，卧则魂归于肝，神静而得寐。今肝有邪，魂不得归，是以卧则魂飞扬若离体也。肝主怒，故小怒则剧。"许氏运用《黄帝内经》理论对董生之病状做了解释，让人明白了症状产生的原因，令董生欣然，曰："前此未之闻，虽未服药，已觉沉疴去体矣。"（《普济本事方·独活汤》）

其次，解释治疗结果，从而评价和确认这一结果的成败。如一人因喜乐之极而病，庄先生切其脉，为之失声，佯曰：吾取药去。数日更不来，病者悲泣，辞其亲友曰：吾不久矣。庄知其将愈，慰之。诘其故，庄引《素问》曰：惧（恐）胜喜（《儒门事亲·九气感疾更相为治衍二十六》）。庄先生在此运用《黄帝内经》以情胜情理论对该病的治疗机理和结果做了解释，让病人及时理解了这一治疗方法的来源以及应该达到的治疗目的。方法是古法，出自《黄帝内经》，这就有了权威性。通过制造恐惧的情志来制约喜极而病，最终达到了预期目的，并且及时让病人明白其理，最终使阴阳不偏。

有时，医生可以根据自己的需要，探索某些原未曾有过的治疗活动。这种实践先于理论，具有开拓和探索性质，所以这种实践是否应该存在以及是否应该继续存在的合理性就有待于解释。因此，滞后的理论首先就是

---

① 俞宜年．诊余随笔——俞长荣临证治验谈．黑龙江中医药，1985（5）：28
② П·В 柯普宁．作为认识论和逻辑的辩证法．彭漪涟，王天厚，译．上海：华东师范大学出版社，1984

解释这种实践的性质，说明其存在与继续存在的合理性与不合理性。例如上海某些医院用大黄治疗胰腺炎，原理是"六腑以通为用""通则不痛"，但许多病人服用大黄后引起剧烈呕吐，呕吐后病状大减。为了使大黄催吐得以确认，于是他们寻找到张子和根据《黄帝内经》"酸苦涌泄为阴"等理论提出"大黄，味苦涌泄"的认识，解释了服大黄后引起呕吐的现象，将此作为大黄催吐功用确立的理论依据，从而使这一实践活动得以理解和确认。①

当然，不是所有的人对实践结果的解释都是正确和令人满意的。科学史上这类例子屡见不鲜。如吴县名医顾文若曾治一尿闭病人，两昼夜小便点滴不下，腹内胀急，痛苦莫名，所邀医生多人，仍不见寸功。顾氏见众医多用通导利尿药，便别出心裁，用通便解闭法，重用大承气汤。服药后，移时如厕，果大小便俱出。究其故，顾氏谓：凡人大便之前总要先解小便，此属生理条件反射。② 我认为，顾氏的解释固然有一定道理，但是很难令中医同道满意。根据《黄帝内经》理论来看，肺主治节，肺与大肠相表里，又主通调水道，故通大便可以调理肺主治节之功，肺气宣降、治节有力，通调水道之职正常行使，则小便遂通。另外，这也与中医的整体观有关。中医认为，脏腑组织器官之间有着密切的关系，后窍与前窍之间也有着密切的关系。因此《先哲医话·惠美宁固》中记载："小便闭，先与调胃承气汤加滑石为得。"栗园浅田按："《鸡峰方》治大小便不通、烦乱、四肢渐冷无脉，以大承气汤，此即通后窍而前窍自开者。此方即系前后双解，亦一手段。"可能这种解释或许可以帮助我们理解顾文若的实践结果。

4. 方法功能

把握理论，利用规律为实践服务，就有可能以一定的方法解决某一问题。例如《黄帝内经》的"肝主筋"理论，是关于肝与筋的必然联系、相互关系这一规律的正确反映。它为人们认识和治疗某些疾病提供了理论方法。声带为喉部韧带，乃发声之关键，南京干祖望先生从"肝主筋"理论出发，提出"声带为筋，当肝所主"的论点，从而采用理气化瘀的方法治疗声带疾患，诸如声带息肉、结节、肥厚等所致的失音证，获得成

---

① 胡泉林．吐法古今谈．上海中医药杂志，1984（8）：35
② 佚名，重用通便治尿闭，浙江中医杂志，1988（8）：382

效，为失音证的治疗开拓了新途径。① 中国中医研究院西苑医院心血管病研究室李祥国提出：由于肝主筋膜，筋膜构成筋脉，生理上，肝通过对筋膜的滋生作用濡养筋脉；病理上，肝发生病变亦会导致筋膜发生病变。由于人体之脉络——血管，主要由筋膜构成，故中医又把血管统称为筋脉，把冠状动脉称之为心包络或心脉。因肝主筋脉，肝与心又为相生关系，故而心脉发生病变往往由肝所引起，因此，冠状动脉痉挛之心绞痛可以从肝论治。②《黄帝内经》"肝主筋"理论又为冠心病的治疗提供了新的思路和方法。

《黄帝内经》理论不仅为临床医生提供行动的指南，而且又是治疗行为的规则。例如叶天士68例痹证案中所体现的治痹三法则，以及上海中医药大学沈庆法教授总结的治痹三要（散、补、通），都是《黄帝内经》治痹方法的临床再现。

5. 决策功能

《黄帝内经》理论可以提高医生的决策能力，帮助医生果断、准确地制定出治疗方案并进行良好实施。如《谢映卢医案》载，某人长子患伤寒病，畏寒头痛，发热无汗，屡进发散，汗不能出，热不能止，变痉而逝。不久次子又得此症，连进发表之品，皮肤干涩，发热愈炽，同道骇怖。谢映卢说：此伤寒入营之辨证虽真，但治疗未能相宜。此人关弦尺迟，面白露筋，乃中气虚而血不足，故寒邪外感，非滋其血，何能作汗？汗既不出，热何由解？《内经》有言：人所以汗出者，皆生于谷，谷生于精。因其人中气虚而血不足，故连进发表而汗不得出，热亦不能随汗以解，因此治疗应以补益气血、培补汗源为主，与当归建中汤。饴糖，建中之用，妙义正在于此，且糖乃米谷所造，所谓汗生于谷也。如法啜之，果微汗热退而安。（《得心集医案·汗不得法》）

再如一女，昏迷不醒，牙紧手撒，舌胀出于齿外，喉间微有曳锯声。谢映卢认为，"此女必然痰涎素蓄，风从廉泉内入，外风夹内涎而致。今病最急处，尤在上也。《经》曰：病之高者，因而越之。非涌剂不可。于是取白矾一味，开水调化，鹅翎蘸水，撬齿渗入，深探喉中，立时即呕出痰涎，舌即微缩开声，起身下床，随后汤药调理"（《得心集医案·牙紧舌胀》）。此乃急则治标，但治标之法很多，此标急在上，依《黄帝内经》

---

① 严道南. 干祖望治疗五官科疾病的独特方法. 中医杂志, 1985（1）：15
② 李祥国. 冠状动脉痉挛心绞痛证治探讨. 辽宁中医杂志, 1984（1）：17

所言，最宜因势利导，用吐法这一适宜的祛邪捷法，故以涌凝吐涎而起。

6. 批判功能

运用《黄帝内经》理论能够帮助人们对临床诊治中的错误观点和错误行为进行斗争。例如《黄帝内经》认为，正常人乃气血阴阳平和之人。人若生病，就会产生阴阳的偏盛偏衰，于是虚实乃生。王履对此有论，"阴阳之在人，均则宁，偏则病。无过与不及之谓均，过与不及之谓偏。盛则过矣，虚则不及矣"（《医经溯洄集·阳虚阴盛阳盛阴虚论》）。故《黄帝内经》认为，五脏六腑、经络肢节发生病变，皆有虚实。因此，对于临床病证，应察其属虚属实，当补则补，当泻则泻，万不可囿于某说，胶柱而鼓瑟。所以运用《黄帝内经》理论可以批判后世诸如"肾无实""肝无补法""产后宜补"或者"产后属实"等以偏概全的错误观点以及随之而来的错误行为。

《黄帝内经》理论也能对自身进行批判，以求更好地适应临床实践的需要。如肾开窍于耳，只能反映耳与肾这一个脏器的必然联系、相互关系的规律。其适用范围狭窄，如果耳病只考虑从肾论治则不能适应临床之需要，故《黄帝内经》又补充了"心开窍于耳""耳者，宗脉之所聚也"等，为耳病从五脏六腑论治提供了理论基础，所以后世才会有诸如耳聋宣肺、平肝伐木、宁心顺气、益气升阳等治疗耳疾的多种治法。

7. 拓潜功能

《黄帝内经》理论能够开拓和挖掘医生潜在的诊治能力。如运用《黄帝内经》"诊法常以平旦"的理论，Yasue H. 等拓展了自身的诊断能力，因而通过在早上5：00～8：00去诱导变异型心绞痛病人的疼痛发作，以捕捉其他时间内不能观察到的症状、体征（如在同一天下午3：00～4：00诱导，即使运动量和测试时间增加一倍，也仍然多是阴性症状和体征）。

《黄帝内经》中因络脉瘀滞，津液不能渗入脉中而停聚脉外，从而形成水肿的理论，为人们对水肿进行微观辨证提供了观察目标，以求运用观察工具获取"血不利则为水"的证明材料。

但是，在运用《黄帝内经》理论的力量来开拓和挖掘实践手段的潜力，制造、发明、改进诊治技术与工具，以及实践对象的潜力，超越直观视野，深入微观领域等方面，还处于起步或未行阶段，这有可能是中医学今后发展的方向。

二、《黄帝内经》应用的要点

要将理论应用到实践中去，有几个要点应当注意。

1. 正确选择理论

选择适合的理论指导实践，对实践的成败至关重要。但在选择前，我们应该深入细致地学习和研究理论，否则你连理论都没有掌握好甚至都不知道，也就根本谈不上很好地将理论运用于实践中去。历代名医大家之所以能够有效地将理论应用到具体的疾病诊治中并取得良好的治疗效果，关键之一就在于他们都下过许多苦功夫来钻研理论、掌握理论。理论来源于实践，将理论所蕴含的一般规律应用到具体的实践中，这是理论向实践的复归，是必须而且可行的。我们研究理论，不仅是为了掌握它，而且是为了更好地运用它。我们要研究理论的内容实质、长短优劣、适用范围、应用条件，以及可能带来的不利影响等。

选择理论，一般会根据价值原则、可能原则和经济原则来进行选择。价值原则是一种有利原则、需要原则，它有利于目标的实现。按照选择对象所提供的客观可能所进行的选择，便是选择中的"可能性原则"。按客观可能进行选择，以需要为前提；按需要进行选择，则以可行为基础。①经济原则的基本要求是，花费尽可能小的代价达到人需要的尽可能大的满足。我们要根据有利、可行、最优进行选择。如见到耳疾，最有利、可行、最优的选择是肾藏象理论，因为肾主耳、开窍于耳，所以临床上大多从肾论治耳疾。李述一说："理论的选择可能会出现反复。对于被选定的理论仍存在着坚定不移与果断修正甚至放弃这两种可能。这由实践的发展和理论的生命力决定。"①例如肾主耳、开窍于耳，从肾论治耳疾的理论并不能够指导临床治疗所有的耳疾，于是《黄帝内经》就有了"南方赤色，入通于心，开窍于耳"，"耳者，宗脉之所聚也"等其他理论予以修正和补充。

摆在我们面前的理论很多，有人赞同，有人反对。例如喻嘉言用人参败毒散治痢，谓之逆流挽舟法。对这一理论就有正反两种意见。如《本草思辨录·犀角》说："逆流挽舟之说，后人多非之。"而周岩为之辩护说："（此）与仲圣有暗合之处。""得仲圣意而不呆用仲圣之方，非明哲哪能如是。虽然，仲圣亦逆流挽舟以治利耳，而喻氏用之，谓为提邪出

---

① 李述一. 理想世界的创造. 北京：人民出版社，1988

表，得毋有不察者存乎？"陈韶九《痢疾明辨·辨痢大纲有四》说："逆流挽舟，提举陷邪，喻氏设一'人参败毒散'为例，非谓不据何经悉可用此以主治也。得此一说，开悟后学不少。"对这种有争议的理论我们应该怎么办呢？我的意见是，作为后人，对前人的各种理论都要学习和理解。古人创立一个理论、一种学说，一般都不是凭空捏造的，是源于他们的实践体会和理论升华，都有一定的道理，只是适用的范围、应用的条件等可能有一定的局限性。如湖湘名医罗振湘举古今医家治"痢"的不同学说进行评论：古称赤痢属热，白痢属冷，至刘完素、李东垣始非之。然刘以湿热甚于肠胃，用辛苦寒凉之药，微佐以辛热之品。李氏则专保脾胃，若《卫生宝鉴》以赤黄为热，青白为寒。朱丹溪则较量气血虚实以施治。戴氏则顺气为先，开胃为次。王肯堂谓，种种为邪，经经受伤，盖心肺移气血之病，大肠独受其邪，则气凝注而成白痢；小肠独受其邪，则血凝注而成赤痢；大小肠通受其邪，则赤白相混而下。胃之湿热淫于大小肠者亦如之，其色兼黄。若色之黑者有二，如色之焦黑，此热极兼水化也；如黑之光若漆者，此瘀血也。此数子者，皆发前人之所未发，而于治痢不为无见。惜其各执所长，未能会通。最可怪者，喻嘉言用逆流挽舟之法，以人参败毒散治之，诩诩然自鸣得意。在喻氏当日，必有屡试屡验者，而沈尧封斥为伪法。夫沈氏岂自作聪明而故意斥之耶？盖用之不效，有断然者矣。此无他，因辨证不明之故耳。夫痢疾有表里、寒热、实虚之分，未可以一法论治。前贤之主张皆就一种痢疾言之，举其一则漏其余，所以此用之而效，彼用之而不效也。（《治痢南针·痢疾之治法》）所以作为后人的我们，一定要以中和为贵，取长补短，面向临床实际，根据价值原则、可能原则和经济原则，本着谦虚谨慎、不主观的态度来合理选择理论。

2. 详细、准确地把握实践对象的具体情况

要认真观察与分析当前的病证及病人的情况。基础理论展开为应用理论，再展开为实践措施。在实践措施的制定中，要结合在前所观察分析到的具体病证、病机、病人素体、天时、地理等因素。

例如，沧州翁吕复治一人，病下利完谷，众以洞泄中寒，服理中、四逆辈，转剧。脉两尺寸俱弦长，右关浮于左关一倍，其目外眦如草滋。知肝风传脾，因成飧泄，非脏寒也，以小续命汤损麻黄加白术，服三五升利止。续命非止利之药，饮不终剂而利止者，以从本治故也（《古今医统大

全·泻泄门》）。从这个医案来看，吕复的临床观察是很详细的：其脉两尺寸俱弦长，右关浮于左关一倍。弦主肝，右关主脾，这是病在肝脾。目外眦如草滋，张景岳说："如草滋者，纯于青而色深也。此以土败木贼。"所以确定其病因病机是肝风传脾，因成飧泄。用小续命汤，是紧扣外风入中的病机，治以祛风为主，风去则泄止，这是从本论治之法。但是小续命汤毕竟不是祛风健脾之剂，所以吕复根据具体病证，在具体的治疗措施中损麻黄而加白术。

因此，以对理论和实践对象的深刻和正确的认识与选择为基础，才有可能将理论正确地运用于临床实践中，否则就会出现将理论生搬硬套而不适宜于具体病证，或者在实践中不知道该用什么理论来做指导的种种错误行为。青年胡天雄就曾经因为既未详审病情以洞察病机，又未知晓《黄帝内经》等有关理论，最终导致病人因误治而殁的结果。①

3. 对诊治结果进行预设和论证

实践之先，要对实践观念模型进行严密而精确的预设和论证，即超前地预设未来实践的结果，同时超前地预设未来实践的过程。马克思说："劳动过程结束时得到的结果，在这个过程开始时就已经在劳动者的表象中存在着，即已经观念地存在着。"应用理论，即依据理论所包含的规律的一般性、普遍性、必然性，对具体病证进行认识和论证，超前地形成病证治疗结果的预见和蓝图，并超前地预设未来治疗的过程和效果。

清代名医马元仪治一人，患腹胀已三月，形色憔悴，而脉沉微，治者但谓邪气盛，而不知其正气虚也。《素问·脉要精微论》说："征其脉与五色俱夺者，此久病也。"今两脉微弱无神，面色无华，肢体倦怠，其初亦邪正相搏而成，治者但责其实，而忘其虚，攻伐太多，始则邪气当之，继乃转伤元气，运化失职，升降不利，热者变寒，实者变虚，而病机迁矣。《经》曰：足太阳之别……虚则膜胀。又曰：胃寒则胀满。可见是中脏虚寒，亦能成胀，不独实病为然也。治法但用温补之剂，健脾胃，补三焦，须积久成功，不可欲速。遂服加桂理中汤三十余剂，胀渐消，脉渐转，两月后全安（《续名医类案·肿胀》）。在这个医案里，马元仪医生首先运用《黄帝内经》的理论来分析论证了当前病证的病机，认为病机已由实转虚，是因虚而致的胀满。接着以《黄帝内经》理论为依据来支持自己所得出的"胀病属虚"的诊断。最后根据《黄帝内经》"久而增气，

---

① 胡静娟. 胡天雄《诊余漫记》二则. 山东中医学院学报，1981（3）：37

物化之常"的理论，预设了本病的治疗过程和效果，必须要"积久成功，不可欲速"。这些都是施治之前在马元仪医生的头脑中超前进行的对诊断结果的论证和预设。

临证前可以对病证多预设几个临床治疗方案。如岳美中先生说："对于中医一个病的一个类型，我提出要求，起码应备三个以上的成方，每个成方的药物组成，每味药物的剂量大小，各药之间的配伍比例，方剂的加减进退、加减药物及其用量，都应当根据原书熟记。若证候不完全符合原书成方的主治证和加减证，便应更方。"（《岳美中医话集》）

4. 根据医生自己的理论造诣和具体病证来拟定治疗措施

基础理论是行动的指南，应用理论是行动的纲领，而治疗措施是纲领实施的细则。治疗措施的制定，不仅受到医生本人理论造诣高低的制约，而且还受到治病当时医生"竞技"状态是否良好的制约。有一位老中医，年事已高，记忆力减退，但思维仍好。有一天看病，辨得某证，认为当用某方，但实在记不得方中药物了，于是就让病人在座位上等一会儿，遂到书橱中翻找方书来抄，结果病人见状就走掉了。这就是我说的医生治病当时的竞技状态。当基础理论提出可能的指导以后，医生就要在他所掌握和了解的丰富的应用理论中，在种类繁多的治疗方法、手段和方药中进行选择，制定出具体的治疗措施。如果医生当时头脑清醒，思路清楚，推理、判断、记忆和再现能力强，思维运行发挥良好，则制定出的治疗措施就比较完善。如戴人路经古亳，逢一妇，病嬉笑不止，已半年矣。众医治者，皆无药术矣，求治于戴人。戴人曰：此易治也。以沧盐成块者二两，余用火烧令通赤，放冷研细；以河水一大碗，同煎至三五沸，放温分三次啜之；以钗探于咽中，吐出热痰五升；次服大剂黄连解毒汤是也。不数日而笑定矣。《黄帝内经》曰：神有余者，笑不休。此所谓神者，心火是也。火得风而成焰，故笑之象也。五行之中，唯火有笑矣（《儒门事亲·笑不止三十》）。笑证属心火盛，扰乱神明所致，但治疗手段和方法却有多种，如针刺、探吐、药物内服、以情胜情等。张子和在他的理论和经验的范围内，既选择了最擅长的吐法，又使用了黄连解毒汤内服。《吴医汇讲·医宜博览论》有论：疾病的一般规律和变化规律、治疗的一般方法和特殊方法，无不备载于书中，固在于人之善于取裁也。由此我们知道了治疗措施是医生根据具体实践对象的需要，选择他们自己学识范围内的理论、方剂、药物、治疗手段等而综合制定的。如果理论水平高、医学知识和实践经验丰富，则选择的范围宽而且准确。这就是有些名医大家能够制定出拍案叫绝的治疗措施并取得桴鼓相应的治疗效果，而其他人却不能的道理所在。

当然，严格地讲，是没有最佳方案这一种说法的。围棋国手刘小光某次去欧洲讲棋，被外国人逼着非要就一棋形择出最佳点。对此，刘小光甚觉别扭，因为他认为此棋形的三四个点均可入选，且各有利弊，佳中之最并不存在。我们在每一次临证处方用药时也会有很多选择，但不能说哪个是最佳，总是有利有弊。例如，对虚实夹杂证的治疗，是扶正祛邪同时进行？还是只扶正或只祛邪？或者是先扶正还是先祛邪？或者是扶正多祛邪少，还是祛邪多扶正少？具体到某一种药物，究竟是选这味药还是选那味药？用药剂量究竟用多少？煎药时间究竟多长？服药时间应该具体在何时？服药次数和剂量应该是多少？等等。所谓最佳方案，只能说是某一位医生在当时当下所选择、所制定的尽可能"佳"的方案。因为每一个治疗方案、治疗措施都有利有弊，我们要尽力趋利而避害。

下面开始进入对《黄帝内经》经文的学习。让我们一面讲解，一面深切地感受着在《黄帝内经》经文中蕴藏着的那些醒聩震聋的思想、那些影响我们生命的正能量。

第二章　阴阳——医道开卷第一义

张景岳在《景岳全书·传忠录》中说："凡诊病施治，必须先审阴阳，乃为医道之纲纪。"阴阳是天地自然的普遍规律，阴阳之理，大而无外，小而无间。得阴阳之道，即得医道之总纲。所以无论是诊病治病，还是养生保健，都应该把握阴阳。张景岳在《类经图翼·太极图论》中说："理气阴阳之学，实医道开卷第一义，学者首当究心焉。"据此，我们首先讲阴阳。

我们节选《素问·阴阳应象大论》中有关阴阳五行的内容来讲解。

第一节　"阴阳应象大论"之命名

我们先解释《素问·阴阳应象大论》的篇名，通过对篇名的了解以窥测这篇文章的主要内容和主要学术思想。篇名反映了该篇文章的主要特点和中心内容。我们分为三个部分来讲，什么是"阴阳"？什么是"应象"？什么是"大论"？

一、阴阳

（一）阴阳的概念

阴阳的概念，主要有三种。

1. 自然概念

自然概念来自于人们长期对自然界各种自然现象的观察和认识。"近取诸身，远取诸物"，是人们对人类自身和自然界物象观察的概括表述。阴阳的自然概念的认识，一是近取诸身而得。这主要来自于生殖崇拜。原始的易卦符号"—""--"是生殖器崇拜时代阴阳概念的符号，分别代表男性和女性的性器官。郭沫若先生说："画一以象男根，分而为二以象女阴，所以由此演出男女、阴阳、刚柔、天地的观念。"（《中国古代社会研究》）二是远取诸物而得。这主要是通过人们对自然变化、自然现象的观察和认识所得。阴阳是以日光的向背为主要标志的自然概念。我们现在写的"阴阳"两个字是简体字，繁体字写作"陰陽"，古代无偏旁写作"侌昜"，《说文解字》段玉裁注："此陰陽正字也。陰陽行而侌昜废矣。"易，甲骨文中已经有"易"字，写作 。这一象形文字表现了日、地平线、光芒三者，所指的是太阳。其象形的意义有两种，一是象征日出，二是象征日落，但一般都认为是日出。黄振华说："上半部的尖顶表示日初时的太阳，只显出了一半；中间那条弧线则象征海的水平面或者山的弧线；下面三斜劈线则象征太阳的光线。从涵义上讲，'日出为易'。'日出'象征了《易经》中的两种意义。一是《系辞传》中所说的'乾知大始'的意义。""万物从乾元生长，六十四卦从乾卦开始。太阳代表阳刚，即象征乾卦，一日之间的现象变化从'日出'开始。'日出'象征了'乾知大始'的意义。""二是象征《易经》中的'易'的阴阳变化的意义。'日出'表示昼夜变换，昼夜变化可以说是日月的变化，两者象征了阴阳变化的意义。"[1] 侌，《说文·云部》说："霒，云覆日也。侌，古文或省。""侌"字，上面是今，下面是云，今天多云，见不到太阳。所以，向日、向太阳者为阳，背日、背太阳者为阴。在早期的古代文献记载中，阴阳作为自然概念是常见的。如《周易·系辞》曰："阴阳之义配日月。"《说文》引《秘书》说："日月为易，象阴阳也。"汉代的《秘书》据"易"的字形，将其上半部分释为"日"，下半部分释为"月"，故称"日月为易"。这种解释使人们很容易联想到传统思想中的阴阳学说。在阴阳学说里，"日"象征"阳"，"月"属于"阴"。《庄子·天下篇》说："易以道阴阳。"日月为易，乃是"易"的主体，而"易"字中间的一横将日月本体分开。有了日月的迁移，可以进一步探求阴阳的运动规律，将日月阴阳的概念用在古天文学中，成为自然科学的概念。张景岳《类经图翼》说："天地之道，一阴一阳而尽之。升降有期而气候行，阴阳有数而次第立。次第既立，则先后因之而定；气候既行，则节序由之而成。节序之所以分者，由寒暑之再更；寒暑之所以更者，由日行之度异，每岁之气，阳生于子而极于午，阴生于午而极于子，阳之进者阴之退，阳之退者阴之生，一往一来，以成一岁。"有日月而有阴阳，有阴阳而有春夏秋冬

---

① 黄振华．论日出为易//黄寿祺，张善文．周易研究论文集（第一辑）．北京：北京师范大学出版社，1987

五行。凡是历史悠久的民族，其最早发展的学科都是天文学。有了天文学，就会有历法、物候学、气象学、农学等学科的产生和发展。

2. 哲学概念

人们在长期对自然、社会现象的直接观察和体验的基础上，进行抽象概括，即产生了阴阳的哲学概念。哲学是关于自然界普遍规律的概括，从自然科学、社会科学等中间高度概括而来。阴阳也正是从古代自然科学如天文学、气象学、历法、物候学、自然地理等中间概括而来的。马克思说："任何真正的哲学都是自己时代精神的精华。"它建立在当时科学认识水平的基础上，得出关于世界的普遍规律的认识。《易·系辞》云："一阴一阳之谓道。"程颢先生在《二程遗书·明道先生语一》中说："万物莫不有对。"清楚地说明，宇宙间的万事万物和现象，都存在着相互对待的两个方面，任何事物内部也都包含着阴阳两个方面。要知道，在古代医家中多说是"阴阳对待"，而很少说"阴阳对立"。如张景岳说："阳动阴静，相为对待，一消一长，各有其期。"（《类经·运气类九》）天地、上下、左右、前后、进退、升降、动静、明暗、寒热等，都是相互对待的概念。对待双方不是互不相干的，而是相互依存、相互制约、相互作用、相互联系的，也就是阴阳的相互对待、依存、制约、消长、转化、交感的对待统一的关系。阴阳的对待统一关系，是阴阳学说的核心。张景岳说："道者，阴阳之理也。阴阳者，一分为二也。"（《类经·阴阳应象》）

作为哲学概念的阴阳学说与矛盾学说都涉及对立统一的规律。那么，阴阳学说与矛盾学说有什么不同呢？我们从三个方面来比较。

第一个不同是规定性。在矛盾学说中，矛盾的双方是没有规定性的。没有规定什么事物属矛，什么事物属盾。而在阴阳学说中，阴与阳却有确切的规定性。也就是说什么事物属阳，什么事物属阴，是规定了的。例如，凡是向下的、向内的、迟缓的、寒冷的、有形的、静止的等一类事物属阴；凡是向上的、向外的、急速的、火热的、无形的、活跃的等一类事物属阳。根据这种规定性，我们可以在临床上判定症状、体征、病因以及所用治法和药物的阴阳属性。

第二个不同是主从关系。任何事物都包含着矛盾，但矛盾的两个对立面并不是绝对相等的。其中一方为主，居主导和支配地位；另一方为从，居次要和被支配地位。事物的性质主要是由取得支配地位的矛盾的主要方面所决定的。可是，由于矛盾双方相互排斥、相互斗争，原来的主次关系并非一成不变，而是彼消此长，不断变化的。也就是说，矛盾学说没有固定不变的主从关系。而阴阳作为自然界各种矛盾的概括，它们之间是对待而统一的关系，但是却有固定不变的主从关系。一般而言，阳为主、阴为从。因此在中医学的历史上最有影响的是温补阳气的学术思想。但是元代名医朱丹溪又提出了"阳常有余，阴常不足"的观点，主张以养阴为主。

第三个不同是适用的范围。辩证法认为，一切事物内部所包含的对立都是矛盾。对立统一是宇宙中最普遍的基本规律，因此矛盾范畴适用于一切领域，是事物和现象最抽象、最一般的概括。而阴阳学说，虽然《黄帝内经》认为它也是天地自然界的普遍规律，但比较起来，它没有矛盾学说的适用范围宽广。例如，正邪斗争是一对矛盾，但其中并未分阴阳。

3. 医学概念

任何自然科学都要受哲学思想的支配和影响。正如德国科学家波恩指出，"每个科学阶段都和当时的哲学体系有着相互影响，科学给哲学体系提供观察事实，同时从哲学中接受思想方法"①。科学借助于哲学思维方法、概念范畴等以构筑体系、弘扬自身。《黄帝内经》的作者引进了阴阳学说，用来分析和认识人体的一切生理活动、病理变化、治疗方法等，于是演变成为医学上的阴阳概念。阴阳学说与医学实践紧密结合后，不仅丰富和发展了古代哲学辩证法思想的内容，而且还使医学发展成为一门较完整的理论体系，有效地指导着中医的临床实践。黑格尔说："哲学与科学的区别，乃在于范畴的变换。"② 在哲学思想指导下建立起来的科学范畴，已经不同于哲学原有的范畴。医学概念的范畴较哲学概念的范畴在内容上要丰富具体得多。《黄帝内经》中的医学"阴阳"的概念，结合了天地四时、人体上下内外、脏腑经络气血、邪气、生理、病理、药物属性等内容，具体指导着医生去认识人体生理、病理，处理诊断、治疗、养生等问题。阴阳作为哲学概念及一般抽象时，是无所指的，即有名而无形，以象之谓也，但作为医学概念时，则是有所指的，如阴精阳气、脏阴腑阳、清阳升浊阴降等。因此，人们在说"心阴虚""肾阳虚"的时候，这里的阴阳概念是医学概念，而不是哲学概念，更不是自然概念。因为这里的"心阴虚"和"肾阳虚"的医学概念可以指导医生进行诊断、处方、用药、行针等医事活动。

---

① 波恩．我这一代的物理学．侯德彭，译．北京：商务印书馆，1964
② 黑格尔．小逻辑．贺麟，译．北京：商务印书馆，1981

所以，我们在与人交流讨论的时候，一定要分清楚彼此所说的"阴阳"是什么概念，否则就很容易引起错误的理解。

（二）阴阳的划分

1. 相对性与灵活性

事物的阴阳属性不是绝对不变的。阴阳的属性通过与自己的对待相比较而确定，随着时间和空间的变更而发生改变。在某种场合中属阴的事物，在另一场合中则可能属阳；在某种场合中属阳的事物，在另一场合中则可能属阴。如脏与腑相对时，六腑为阳，五脏为阴。而五脏之间相比较时，则心肺属阳，肝脾肾属阴。再如，胸腹与背相对时，胸腹属阴，背属阳；但胸腹与下肢相对时，则胸腹在上属阳，下肢在下属阴。这是阴阳的相对性和灵活性。

2. 确定性

在每一特定的场合中，阴阳的划分又是确定的，不是任意的。在脏与腑相对这一特定的场合中，六腑只能属阳，五脏只能属阴。

3. 规定性

根据阴阳的特性，阴代表着向下、向内、迟缓、寒冷、有形、静止等一类事物的特征，阳代表着向上、向外、急速、火热、无形、活跃等一类事物的特征。阴阳在划分上具有规定性，所以在人规定了五脏属阴、六腑属阳，血属阴、气属阳等，这是不容改变的。

（三）阴阳的内涵

同学们都很熟悉图1，好多中医院校的校徽上都有这个图。这个图表达了阴阳的许多思想。例如，白为阳，黑为阴，任何一个事物都包含着阴阳两个部分，由一条反S线将一个事物分为阴阳两个部分。反S线不是一条直线，它是运动的象征，表达阴阳两个部分不是刚好各自占有一半，而是在一定范围内有多有少。白在上，上为阳；黑在下，下为阴。《易·说卦》云："万物出乎震。震，东方也。"阳起于震位。白中有一黑点，黑中有一白点，表达阴中有阳，阳中有阴，而且是向各自的对方转变的量变点。

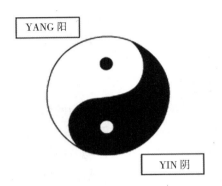

图1　太极图

　　2001年我在香港中文大学讲授《黄帝内经》课程，课间休息时，有一位听众上台跟给我说："听您讲了阴阳的基本道理后，我觉得我不会失业了。"原来这位听众是管理仓库的工程师，仓库的温度规定要控制在23℃，但他经过多年的努力，发现所管理的仓库的温度总是处在22.6℃、22.7℃或者23.2℃、23.3℃这种波浪性运动变化之中，始终都不能把温度控制在23℃这一条直线上，为此他一直非常苦恼。当他听我讲了阴阳的运动变化后，明白了这样一个道理：这种温度的变化情况就相当于阴阳的动态平衡，温度的变化是在一定范围内的波动，温度的平衡是在一定范围内的平衡，是动态的平衡，因而不可能是一条不变的直线。

　　一般而言，阴阳的内容包括对待、互根、消长、转化、交感，我们在中医基础理论课中早已学过，这里我就不讲了，大家可以自行再复习一下。

　　著名中医学家方药中先生认为，阴阳学说的基本内容可以分为8个方面。

　　一是阴静阳动。《素问·阴阳应象大论》说："阴静阳躁。"《素问·阴阳别论》说："静者为阴，动者为阳。"

　　二是对立互根，相反相成。阴阳具有对立而又互根，相反而又相成的普遍意义，换言之，阴阳具有相互对立而又相互统一的普遍意义。阴阳之间根本就是一个不可分割的整体，阴不能离开阳，阳也不能离开阴，所以绝对不能把阴和阳孤立起来。

　　三是阴中有阳，阳中有阴，阴阳之中再有阴阳。

　　四是阴升阳降，动而不已。阴阳之间的消长运动规律一般来说总是阳趋于阴，阴趋于阳。上为阳，下为阴，阴趋于阳，其运动方向由下向上，所以叫作阴升；阳趋于阴，其运动方向由上向下，所以叫作阳降。故

《素问·天元纪大论》指出，"动静相召，上下相临，阴阳相错，而变由生也"，明确指出了一切变化的发生都是由阴阳相错，亦即阴升阳降不断运动而来。

五是阴阳和调为适，失调为病。阴和阳之间在作用上必须保持着一种和调状态。任何一方出现偏盛偏衰，失去和调的现象时，即呈灾害，就不能使事物的变化正常进行。

六是重阴必阳，重阳必阴。在阴阳变化的过程中，阴到了极度，可以转化为阳，或者说会表现出阳的现象；阳到了极度，可以转化为阴，或者说会表现出阴的现象。

七是阳化气，阴成形。气是作用，形是形体。阳是阴阳变化中所发生的作用，阴是指参与变化的物质。无形的作用和有形的物质相互作用便发生了变化。

八是阴为阳之基，阳为阴之统。阴是阳的基础，阳是阴的统帅。①

这些论述对我们认识阴阳、理解阴阳有很好的参考价值。我根据《黄帝内经》再补充三点。一是规定。有形、向下、寒凉等属阴，无形、向上、炎热等属阳，临床医家据此而辨阴阳。二是太少。即阴阳可分为三阴三阳，即太阳、阳明、少阳、太阴、少阴、厥阴，表达阴阳从量变到质变的过程。三是以阳从阳，以阴从阴。除阴阳相交外，还有同气相求、以阳从阳、以阴从阴的联系。

二、应象

1. 为何立象

中华先贤研究自然，其研究成果不能付诸文字，是因为文字的表达能力有限。自然界中有两种基本道理是文字无法清楚表达的，一是物理，二是人理。物理就是天地万物演化的道理，人理就是如何做人、如何做事的道理。两种基本道理具有无限延伸性，文字无法表达。那么，有没有一种简练的表达办法呢？有！答案就是用"象"来表达。《周易·系辞上》曰："书不尽言，言不尽意。然则，圣人之意，其不可见乎？子曰：圣人立象以尽意。"所以立象是为了尽意，尽意是为了表达物理和人理。刘长林教授说："何谓'意'？'意'包括主体之'意'和客体之'意'两层。

① 方药中. 谈阴阳五行学说的基本内容及其在中医学中的地位和影响//中医研究院中医研究生班. 中医专题讲座选（第一集）. 北京：人民卫生出版社，1980

前者指主体对客体的感受、认识和评价，后者指事物的自然变化过程和规律。圣人的思想——意正是对事物变化过程和规律的揭示。"[1] 尽"意"之"象"，在我们这里，就是阴阳。它尽了圣人之意。象中之意就是先贤们对"宇宙与人生"的认识，对事物变化过程和规律的认识。象中之意，意味无穷。没有这个"意"，就没有这个"象"。

2. 怎样立象

《周易·系辞上》说："圣人有以见天下之赜，而拟诸其形容，象其物宜，是谓之象。""象"源于何处呢？源于自然。天地、日月、山泽、水火、风雷以及鸟兽鱼虾、花草叶藤，包括人类自身，都在"天下之赜"的范围之内。通过《易传》可知，有两种象，一是天地变化之象，是客观的；二是圣人所立之象，是主观的。天地变化之象，自显于天地，圣人模拟这客观的象而成象。"是故易者，象也。象也者，像也"（《周易·系辞下》），也就是说，易象是模拟天地变化之象而成。圣人仰观俯察，远近比拟，体会天地阴阳变化（拟诸其形容，象其物宜），而得易象。易象无体，一则表明易象在现实中没有原型。卦象、爻象，都是对阴阳变化之象总体的模拟，而不是对某种物象具体的写照（神也者，妙万物而为言者也）。二则表明易象没有具体的、确定的形状和规定。卦象、爻象，"唯变所适"，不能用一定之规来解释和应用，而要因时变化，感应天地。[2] 据此可知，所立的阴阳之象，一是客观的天地自然变化之象，二是主观的圣人所立之象；所立的阴阳之象，在现实中没有原型，是对自然变化的模拟，也没有具体的、确定的形状和规定，但它又无时无处不在。所以如《素问·五运行大论》说："夫阴阳者，数之可十，推之可百，数之可千，推之可万。天地阴阳者，不以数推，以象之谓也。"阴阳者，以象之谓也。

3. 应象的目的

应象的目的有二。一是联系，将观察天地自然之象与认识人体相联系。《黄帝内经》取自然界阴阳变化之象以说明人身的道理，从而展开了中医学的生理、病理、诊断、治疗、养生等理论。二是规矩，要仿效自然之象、遵守自然之理而行动。《素问·气交变大论》说："善言应者，同天地之化。"人们仰观俯察、拟取宇宙自然变化之象，是因为这象中有意，有阴阳之道，有自然规律，所以应该将它作为人们的行为准则，故

---

[1] 刘长林. 中国象科学观（上册）. 北京：社会科学文献出版社，2006
[2] 肖鹰. 论中国艺术的哲学精神. 天津社会科学，1998（5）：100

"天地变化，圣人效之"，"天垂象，见吉凶，圣人象之"（《周易·系辞上》）。庞朴先生说："阴阳，不仅是天象地貌，不仅是气之大者，不仅是万物质能，还是人的行为义理。而且，正由于它是客观的、自然的，所以，它也应是主观的、行为的根据，最高的根据。"阴阳，成为一切人等都应遵循的最高行为准则。[①] 效法自然之象而行事，实际上遵循的是自然之象后面的天地自然之道。

我举一个观水之术的例子，说明通过观察和体悟"水之象"，以求获得有关自然之道和人生行为规范的道理。比如：

（1）有源之水长流。《孟子·离娄下》云："孟子曰：源泉混混，不舍昼夜，盈科而后进，放乎四海。有本者如此，是之取尔。苟为无本，七八月之间雨集，沟浍皆盈；其涸也，可立而待也。"雨水无本无源，很快便会挥发干涸。有源之水，后进十足，不断更新自我，与时俱进，奔流不息。喻人要不断学习，才能长久进步。有些人抄了人家一两个方，还没有弄懂人家立方的道理、组方的规则和适用的范围，就敢在临床上用这一两个方去打天下，这就像"无根之木""无源之水"一样，是不能长久的。

（2）水循道而流。洪水最重要的表征便是没有任何流通的渠道，水不因循渠道而流。挖河筑堤，引水循着渠道有序地流动，这是创造一个文明世界的第一步。《孟子·告子下》云："禹之治水，水之道也。"《孟子·滕文公下》云："禹掘地而注之海，驱蛇龙而放之菹，水由地中行，江、淮、河、汉是也。"要循着水的自然规律来引导水流。比喻人做事要遵守规矩，遵循自然规律。

（3）水之就下。水自然地往下流淌，水往低处流。一是善。《孟子·告子下》云："人性之善也，犹水之就下也。"二是谦虚。《老子·第六十六章》云："江海所以能为百谷王，以其善下也，故能为百谷王。是以圣人欲上民，必以言下之。"人也应如此。

（4）柔弱，屈而不争。《老子·第八章》云："上善若水。水善利万物而不争，处众人之所恶，故几于道。无唯不争，故无尤。"《老子·第七十八章》云："天下莫柔弱于水，而攻坚强者莫之能胜，以其无以易之。弱之胜强，柔之胜刚，天下莫不知，莫能行。"《老子·第四十三章》云："天下之至柔，驰骋天下之至坚。无有入无间，吾是以知无为之有益。"

（5）水无常形。水无形，以任何承载者的形状来构形的能力，意味

---

① 庞朴. 一分为三——中国传统思想考释. 深圳：海天出版社，1995

着柔韧性与适应性。《荀子·君道》云："君者槃也，槃圆而水圆。君者盂也，盂方而水方。"要像水一样，见方成方，见圆成圆，比喻人在任何环境中都要能生存和适应。

（6）止水为仪。水静止时，变得清澈澄明，于是水成了衡量事物的水平标准。《说文解字》云："水，准也。"水平面等同于法律的公正无偏，故《庄子·天道》云："水静则明烛须眉，平中准，大匠取法焉。"《荀子·宥坐》云："（水）主量必平，似法。"

（7）静水清如鉴。水可能与泥沙混杂，但静止的水可以使泥沙沉淀，变得清澈与澄明如镜。自我澄清是水的一个重要特性。水静止而清澈，成了镜鉴。《庄子·德充符》云："人莫能鉴于流水而鉴于止水。"《庄子·天道》云："水静犹明，而况精神！圣人之心静乎！天地之鉴也，万物之镜也。"①

我们写文章，也能用到观水之术。水由泉洞而起，流进江河，最后汇入大海。写论文应讲究起承转合。江河流水，一泻千里。文章初成后，要大声朗读，遇到不通顺处就要修改，有道是"起承转合自有度，行云流水最宜人"。

在前我们说到应象的目的是联系，是将天地自然之象与认识人体相联系。在《黄帝内经》中常见这样的写作方法，那就是，先谈天谈地，谈自然界，接着就谈人。这种写作方法的目的是什么呢？实际上谈天谈地的目的是为了谈人。因历史条件的限制，人体内部的结构、运动变化我们看不到，而天地自然界的结构和运动变化我们是看得到的。天人相应，人是一个小天地，人与天地具有共同的结构和运动规律。马蒔在《素问注证发微》中说："天地人而统言之，不过一理焉耳。"加拿大学者 Ling Y wei 指出，"古代的中国，把宇宙（巨大的世界）和人体（较小的世界）视作两个相似的系统，并按同一法则运行"。因此，天有什么，人就相应地有什么。这就是所谓"应"的意思。将天地自然界中那些可知可见、已知已得的道理、结构、现象、规则等，用来说明和认识未知的人体，这是中医学最重要的研究方法。例如，地球上的河川径流是水以及水中物质输运的通道。河流带给生物以水分和食物养料，并滋润大地。因天地与人的规律相似，所以人的经脉亦如自然界河流一样，是输运气血、濡养人体的通

---

① 艾兰.水之道与德之端——中国早期哲学思想的本喻.张海晏，译.北京：商务印书馆，2010

道。《黄帝内经》认为，河道与经脉的区别仅仅在于前者运的是水，后者运的是血。正如《灵枢·经水》所云："经水者，受水而行之；经脉者，受血而行之。"张景岳注："经脉犹江河也，血犹水也，江河受水而经营于天下，经脉受血而运行于周身，合经水之道以施治，则其源流远近固自不同，而刺之浅深，灸之壮数，亦当有所辨也。"既然两者相似，那么根据河流受自然界气候影响后所具有的不同变化，如《素问·离合真邪论》中"天地温和，则经水安静。天寒地冻，则经水凝泣。天暑地热，则经水沸溢"，就可以用来认识人体经脉气血受六淫之邪侵袭后所出现的类似病理变化，故而"邪入脉也，寒则血凝泣，暑则气淖泽"。这就是谈天谈地最终是为了谈人的例子。在后面正式进入经文的学习后，我们会经常遇到这种情况，这时就一定要想一下，这里的天地之象对认识人体有什么意义？

天地自然界万事万物都存在着阴阳，人身内外也存在着阴阳，所以可以借用自然界的阴阳去认识、说明、分析人身的阴阳。这就是阴阳应象的目的。

三、大论

论，在《素问》中，凡有黄帝与岐伯等君臣问答者谓之论，无者谓之篇。正如高世宗说："君臣问答，互相发明，则曰论。无君臣之问答则曰篇，余皆仿此。"大，多的意思。大论，即内容多。

下面结合具体经文进行讨论和学习。我根据我的导师郭仲夫先生的习惯，将一个篇章中的经文根据内容的差异进行大致分类，然后再冠以名称，这样可以起到提要钩玄的作用。

第二节　天地之道为阴阳

黄帝曰：阴阳者，天地之道也，

天地：在这里泛指自然界。道：规律、法则。这节经文讲，阴阳是天地自然界的普遍规律、一般法则。天地自然界万事万物都有阴阳，自然万物受阴阳之道的支配。正如《道德经》所说，"天网恢恢，疏而不漏"。《史记·滑稽列传序》说，"天道恢恢"。恢恢：广大的样子。

那么这节经文的意义是什么呢？就是要求人们在做事时必须遵循阴阳的运动变化规律和基本法则，这就又成了方法。贡华南说："（道）既是规律，也是规则、规范、理想。""天道……是不断在点化、规范、诱导着人的'老师'。"① 湖南中医药大学胡天雄教授将阴阳解为寒热，认为没有四时寒暑的变化，天地万物就无以生长、生存，所以阴阳寒热是天地的法则。② 这是从自然概念中抽引出关于自然界普遍规律的认识，抽引出哲学的阴阳概念。反过来，将阴阳作为哲学方法，返回到自然界中去指导、认识自然规律，这就成了方法。正如金岳霖教授主编的《形式逻辑》中说："科学的任务，是要从个别事物中抽象出普遍的规律，而又把普遍的规律应用于个别事物。"

阴阳学说是中国古代关于自然界对待统一规律认识的理论。阴阳学说可定义为通过分析相关事物的相对属性或一个事物对立着的双方的相互关系及其变化，来认识自然、解释自然的一种理性知识。③ 明代医家方有执指出，"道者，日用事物之理也。理在事物，是故君子不能外事物以言道"（《伤寒论条辨·或问》）。规律寓于客观事物和现象之中，是事物和现象之间内在的、必然的联系和关系。理论，是关于客观规律及其系统知识的总和经过实践检验、升华而成。理论与方法，关系十分密切。因为理论具有方法的功能，而有些方法本身就是一种理论知识。任何方法，都包含着对客观规律性的认识。所以，阴阳学说具有方法的功能，成为人们认识世界、解释世界、改造世界的方法。可以应用阴阳学说来认识和解释天地人等自然界对待统一的现象和事物。

南怀瑾认为，"《易经》包括了三个大原则：就是变易、简易、不易"，"所谓变易，是《易经》告诉我们，世界上的事，世界上的人，乃至宇宙万物，没有一样东西是不变的"，"《易经》的简易也是最高的原则，宇宙间无论如何奥妙的事物，当我们的智慧够了，了解它以后，就变得很平常、很平凡而且非常简单"，"《易经》首先告诉我们宇宙间的事物无时不变，尽管变的法则极其复杂，不管宇宙万事万物如何错综复杂的现象，在我们懂了原理、原则以后，就非常简单了"，"第三，不易。宇宙万事万物随时在变，可是却有一项永远不变的东西存在，这就是能变出来万象的那个东西，却是不变的，是永恒存在的"（南怀瑾《易经杂谈》）。"宇宙万有的那个最原始的东西，哲学家说它是本体，西方的宗教家叫他

---

① 贡华南. 味与味道. 上海：上海人民出版社，2008

② 胡天雄，胡静娟. 素问补识. 北京：中国医药科技出版社，1991

③ 何裕民. 关于阴阳学说涵义的研讨. 中医杂志，1989（5）：9

作上帝，印度人叫佛、叫如来，中国人叫道"（南怀瑾《论语别裁》）。我的理解是，不易的是道，是规矩、秩序。

我们认识和理解"阴阳"，也可以从这三方面来理解。阴阳变化无穷，但是在这变化万千的世界里，不变的道理就是阴阳。《素问·阴阳离合》说："阴阳者，数之可十，推之可百，数之可千，推之可万，万之大不可胜数，然其要一也。"张景岳说："谓阴阳之道，合之则一，散之则十百千万，亦无非阴阳之变化。故于显微大小，象体无穷，无不有理存焉。然变化虽多，其要则一，一即理而已。"一旦懂得并掌握了阴阳的道理和原则，那就简易了，就可以用它来认识事物的道理、把握事物的变化、推测事物的未来。

西汉的刘歆、东汉的董仲舒等人用阴阳学说解释了风雨、冰雹等天气现象。《汉书·五行志》说："春秋成公十六年正月雨……刘歆以为上阳施不通，下阴施不上达，故雨。"刘歆对这场雨产生的原因是用冷暖两种不同性质的空气（阴阳二气）相接触发生对峙状态来解释的。

西周末年史官伯阳父用阴阳学说解释过地壳变化。他说："阳伏而不能出，阴迫而不能蒸，于是有地震。"《汉书·杜钦传》载："地震，阳微阴盛也。"

关于人，可以用阴阳学说去指导、认识和处理人的生理、病理、诊断、治疗、养生等各方面的问题。《素问·宝命全形论》说："人生有形，不离阴阳。"例如，我们根据前面古人所说的"阳伏而不能出，阴迫而不能蒸，于是有地震"，"地震，阳微阴盛也"的道理，请各位联想一下、思考一下，肌肉瞤动、心动悸等病症的发生机制是否与阴寒水气闭郁、阳气不得正常升达有关呢？由于阴阳之气失位、不相协调，因而发生肌肉瞤动等症。《圣济总录·肌肉瞤动》说："盖邪搏分肉，卫气不通，阳气内鼓，故肌肉瞤动。"阴寒闭郁，营卫气血不通，阳气内动，故肌肉瞤动。《伤寒论》第82条云："太阳病发汗，汗出不解，其人仍发热、心下悸、头眩、身瞤动、振振欲擗地者，真武汤主之。"《医原·论张仲景伤寒论》说："此发汗太过，水邪随阳气上逆……故用真武镇伏水邪，挽回阳气。"真武汤温阳制水，平复阳气内动。方中用白芍的目的是什么呢？如《订正仲景全书伤寒论注·辨少阴病脉证并治全篇》说："尤妙在芍药之酸敛，加于制水、主水药中……以敛阳，使归根于阴，更无飞越之虞。"

人们根据阴阳之理，一是认识自然万物（包括人体），二是认识自然万物的关系（包括人体内部如脏腑、经络、气血、形精等，以及人与自然的关系），三是成为做事行为的准则（包括治病养生、处方用药等）。在任何时间、场合，都要应用和遵循阴阳这一天地之道。这真是应了《黄帝阴符经》开篇的第一句话："观天之道，执天之行，尽矣。"

下面再进一层阐述。

万物之纲纪，

纲：指事物的关键部分，如纲领、纲目、纲要。纪：法度，是纪律和约束。万物之纲纪，指万物的秩序和法纪，万事万物的根本所在。阴阳是天地万物的运动秩序和法纪，把握阴阳，也就能把握万事万物的本质。

变化之父母，

古代关于"变化"二字的认识大约有两种。第一种认为变是渐改，化是忽改。如《易·乾》孔颖达疏："变，谓后来改前，以渐移改，谓之变也。化，谓一有一无，忽然而改，谓之为化。"第二种认为变是突改，化是渐改。《素问·天元纪大论》曰："物生谓之化，物极谓之变。"《素问经注节解》注："化者物之始生，自无而之有；变者物之穷极，自有而之无，盖万物之始终也。"无论是哪一种认识，其确定的含义都是指事物的量变和质变这两种状态。父母，是本原、根本的意思。这节经文指出，支配事物发生、发展、转变的根本，就是阴阳。所以，春夏为阳，秋冬为阴，阴阳往来，万物不断变化。《灵枢·论疾诊尺》云："四时之变，寒暑之胜，重阴必阳，重阳必阴，故阴主寒，阳主热，故寒甚则热，热甚则寒，故曰寒生热、热生寒，此阴阳之变也。"

生杀之本始，

生：生存、发生、生长等。杀：死亡、消亡、消失等。本始：根本、原始。阴阳是事物生存与死亡、生长与消亡等的根本。

这句话可从以下几方面来认识：

第一，阳主生，阴主杀，表示阳气使万物生长，阴气使万物消亡。因此，既要重视阳气的生发作用，也要注重阴气的肃杀作用。

第二，阴阳交则万物生，阴阳不交则万物死。李士材《内经知要》注，"阴阳交则物生，阴阳隔则物死；阳来则物生，阴至则物死。万物之生杀，莫不以阴阳为本始也"。阴与阳发生交合作用，则万物才能生长，因此在万物的生长上要重视阴阳的交合作用。所以，黄芪配当归以生血，附子、肉桂配六味地黄以生少火。

第三，阴阳互根，阳根于阴，阴根于阳。孤阴不长，独阳不生。

第四，阴阳平和则生，不和则病，离决乃死。

神明之府也，

《礼记·檀弓上》疏："神明微妙无方，不可测度，故云非人可知。"变化莫测谓之神，显明昭著谓之明。自然界事物的发生、发展、转化、消亡等变化现象是可见的，显明昭著的，这叫明。其中支配着万事万物变化的内在根本是不可见的，这叫神。《淮南子》说，没有见到谁使物生长、使物消亡，而万物却能生长、却在消亡，这就是神明的力量，而这神明的力量来自于阴阳。所以程士德主编的《内经》教材谓之"阴阳是万物运动变化的内在动力"。府：场所，有根柢之义。《荀子·礼论》说："天地合而万物生，阴阳接而变化起。"阴阳的相互作用是自然界事物运动变化的内在动力。《素问·天元纪大论》云："动静相召，上下相临，阴阳相错，而变由生也。"事物的发生、发展、变化、消亡，出自于阴阳。由于事物内部存在着相反相成的阴阳两方面，凭借阴阳的对待、消长、制约、转化、交感等，从而使万事万物发生、发展、变化和消亡。

这里讲"神明之府"，对我们来说还可以获得更深一层的含义。前面说"阴阳者，天地之道也"，阴阳就是道，这里讲"神明之府"，就是神明之所在，道即神明，神明就是道，如果我们掌握了阴阳之"道"，就能达到"神明"的境界，就能体悟自然，把握天地万物。《淮南子·兵略训》云："所谓道者，体圆而法方，背阴而抱阳，左柔而右刚，履幽而戴明，变化无常，得一之原，以应无方，是谓神明。"《淮南子·道应训》云："若神明，四通并流，无所不极，上际于天，下蟠于地，化育万物而不可为象，俯仰之间而抚四海之外。"体道、悟道、得道，就能达到极高明的认识和处治境界，就会产生非凡的智慧。故《素问·阴阳应象大论》说："道生智。"马莳注："道者，共由之理。惟人有是道，则大道彰而明智生。"《灵枢·病传》说："道，昭乎其如旦醒，窘乎其如夜瞑，能被而服之，神与俱成，毕将服之，神自得之。"阴阳存在于天地自然界之中，是天地自然界的普遍规律。从自然界之日月运行、水火征兆、男女性事等诸多方面结合医学实践，体得阴阳之道，则犹阳光下的白天睁开眼睛，犹酒醉之后清醒过来，豁然开朗，明察一切，就能清楚认识并正确处理诸如人之生理、病理、诊断、治疗、养生等许多方面的问题。故如《灵枢·病传》说："明于阴阳，如惑之解，如醉之醒。"张景岳说："运阴阳于掌上，则隔垣可以目窥。"（《景岳全书·医非小道记》）

上面几节经文都阐述了阴阳是万事万物的根本这一重要思想。第一节讲天地之道，指出阴阳是天地自然界的普遍规律，可以用在自然界中的任何时空。第二节讲万事万物的纲纪。阴阳是万事万物的运动秩序和法纪，抓住阴阳，就抓住了事物的本质。第三节讲变化之父母。阴阳支配着万事万物的变化发展，从无到有，从少到多，从盛到衰，都离不开阴阳的作用。第四节讲生杀之本始。阴阳主宰着万物的生与死。最后一节指出，阴阳是自然界所有运动变化的动力和根本。掌握了阴阳之道，就能达到"神明"的境界，就能体悟自然，把握天地万物。

《黄帝内经》讲完天地，就会联系到人。于是紧接着讲下文。

治病必求于本。

阴阳是天地自然界的普遍规律，可以用来认识自然界的事物和规律。阴阳主宰着万物生长、变化和消亡的全过程。那么，联系到同样遵循自然规律的人，其生理、病理、诊断、治疗等也都离不开阴阳的规律，所以治病要求于本。这里的"本"，指阴阳。如张志聪注："本者，本于阴阳也。"治病必求于本，本于阴阳，既是治疗的最高境界，也是治疗的终极目标，还可以化作具体的治疗方法。张景岳说："本，致病之原也。人之疾病，或在表，或在里，或为寒，或为热，或感于五运六气，或伤于脏腑经络，皆不外阴阳二气。必有所本，故或本于阴，或本于阳，病变虽多，其本则一。知病所从生，知乱所由起，而直取之，是为得一之道。譬之伐木而引其柢，则千枝万叶，莫得弗从矣。倘但知见病治病，而不求其致病之因，则流散无穷。此许学士所谓广络原野，以冀一人之获，诚哉疏矣。"

为什么治病必求于"阴阳"呢？我们可以从生理、病理、诊断、治疗等方面来讨论这个问题。

1. 生理上，阴阳平和

如《素问·调经论》说："阴阳匀平……名曰平人。"人体的生理活动建立在阴阳的动态平衡的基础上，并与外在环境保持相对的协调平衡。一方面机体内的阴阳平和，另一方面机体与外界环境的平和。

2. 病理上，阴阳失和

如果在病因作用下，干扰或破坏了机体的某一部位或某一层次的正常生理活动，就会导致阴阳失调而发生病变。《素问病机气宜保命集·阴阳论》说："《系辞》云：一阴一阳之谓道。《老子》曰：万物负阴而抱阳。故偏阴偏阳谓之疾。"阴阳失调常表现为阴或阳某一方面的偏盛偏衰，因此在临床上便出现了虚实等不同的证候类型。

3. 诊断上，审察阴阳失和

《重庆堂随笔·卷上》说："盖造物之化工莫测，病机之酿疾无穷。"疾病有多种，表现有万千，但是其主要的病理机转都超不出阴阳的范畴。因此，在诊断时要求辨明其阴阳属性，这就抓住了疾病的基本病理机转。所以本篇下文有"察色按脉，先别阴阳"的论述。

4. 治疗上，平复阴阳

通过纠正阴阳偏盛偏衰的具体措施，使生理机转得以扶持，病理机转得到抑制，使机体恢复到新的阴阳平和的状态，这样就达到了治疗疾病的目的。正如《灵枢·刺节真邪》云："泻其有余，补其不足，阴阳平复。"《素问·至真要大论》说："谨察阴阳之所在而调之，以平为期。"清代医家石寿棠在《医原·阴阳治法大要论》中说："要之，天地与人，不外阴阳二气。天之阴阳失，相燮理之；人之阴阳失，医燮理之。良相、良医，总在调剂阴阳，使之两得其平焉已矣。"

清代医家冯兆张在《冯氏锦囊秘录杂证大小合参》中论述了治病必求于阴阳的道理，"要知一身所犯，病情虽多，而其源头，只在一处。治其一，则百病消，治其余，则头绪愈多，益增别病。盖古今亿万人之形体虽殊，而其相传相成之脏腑、阴阳则一。百病之害人虽异，而治法不外乎气血虚实之间。虚实既明，而寒热亦在其中。正强邪盛者，亟祛邪以保正；正弱邪强者，亟保正以御邪，务使神气勿伤，长有天命。盖岐黄仁术，原重生命以治病，故每重本而轻标。何今之人，徒知治病而不顾生命，每多遗本顾末，不惟不胜治，终亦不可治也。故能于虚实寒热邪正处灼然明辨，则益心之阳，寒亦通行；强肾之阴，热亦痊可。发舒阳气，以生阴精；滋养阴精，以化阳气。或养正而邪自除，或驱邪而正始复，或因攻而为补，或借补为攻，治千万种之疾病，统不出乎一理之阴阳。"因此，把握了阴阳这个天地之道，就能很好地把握中医治病之理。

所以《黄帝内经》非常强调：治病必须要求诸阴阳。不论是诊病治病、处方用药等，都要用阴阳之道来指导，不能只看一面，不知另一面。《素问·方盛衰论》从正反两方面指出，"是以切阴不得阳，诊消亡；得阳不得阴，守学不湛。知左不知右，知右不知左，知上不知下，知先不知后，故治不久"。张景岳说："湛，明也。若但知得阳而不知阳中有阴及阴平阳秘之道者，是为偏守其学，亦属不明。如左右上下先后者，皆阴阳之道也。使不知左右，则不明升降之理；不知上下，则不明清浊之宜；不知先后，则不明缓急之用，安望其久安长治而万世不殆哉？"《素问·方盛衰论》又说："知丑知善，知病知不病，知高知下，知坐知起，知行知止，用之有纪，诊道乃具，万世不殆。"张景岳亦说："凡此数者，皆有对待之理，若差之毫厘，则谬以千里。故凡病之善恶，形之动静，皆所当辨。能明此义而用之有纪，诊道斯备，故可万世无殆矣。"

药物的使用，有有利的一面，也有不利的一面。如《研经言·用药论二》说："凡药能逐邪者，皆能伤正；能补虚者，皆能留邪；能提邪出某经者，皆能引邪入于某经。故麻、桂发表，亦能亡阳；苓、泻利水，亦能烁津。于此知无药之不偏矣。惟性各有偏，故能去一偏之病。若造物生药，概予以和平之性，何以去病乎？"因此，我们在处方用药时，要明白阴阳对待之理，也可以通过加用药物来纠偏，来消除这些药物不利的一面。如岳美中教授说："服人参者，加莱菔子以消之；服黄芪者，加陈皮以消之；服白术者，加枳实以消之；服甘草者，加肉桂以消之。"（《岳美中医话集》）我在临床上发现有人用当归后会生眼屎，这是肝经有热，所以常加车前子以制约。

来源于同一植物的中药材，不同部位入药，有时也会有阴阳对立的两种药效。如瓜甜蒂苦，葱白叶青，麸冷而面热，参补芦泻，麻黄发汗而麻黄根止汗（《类经》）。李时珍曰："麻黄发汗之气驶不能御，而根节止汗效如影响，物理之妙，不可测度如此。"再如枸杞与地骨皮。枸杞是滋补药，地骨皮是枸杞的地下根皮，是清热药。《本草新编·枸杞子（地骨皮）》说："二药同是一本所出，而温寒各异，治疗亦殊者，何也？盖枸杞秉阴阳之气而生。亲于地者，得阴之气；亲于天者，得阳之气也。得阳气者益阳，得阴气者益阴，又何疑乎？"

古代医家在处方用药时也有阴阳对待的考虑和顾忌。《神农本草经》说："药有阴阳配合。"张元素曰："病在中焦与上焦者，用根；在下焦者，用梢，根升梢降。人之身半已上，天之阳也，用头；中焦用身；身半已下，地之阴也，用梢。乃述类象形者也。"高世栻在《医学真传》中说："余每用银花，人多异之，谓非痈毒疮疡，用之何宜？盖银花《别录》名忍冬藤，以银花之藤至冬不凋，乃宣通经脉之药也。又一本之中花有黄白，气甚芳香，故有金银花之名。金花走血，银花走气，又调和气血之药也。通经脉而调和气血，何病不宜？岂必痈毒而后用之哉？"

在这里我提个问，古代有一个方，叫大补阴丸，只有一味药，你们想想，可能是一味什么药呢？生地？知母？麦冬？答案都不是，是黄柏。

《证治汇补》载："大补阴丸，治下焦相火。黄柏一味，炒褐色，粥丸或水丸。"而《医方考》称之为"大补丸"，曰："黄柏一味，炒褐色，为末作丸。大便燥结，睡中口渴者，此方主之。肾主五液，肾水一亏，则五液皆涸，故上见口渴，下见燥结也。黄柏味苦而厚，质润而濡，为阴中之阴，故能滋少阴、补肾水。此经所谓燥者濡之，又谓之滋其化源也。"泻掉对方，保存自己，这就是中药功效里所说的"坚阴"。王绵之教授说："由于它能泻火，所以能坚阴，就是将火平后，阴就不再受到损耗了，不能误解为苦寒的黄柏能够补阴。它之所以能够补阴就是因为它能泻火。"（《王绵之方剂学讲稿》）

再来看看肾气丸方中所体现出来的阴阳的相互关系：一是阴中求阳。以少量桂枝、附子，纳入大剂量的补阴药中，是阴中求阳。二是少火生气。王绵之教授说："肾的特点是水火同居，一阳藏于二阴之间，是真阴真阳都在里面。根据阴阳的特点，肾阴肾阳是互相制约、互相为用的，阴没有阳不能化，是死阴；阳没有阴不能长，也不能够安居在下焦起到蒸化、温养的作用，不能起到气化的作用，这就是阳的特点。""根据这些道理，在补阳的时候，必须要考虑到补阴，必须在补阴的基础上来补阳，这样就可以使得阳气缓缓而生，使得阳气在受补的同时不至于伤阴。同时，通过这样的方法，使得阳缓缓地生，同时还补了阴，就可以'少火生气'。缓缓地补，慢慢地升，阳就不暴生，就与阴合而不是热，而是温。所以从这个方面考虑，就将它的名字称作肾气丸，而没有叫作肾阳丸。"（《王绵之方剂学讲稿》）三是补中寓泻。李时珍云："茯苓、泽泻，皆取其泻膀胱之邪气也。""古人用补药，必兼泻邪，邪去则补药得力，一阖一辟，此乃玄妙，后世不知此理，专一于补，所以久服必致偏胜之害也。"（《本草纲目·泽泻》）四是阳生阴长。阳气生则阴气才长，如王绵之教授所说，"使得阳缓缓地生，同时还补了阴"。从这个方里你可以看到阴阳之间多种相互关系的实际应用。

故积阳为天，积阴为地。

《黄帝内经》继承先秦时期天体形成的观念，认为气是世界的本原、构成万物的元素，所以天和地最初是由"气"这个原始物质所构成。气可以分为阴阳两大类。阳气质地清轻，向上升腾，于是形成了苍茫的天宇。阴气质地重浊，向下沉降，不断凝结而形成无边的大地。

阴静阳躁，

这是从事物动态的性质上区分阴阳。在《素问·阴阳别论》中有一节非常相似的经文，"静者为阴，动者为阳"。凡是静止的属阴，躁动的属阳。静是安静，也指抑制与衰退；躁是躁动，也指兴奋与亢进。阴静阳动表达了阴和阳的一般特性。古代有一种说法叫"天圆地方"。一般人对"天圆地方"的解释是：天是圆的，地是方的。这是古代天地结构学说之一的"盖天说"的思想，在《黄帝内经》中也有这种认识。如《灵枢·邪客》有"天圆地方，人头圆足方以应之"，意思是说天体是圆的，大地是方的，因此人的脑袋是圆的，脚是方的。但是，"天圆地方"还有另外一种解释，即圆就是动，方就是静，天圆地方就是天动地静，阳和天是运动的，阴和地是安静的。观察自然界，可见日月五星等天体周而复始、永无休止的运动，而大地静止稳定。再如道家认为，"天圆"，是指心性上要圆融才能通达；"地方"，是指命事上要严谨条例。西汉扬雄《太玄·玄摛》说："圆则杌棿，方为吝啬。""圆"，指天。"杌棿"（wù niè）指动荡不定。"方"，指地。"吝啬"，指收敛。"圆则杌棿，方为吝啬"的意思是：天圆则产生运动变化，地方则收敛静止。这种思想有可能来自《易经》"天行健，地势坤"。阴阳的特性是阳主动、阴主静。高士宗《黄帝素问直解》说："所以欲知天地之阴阳者，天动地静。"将阳主动、阴主静的思想推及于人，则安静者属阴，多见于寒证、虚证；躁动者属阳，多见于热证、实证。我们在临床上就可以根据病人的动作状态来判断阴阳之气的盛衰，以此来诊断疾病和推测其预后死生。如张仲景《伤寒论》第289条说："少阴病，恶寒而踡，时自烦，欲去衣被者，可治。"少阴病是心肾阳虚，阳虚生内寒，所以心肾阳虚则阴寒内盛，因此表现在外的症状应该是恶寒。阴主静，所以阳气虚衰、阴寒内盛应该表现为身体蜷缩，这是一种静止的状态。"恶寒而踡"的表现反映了少阴病心肾阳虚、阴寒内盛的病机，符合"阴主静"的规律，但后面的话却别有含意了。"时自烦，欲去衣被者"，有时候会烦躁，还想要去掉衣被，这就是说除了阴寒内盛外还有东西在里面。少阴病，心肾阳虚，阴寒内盛，本应"恶寒而踡"，却又见到"时自烦，欲去衣被者"，这表示什么呢？由于阳主动，据此可知其中还有"阳"的存在，这是阳气来复的情况。阳气来复所以见烦躁，要去掉衣被。有阳气则生，无阳气则死，所以就此能预测该病证"可治"。任越庵《伤寒法祖·少阴病解第五》说："盖阳盛则烦……不躁而时自烦，是阳和渐回，故可治……故少阴以烦为生机，躁为死兆。伤寒以阳为主，不特阴证见阳脉者生，亦阴病见阳证者可治也。凡踡卧四逆，吐利交作，纯阴无阳之证，全赖一阳来复，故反烦者可治，手足反温、反发热者不死耳。"在这里我们用阳动阴静的道理来认识病症，说明理论能够指导临床实践。

阳生阴长，阳杀阴藏，

这节经文表达了阴阳的基本含义和关系。第一点是阴阳的相互依存关系。阳生了阴才长，阳死了阴也就消亡了。第二点是阴阳的主从关系。阳在前为主，阴在后为从，因此阳生阴才长，阳死阴也消亡。从主从关系上看，《黄帝内经》更强调阳是最重要的。第三点是阴阳的辩证关系。阴阳都可以发生，也都能消亡。所以阳既主生，又主杀；阴既主长，又主藏。有生就肯定有死。人们讲养生，都追求不死，难道真不会死吗？《医贯·阴阳论》说："生之门，死之户，不生则不死。上根顿悟无生，其次莫若寡欲，未必长生，亦可却病。反而求之，人之死，由于生；人之病，由于欲。"据说彭祖活了八百年，可就算彭祖活了八百年，也还是要死的。所以有生就有杀，有长就有藏。

阳生阴长，后世医家都将其当做阴阳的生理功能。也就是说阳主生，有阳之生，阴才能长。因而指导临床医家在治疗阴精不足时不仅要补精血，还要补阳气，因为有阳之生才有阴之长。李时珍《本草纲目》说："（干姜）能去恶养新，有阳生阴长之意，故血虚者用之。"葛可久《十药神书·丙字独参汤》说："顿服独参汤，不但血脱可补，且有阳生阴长之理存焉。"《医贯·阴虚发热论》说："若有产后及大出血后，阴血暴伤……当此之时，偏不用四物汤，有形之血不能速化，几希之气所宜急固，须用独参汤，或当归补血汤，使无形生出有形来。此阳生阴长之妙用，不可不知也。"王绵之教授说："十全大补丸就是八珍汤加上黄芪和肉桂，这就是在气血俱虚的情况下，加强补气温阳，促使阳生阴长，促使补血的功能加强。"（《王绵之方剂学讲稿》）时任上海中医学院（现为上海中医药大学）附属龙华医院内科主任的黄文东先生治疗一例贫血症时，用益气健脾、养血安神法贯彻始终，但在七诊时在原方中加入仙灵脾（淫羊藿）一味，取助阳以生阴之义，使病人血象继续上升，病情基本稳定。[①]

阳化气，阴成形，

阳主化气，阴主成形。阳化气，就是说"阳"作用于有形之物，使之转"化"为无形之"气"，这叫"阳化气"。在身体中，阳作用于体内

① 黄文东. 黄文东医案. 上海：上海人民出版社，1977

的有形之物，如水、痰、谷、精等，可使之转化为无形之气。例如，如果阳气亏虚，阳的"化气"功能不足，不能使水液这种有形之物化为无形之气，因而形成水肿，所以治疗应当温阳化气行水，方用五苓散、真武汤、金匮肾气丸等。这是"阳化气"的道理。再如用补中益气汤治结石，也是"阳化气"的道理。陶某，女，43岁，住院号85316。病人1985年6月5日经泌尿道X线平片（片号67979）确诊：左侧下段输尿管膀胱入口处阳性结石。门诊服金钱草冲剂、消石灵等药数月未见效。10月8日因腰部绞痛收入院。进院后先后采用排石1号、2号方，并以中西医结合的方法进行总攻排石疗法。10月19日再拍X光片复查（片号67979）：于坐骨棘内侧2.2cm处各见一约绿豆大小与米粒大小增浓影。对照前片，原左输尿管膀胱入口处阳性结石增大增多。X线印象：左输尿管膀胱入口处多发性阳性结石。因病人体弱无法再接受第二疗程总攻，以及月经和每服排石汤即恶心呕吐而中断中西医结合排石法。病人诉四肢酸楚无力，腰部、小腹部下坠感，纳谷不香。查体：全腹松软无力，小腹尤甚，腰部腹部无压痛点，面色㿠白少华，苔薄白，舌质淡胖，脉软无力。遂以六君子汤加减调理脾胃，继用补中益气汤加鸡内金、炒谷芽、法半夏、建曲，连服9剂。11月14日再拍片（片号61979），对照前片，盆腔内致密影已消失。①

阳气亏虚，除了阳化气不足，还可以是阳化气过度。如果阳热亢盛，过度促进有形之物的化生，就会大量消耗阴精，这就是后面的经文"壮火食气"的道理。

阴成形，就是说"阴"作用于无形之气，使之"成"为有"形"之物。在身体中，阴作用于体内如气等无形物质，使之转化为身内有形之物，如精血的化生、痰湿的生成、形体的发育等，这些都有赖于阴的成形作用。

痰是有形之物，是因阴寒凝聚，使水气不行，凝结为痰的。根据"阳气化、阴成形"的道理，所以张仲景主张"病痰饮者，当以温药以和之"。《金匮悬解·痰饮十四》说："肺冷，故气不化水，熏蒸而为痰；肾寒，故水不化气，停瘀而为饮，是以当温也。"《症因脉治·痰饮》说："病痰饮者，当以温药和之，而不立方，以水寒凝结，温中健脾，则气化痰行。若用寒凉，反凝结不散矣。"

---

① 洪德华. 补中益气汤治结石. 浙江中医学院学报，1987（2）：53

现在治疗肿瘤，大多数人都主张采用清热解毒的药，诸如白花蛇舌草、半枝莲之类的清热解毒之品。但清热解毒药多属苦寒之品，那么根据"阳化气，阴成形"的道理，请大家思考一下，在治疗肿瘤上，你觉得是采用清热解毒的药好，还是用温阳化气的药好呢？其实这里面有两个着眼点，一是为了拮抗癌细胞而采用的治疗作用。治疗肿瘤采用清热解毒药，是因为大家认为肿瘤是邪毒所致，所以要用清热解毒药去杀灭它们。二是为了要消除肿瘤包块而采用的治疗作用。用温阳化气药、活血化瘀药、化痰散结药主要针对的是消除癌瘤包块这一点。所以我们要根据临床上具体病证的治疗目的，看究竟选择哪一种方法比较好。在此我只是请大家想一想这其中的道理和临床指导意义。

寒极生热，热极生寒。

这节经文反映了阴阳相互转化的含义。要理解这节经文，可举春夏秋冬四季转变的例子。春夏为阳，秋冬为阴，春是温、夏是热，是从少到多的变化，暑热过后转为秋凉，这是热极生寒的变化。秋是凉、冬是寒，寒冷过后转为春温，这是寒极生热。这节经文反映了事物的发展到了极点可以向自己的对立面转化，这是阴阳相互转化的道理。这节经文对临床有指导意义。疾病的发展变化，可从寒证转化为热证，也能从热证转化为寒证。再如热证，用寒药以治热证本来是正确的，但也可以因为过用黄连、龙胆草等苦寒之品损伤了阳气，从而导致原来的热证转变为寒证。

第三节　阴阳之清浊升降

寒气生浊，热气生清，

这节经文反映了阴阳清浊升降的特性。寒主凝滞，故生浊阴，浊阴主降；热主升散，故生清阳，清阳主升。有人曾提出不同意见，认为阴寒不化物故应为生清，阳热主化物故应生浊。这种认识有一定的道理，但根据下文来看，这节经文主要反映了阴浊主降、阳清主升的特性。

一、阴阳之升降

清气在下，则生飧泄，浊气在上，则生䐜胀。此阴阳反作，病之逆从也。

飧泄：指大便泄泻清稀，并有不消化的食物残渣。䐜胀：胸腹胀满。

反作：倒置、反常的意思。逆从：偏义复词，即逆的意思。吴崑注："逆从，不顺也。"飧泄、䐜胀的发生都是因为阴阳不和顺所致。

清阳主升。阳气在上，才能发挥阳化气的功能。一年四季的太阳对万物的生长作用是不同的。夏季是北半球日照最长的季节，气温高是最显著的气候特征。大多数生物都在夏季开始旺盛的生命活动。"离照当空，化生万物"（《王九峰医案·泄泻》）。《易·说卦》说："离，为火，为日。"离照当空，就是太阳当头照的意思。阳主升，阳在上，所以才能化生万物。若阳气亏虚，清阳之气不能上升反而下陷，因而阳不能化气，阳不能将水谷转化为水谷之精气，则水谷精浊不分，下趋大肠而排出体外，故为完谷不化的泄泻。所以治疗本证，除了温阳以外，同时还要升举阳气。李东垣《脾胃论·随时加减用药法》说："清气在阴者，乃人之脾胃气衰，不能升发阳气，故用升麻、柴胡助辛甘之味，以引元气上升，不令飧泄也。"在这里我们又学到了可用补中益气汤等补气升阳之品来治疗完谷不化泄泻的方法。

浊阴主降。若浊阴不降，反滞于胸腹，致气机阻闭，可见胸腹胀满等症。如痰湿阻滞，气机不畅，导致脘腹胀满，治用苦温之法，"酸苦涌泄为阴"，苦能降浊，温化痰湿。再如半夏泻心汤，以辛开苦降之法调理升降，清升浊降，痞满得除。

这些都是阴阳失调、清浊升降失常的情况。

故清阳为天，浊阴为地。

这节经文主要反映了天地形成之理。阳气轻清向上，形成苍茫的天宇；阴凝之气重浊向下，形成厚敦的大地。后世医家对此节经文又有发挥，用以认识脏腑功能以及水谷精气和糟粕的变化规律。李东垣在《脾胃论·天地阴阳生杀之理在升降浮沉之间论》中说："盖胃为水谷之海，饮食入胃，而精气先输脾归肺，上行春夏之令，以滋养周身，乃清气为天者也。升已而下输膀胱，行秋冬之令，为传化糟粕转味而出，乃浊阴为地者也。"这里反映了阳气清轻上升、阴气重浊下降的现象和道理。

地气上为云，天气下为雨，雨出地气，云出天气。

我在前说过，《黄帝内经》的写作特点是先谈天谈地接着就谈人，其目的就是为了借天地之理以认识人。这不仅是《黄帝内经》的写作特点，实际上也是一种思想方法。本节经文借自然界云雨升降的现象，阐明了阴阳互根、阴阳转化的道理，从而引导我们去更加深入地认识人体阴阳升降之理，并运用阴阳升降之理去有效地治疗疾病。

"地气上为云"，地上的水蒸气在阳气的作用下，升腾到天上，形成云；"天气下为雨"，天上的云在阴寒的作用下，降落到地下，形成雨。"地气上为云，天气下为雨"，上下两句，既可看作是独立的，又可看作是前后相互关联的，后者表达了阴阳清浊升降的关系，述说了阳升则阴降、清阳不升则浊阴不降的道理。正如《医门法律·消渴论》说："夫地气上为云，然后天气下为雨，是故雨出地气，地气不上，天能雨乎？"本节经文对临床有很重要的指导意义。例如，《金匮要略》说："男子消渴，饮一斗、小便一斗，肾气丸主之。"治消渴可在六味地黄丸的基础上，用附桂"益水中之火，使之蒸动而上布，所谓地气上为云，天气降为雨，而后甘霖沛遍，生气（津液）盈宇矣"（《古今医彻·消症》）。又如，《医方集解·安荣散》说："肺燥则天气不降，而麦冬能清之；肾燥则地气不升，而细辛能润之。经曰：地气上为云，天气下为雨，上下交，阴阳和，而后便得通也。"《证治准绳》说："故小便不通之证，审系气虚而水涸者，利之益甚，须以大剂人参少佐升麻，则阳升阴降，地气上为云，天气下为雨，自然通利矣。"（转引自《医述·小便》）在《医方考·水肿门》中列有"麦门冬饮"一方，也有称为"麦门冬汤"的。药有麦门冬五十枚（去心，姜炒），粮米五十粒。吴崑云："水出高源者，此方主之。""肺非无为也，主降下之令焉。凡人饮入于胃之时，脾气散精，上归于肺。肺热失其降下之令，不能通调水道，下输膀胱，渍于高源，淫于皮肤，则作水肿。诸医罕明乎此，实土导水，皆不能愈。故用麦门冬清肺，以开其降下之源。粮米益脾，而培乎金之母气。此治病必求其本也。或问：此证何以辨之？余曰：肢体皆肿，少腹不急，初病便有喘满，此其候也。"

再看下一节经文：雨出地气，云出天气。雨是从天上降下来的，应该说是雨出天气，但这句却说"雨出地气"，为什么呢？请头脑转个弯，虽然雨从天上来，但实际上是来自于地上的水气，所以说天上降下来的源于地上升上去的。再看后面一句"云出天气"，头脑转得弯就更大了。云本来就在天上，而天上的云来自于地上升上去的水蒸气，那么地上的水气又来自于哪里呢？来自于天上降下来的雨。这里虽然讲的都是自然界的现象，但它们背后却有着很重要的道理和临床意义。我们学习经文，就是要善于捕捉到经文背后的思想和道理，就是要把经文字面背后的思想和道理总结提取出来，然后运用到临床实践中去。这就是后世医家主张的"读于无字处"的读书法，也是解释学方法的目的。解释学追求的是文本隐藏的、比喻的意义。① 历代注家在注解经文时也都要求要把其中的道理揭示出来，即揭示其中的微言大义。如《灵素节注类编》对此节经文作注解时说："此阴中生阳，阳中生阴，互相生化，循环不息之妙道也。"因此，我们根据自然界云雨升降的现象，可以获得这样一个道理：上升的本于下降的，下降的本于上升的。再浓缩精简这句话，那就是"有升才有降，有降才有升"。这反映的是阴阳相互依存的关系。那么它有没有临床指导意义呢？我说，有，那肯定有。

现在来举个例子，比如脏器下垂症，这个脏器垂下来了，那么你治疗的思路是什么？中医学的道理其实非常简单，那就是要把它升上去。

我先讲一个故事。有一位姓张的人携女儿请求何绍奇医生诊治病症。他说偶然间发现其女左眼珠上有一芝麻大小凹陷，不知为何病？何医生视之，乃是西医的角膜溃疡之病。但是何医生治此目疾素无经验，以此见辞又碍于面子，是故欲言又忍，勉力拟出一清热解毒方，杂以菊花、密蒙花、谷精草、石决明之类眼科套药，许以服药后再商。服数剂无寸效。于是病家另延眼科名医王汝顺先生诊治，王先生处补中益气汤十剂。当时何医生年轻气盛，想溃疡乃炎症所致，安可用补？颇不以为然。不意服完十二剂后，溃疡竟愈，乃俯首心折求教于王老。王曰："溃疡云云，余所不知，余但知'陷者升之'四字而已。"何医生诺诺而退，为之汗颜终日。何绍奇医生说王先生已于数年前作古，然此情此语，每忆及之，便觉狂气顿消。学海无涯，吾其勉旃。② 其实中医的治疗原则就是这么简单而又深邃。有寒证就用热药治之叫寒者热之，有热证就用寒药治之叫热者寒之，太过有余的实证要泻去，空虚不足的虚证要补充，上亢的病症要重镇下潜，下陷的病症就要升举。王先生的"陷者升之"四字不正体现了这样简单而又深邃的道理吗？

我们接着再来看这里的经文。经文不仅有"陷者升之"之义，其意义还要更深一层。针对脏器下垂症的下降趋势，我们用补中益气汤升阳举陷，这无疑是对的，但根据"有升才有降，有降才有升"的阴阳升降相互依存的道理，我们再进一步推进思考，有没有可能在向上趋势的方药中再配伍一两味向下趋势的药，使之有降才有升呢？于是有人通过临床实践，发现在补中益气汤中加上有向下作用趋势的枳实或者枳壳等药，比单

---

① 李志才.方法论全书·哲学逻辑学方法.南京：南京大学出版社，2000
② 何绍奇.临证得失录.中医杂志，1987（1）：30

用补中益气汤升举脏器的效果要好。现在的《中药学》教材也写了，枳实、枳壳有治疗脏器下垂症的功用。如张廷模教授主编的《临床中药学》教材说："（枳实、枳壳）可用治胃扩张、胃下垂、子宫脱垂、脱肛等脏器下垂之症，多与黄芪、人参、升麻、柴胡等补气、升阳药配伍，以增强升提之效。"王绵之教授说："由于补中益气汤有补气升阳的作用，所以能固摄，就能治疗这些下垂的病。特别是对于胃下垂、脱肛、子宫脱出，用补中益气效果还是不错的。另外根据经验，补中益气汤加两个药，一个是枳实或枳壳，这是降气的；还有一个药，是专门治疗子宫脱垂的，加车前子，这个方剂加三钱车前子后，治疗子宫脱垂的效果更好。"（《王绵之方剂学讲稿》）枳实或枳壳、车前子等药怎么会有增强升提的作用呢？实际上这就是有降才有升的道理，所以配伍补气升阳药疗效才会更好。如果把道理弄清楚了，理论把握好了，我们就可以灵活而有效地使用了。

岳美中老师说："草根树皮，乍看似乎无价值，但对帮助生存有灵应的效验，关键在于能否为人所用。其中很小的一茎一株，实蕴藏着无穷的效力，假若医者在掌握之后，将它们付诸实践来验证，可用为救死扶伤的武器。"（《岳美中医话集·谈医史中的古人》）

下面我再讲一个便秘的治疗思路。怎样理解便秘的概念呢？从质、次、感三点来认识。质，大便干结。次，排便时间延长，一般一日一次为常度，三四日一次则称为秘。如《医学入门》说："一日一便为顺，三四日不便为秘。"（转引自《医述·大便》）感，有便意但解不出来，或者解出来不一定是干结的，如虚坐努责。治疗便秘，一般的治疗思路一定是要把大便泻出来，像大黄这些作用趋势趋下的通泻药一般都会加用的。但根据"有升才有降，有降才有升"的道理，在下降的药中可不可以加上一点上升的药，从而使有升更有降呢？所以在通便剂中如济川煎里为什么要用升麻呢？在这里举一个医案。北京有位老中医叫魏龙骧，1977年6月治疗了一名50多岁的女性病人。该病人自称患便秘六七年，多年来，服汤药数百剂，滋阴如麦冬、沙参、玉竹、石斛、知母有之，润下如火麻仁、郁李仁、柏子仁、桃仁有之，泻下如大黄、芒硝、番泻叶有之，补益如党参、黄芪、太子参、怀山药、肉苁蓉、狗脊、巴戟天有之，丸药如牛黄解毒丸、牛黄上清丸、更衣丸、槐角丸、麻仁滋脾丸，他如开塞露、甘油栓等，且常年蜜不离口。然而便秘之苦仍不解，颇为失望。魏老师诊之，病人心烦易汗，眠食日减，脉细，舌苔薄滑。他认为，上症皆由便秘过久，脾胃功能失调所致。于是他处以生白术三两，生地二两，升麻一钱。从 1979 年 1 月 1 日起，全国中医处方用药的计量单位一律采用"g"的国家标准。过去中药的一钱等于现在的 3.125g，一两等于现在的 31.25g，以此为标准进行换算。为了尊重中医药的传统以及处方用药的简便，按规定可采用 1 两 = 30g，1 钱 = 3g，1 分 = 0.3g，1 厘 = 0.03g 的近似值进行换算。如果严格地讲，三钱等于现在的 9.375g，但临床医生绝少有这样处方用量的，多是用近似值，有用 9g 的，也有用 10g 的。因此白术三两相当于现在的 90g；生地二两相当于现在的 60g，升麻一钱相当于现在的 3g。请问其中哪一味药是通便的？所以病人半信半疑，认为仅仅三味药而且又无一味通下药，默然持方而去，实则并未服药。后终因便不自下，姑且试之。不期 4 小时后，一阵肠鸣，矢气频转，大便豁然而下，为数年之所未有如此之快者。此后，又继服二十余剂，六七年之便秘竟获痊愈。①

请问这三味药中有哪一味药通大便？现在看起来似乎难以认识、难以理解。没关系，我们以后讲《素问·至真要大论》时还要结合到"塞因塞用"这节经文的理解，到时再把其中的道理讲给大家听，让你们知道这个处方的基本原理和配伍规律。现在我们只看其中的升麻。为什么泻下的方药中要用升麻呢？魏老说："少佐升麻，乃升清降浊之意。"就是取其有升才有降的道理。李东垣的通幽汤治大便艰难，方中也有升麻。《医方集解·通幽汤》解释说："加升麻者，天地之道，能升而后能降，清阳不升，则浊阴不降，《经》所谓地气上为云，天气下为雨也。"

有升才有降。所以治便秘的方剂中要用有升提作用的药物是常见的配伍方法。如济川煎中用升麻、润肠丸中用羌活，李东垣常用防风、升麻、柴胡等。对黄龙汤中桔梗的使用，王绵之教授是这样说的，"黄龙汤中的桔梗，煮的时候后下以开肺气，肺与大肠相表里，使全方降中有升，这样有利于大便下行，配伍相当巧妙"（《王绵之方剂学讲稿》）。

药物的升降，需要两方面的配合。一是药物本身具有升降的作用，二是凭借人的正确使用和创造性使用让药物发挥升降的作用。所以李时珍有一句最耐人寻味、值得仔细琢磨的话："升降在物，亦在人也。"李时珍在《本草纲目·序例·升降浮沉》中说："酸咸无升，甘辛无降，寒无浮，热无沉，其性然也。而升者引之以咸寒，则沉而直达下焦；沉者引之以酒，则浮而上至颠顶。此非窥天地之奥而达造化之权者，不能至此。""升降在

---

① 魏龙骧. 医话四则. 中医杂志，1978（4）：9

物"，是说药物的升降浮沉与药物本身的条件如性味、质地、入药部位等有关。一般能升浮的药物大多具有辛、甘味和温、热性，能沉降的药物大多具有酸、苦、咸、涩味和寒、凉性。一般的花叶及质轻的药物大都能升浮，质重的介壳、矿石、种子类药物大都能沉降。"亦在人也"，是说良医通过恰当的用量、配伍、炮制方法、用药剂型、服药方法等，可以改变药物升降浮沉的作用趋向。在复方配伍中，性质升浮的药物同较多的沉降药物配伍，其升浮之性可受到一定制约，便随之沉降。反之，性属沉降的药物同较多的升浮药物同用，则沉降之性亦受到一定的制约，便随之升浮。有些药物可随某些具有引导作用的药物改变其作用趋向，如桔梗能"载药上浮"，牛膝能"引药下行"。药物的炮制方法也可影响药物的作用趋向，一般经酒炒则升提，盐水炒则下行，姜汁炒则散，醋炒则敛，炒炭则收敛止血。有的药物"生升熟降"，生麻黄发汗解表效佳，而炙麻黄平喘效佳；荆芥生用具有祛风解表之功，经炒炭后则收敛止血，治疗多种出血证。这就在于人的使用是否得当了。

升降相因。有升才有降，有降才有升；无升则无降，无降则无升。因此，脾气不升，则胃气不降；胃气不降，则脾气不升。肾水不上济，则心火不下降；心火不降，则肾水不上济。这就是阴阳升降的道理。

再请同学们思考一个问题：我们在中医基础理论课程中学到，阳主升，阴主降。那么我们现在看，天在上，地在下。天气下为雨，由上而下，谓之阳降。地气上为云，由下而上，谓之阴升。再看经脉的走向，《灵枢·逆顺肥瘦》说：手之三阴，从脏（胸部）走手；手之三阳，从手走头；足之三阴，从足走腹；足之三阳，从头走足。如果我们把双手举起来，则所有经脉的走向是：阴（经）升，阳（经）降。再如《周易》中的否卦和泰卦：否卦，阳在上阴在下，谓之天地不交而万物不通，主凶（图2）。泰卦，阳在下阴在上，谓之天地相交而万物通，主吉（图3）。

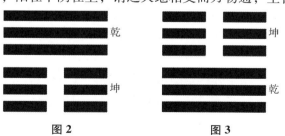

图2　　　　　　　　图3

如此看来，阴阳升降中，既有阳升阴降，也有阳降阴升。

关于阳降阴升，历代医家主要有以下两种意见。

第一种意见认为，阴阳之中各有阴阳，所以阳虽主升，但是阳中之阴主降；阴虽主降，但是阴中之阳主升。如马莳注："然地虽在下，但阴之中阳者升，故其上为云。天虽在上，而阳中之阴者降，故其下也，为雨。"

第二种意见认为，天地阴阳本身就存在着阳降阴升的特性。《素问·六微旨大论》说："升已而降，降者为天；降已而升，升者为地。天气下降，气流于地；地气上升，气腾于天。故高下相召，升降相因而变作矣。"由升而降，降是天气的作用；由降而升，升是地气的作用。天气下降，交流于地；地气上升，腾交于天。所以天地之气上下相互交感，上升下降互为因果，于是产生了自然界的运动变化。所以张志聪指出，"天气主降""地气主升"。张景岳说："上者必降，下者必升，此天地循环之道也。阳必召阴，阴必召阳，此阴阳配合之理。"结合人体，则表现为心肾相交、脾胃相因等，由此脏腑达到阴阳配合之势。《庄子·天运》成玄英疏曰："阴升阳降，二气调和。"张子和《儒门事亲·寒门》说："凡妇人年二三十，无病而无子，经血如常，或经血不调者，乃阴不升而阳不降，此上下不得交通，有所滞碍，不能为用故也。"在前面我们提到了方药中先生把"阴升阳降"作为阴阳学说的基本内容之一，认为上为阳，下为阴，阴趋于阳，其运动方向由下向上，所以叫作阴升；阳趋于阴，其运动方向由上向下，所以叫作阳降。

此外，有医家认为这是阴阳互根的关系，阳作用于阴使之升称为阴升，阴作用于阳使之降称为阳降。清代医家石寿棠的《医原·阴阳互根论》说："阴气上升，而非自升，必得阳气乃升。地之阳，即天下降之阳，以阳助阴升，故不曰阳升，而曰阴升。阳气下降，而非虚降，必含阴气以降。天之阴，即地上升之阴，以阴随阳化，故不曰阴降，而曰阳降。若是阴阳互根，本是一气，特因升降而为二耳！以人言之。人之阴升，脾胃水谷精微之气上升于肺，如《经》所谓饮入于胃，游溢精气，上输于脾，脾气散精，上输于肺，是即水行天上也。气中有水，故曰阴升，然水不离乎气也。若非气水蒸腾，而为邪水上泛，则水溢高源，而肺胀、喘嗽诸证生矣。然气水既生于胃，必胃中水谷充满，而后阴气乃旺，《经》故曰：精气生于谷气。若胃气自病，则生化之源绝，安望阴升乎？且夫阴气非能自升，必藉阳气乃升。肾之真阳，即肺下降之阳。惟肺阳下归于肾，得肾之含纳，而阳气乃收藏不越。人之阳降，肺之阳气下降于肾，如天之阳气潜藏于地，是即火出地下也。水由气化，故曰阳降，然气不离乎水也。若非气水涵濡，而为燥阳下降，则金枯水竭，而劳咳、骨蒸诸证生矣。然则阳气不可虚降，必含阴气以降。肺之真阴，即脾、胃、肾上升之阴。惟脾、胃、肾之阴上升于肺，得肺之敷布，而阴气乃充周一身。《经》故曰：肾上连肺。又曰：无阳则阴无以生，无阴则阳无以化。然而阴阳升降，不可得而见也，请借证釜甑。釜中之水谷，水也；釜底之火，火也。釜上之气，即为阳气；气中之水，即为阴气。然必釜中水谷充满，又得釜底之火以熏蒸之，釜上之盖以统束之，而后气中之水，絪缊煦育，上蒸下布。气中有水，即是阴升；水由气化，即为阳降。若釜中水谷不充，则无米之炊，将见釜底之火，仅存虚阳，釜上之盖，亦为虚器。又或釜中虽有水谷，而釜底无火，不独精气不能蒸运，即渣滓亦难销熔；釜上无盖，不独统摄无权，亦且漫溢不治。然则阴阳二气，非相需而不可须臾离者哉？"

当然，关于阴阳升降的问题，大家如果有兴趣的话还可以继续探讨。

总之，正是由于阴阳之间的阳趋于阴、阴趋于阳、阳升阴降、阴升阳降等不断的运动变化，形成了《黄帝内经》所谓"上下相临，阴阳相错，而变由生"的状态，自然界才能有运动变化。

二、阴阳之清浊

下面《黄帝内经》将运用阴阳清浊升降的理论来指导人们认识和处理人体的生理和病理等情况。

故清阳出上窍，浊阴出下窍；清阳发腠理，浊阴走五脏；清阳实四肢，浊阴归六腑。

这里有三个清阳、三个浊阴。在《黄帝内经》中，清阳与浊阴在不同的经文中有不同的含义。这里的清阳和浊阴，主要是指饮食物进入胃中，在脏腑的作用下，物质变化的过程与作用。根据这些物质的变化，可以分为清阳与浊阴两大类。程士德教授主编的第五版《内经》教材将三个清阳和三个浊阴的具体含义解释得很清楚："清阳出上窍"的"清阳"，指呼吸之气以及发声、视觉、嗅觉、味觉、听觉等功能赖以发挥作用的精微物质。"清阳发腠理"的"清阳"，指卫气。"清阳实四肢"的"清阳"指水谷之精、阳气。

我把这三个清阳、三个浊阴的含义放在下列表格中，可以简明地了解其中的含义（表1）。

表1　清阳与浊阴的含义

	清阳			浊阴		
含义	呼吸之气及发生视觉、嗅觉、味觉、听觉等功能赖以发挥作用的精微物质	温润皮肤、肌肉、组织的卫气	充养四肢，产生动力、热能等的水谷精气	大小便	五脏所藏的精血津液	通过消化道的饮食物、糟粕及膀胱内的水液
经文	清阳出上窍	清阳发腠理	清阳实四肢	浊阴出下窍	浊阴走五脏	浊阴归六腑

我们还可以从饮食与脏腑功能活动方面来认识清阳与浊阴的含义及功能。这里的清阳和浊阴都来源于饮食物。由于脏腑功能的活动，将饮食物分为清阳与浊阴两个部分。清者为阳，或上出于七窍，或外发于腠理，或充实于四肢。浊者为阴，或下出于二窍，或内藏于五脏，或归注于六腑（图4）。

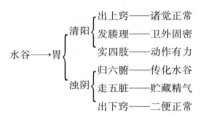

图4　清阳与浊阴分布与功能示意图

清阳可以分为三个部分。一部分清阳之气上行于七窍，以温煦濡养官窍，从而使诸窍功能正常，感觉灵敏。楼英《医学纲目·阴阳》说："耳目口鼻皆受阳气，所以能知觉视听……聪明者岂非阳气为之乎？夫人之耳目犹月之质也，月质必受日光所加始能明，耳目亦必受阳气所加，始能聪明。"如果阳气虚，清阳之气不能上升，不能温养七窍，必然导致七窍功能异常。治疗可用补中益气汤、益气聪明汤等方加减，以升举清阳，温养七窍。

一部分清阳之气散行于腠理。阳气温煦腠理，则使腠理卫外固密。卫外固密的功能有两个：第一个是不准外面的进来，即抗御外邪；第二个是不准里面的出去，即固摄阴精。所以，如果阳气亏虚，卫外不固，那么，一则外邪容易入侵，二则在内的精血津液等容易溢出。因此，要强调加强阳气卫外固密的功能，最常用的方剂是玉屏风散。请同学们思考一下，我们在现实生活中经常会遇到传染病的发生，如 SARS、禽流感等，如果请你开一张预防这些传染病的方药你应该怎样开呢？

一部分清阳之气充实于四肢。阳气充养四肢，如果阳气亏虚，不能充养四肢，则会见到四肢懈惰、疲乏倦怠、少气懒言等症。反过来，如果阳气过于亢盛，阳主动，则四肢善动或动作有力等。这一点提示我们，如果见到小儿多动症、狂躁症，可否考虑从清泻阳热来论治呢？

浊阴也可以分为三个部分。一部分浊阴出于下窍。这里主要是讲糟粕之物从大小便排泄出去。如果糟粕不能正常出于下窍，而是积滞于里，就可以变生他病，如癃闭、便秘、腹胀。一般而言，精微物质不得出于下窍。若精微之气出于下窍，则大便可见飧泄，小便可见膏淋、甘味等，所以要说"浊阴"出下窍。

一部分浊阴内注于五脏。这里的"浊阴"千万不要理解成糟粕了。《素问·五脏别论》指出，"五脏者，藏精气而不泻也"，"满而不能实也"。五脏只能贮藏精气。这里的"浊阴"是指濡养五脏的浓稠的营养物质，所以解释为充养五脏的精血津液。精有广义和狭义之分。正如周学海在《读医随笔·气血精神论》中说："精有四：曰精也，血也，津也，液也。"五脏藏精的精是广义之精，五脏所藏的精血津液中的精是狭义之精。

一部分浊阴归入于六腑。不能把归入于六腑的浊阴都理解为糟粕。因为六腑包含胃、小肠、大肠、三焦、膀胱、胆。胃受纳水谷、小肠进一步分清泌浊、膀胱藏津液等，所以在六腑里，有水谷、津液、糟粕，所以这里的"浊阴"泛指水谷饮食物、津液、糟粕等。

第四节　气味的阴阳变化

水为阴，火为阳，

水因润下、寒凉等性，故属阴；火因炎上、温热等性，故属阳。

阳为气，阴为味。

清代学者毛对山说："中医用药，惟凭气味以扶偏制胜。"（《对山医话·卷三》）说明药物之气味非常重要。下面的内容主要讨论气味的有关思想。

气味，大约有三种认识。一者，味是辛甘酸苦咸，气是寒热温凉。这是现在最常见的含义，常用在中药学中。二者，味是辛甘酸苦咸，气是臊焦香腥腐。如张景岳《类经》说："臊焦香腥腐，五气也。酸苦甘辛咸，五味也。"《素问微蕴》说："臊者，肝之气也；焦者，心之气也；香者，脾之气也；腥者，肺之气也；腐者，肾之气也。酸者，肝之味也；苦者，心之味也；甘者，脾之味也；辛者，肺之味也；咸者，肾之味也。"《吕氏春秋·本味》说："水居者腥，肉玃者臊，草食者膻。"玃音 jué，同"攫"，用手搏取。肉玃者如鹰雀鸟类，焦的字形就是鸟在火上。肉之朽称为腐。三者，味是酸苦咸，气是辛甘。[①] 这里所讲的气味，我倾向于第三种认识。这里的气味，是指药食的气味，是根据本篇下文"气味辛甘发散为阳，酸苦涌泄为阴"来分气药与味药的。凡以升浮为主，具有发散解表、散寒清热、行气通络、助阳、补阳、益气等功能者，均是气药，多为味偏辛甘、性属温热之类；凡以沉降为主，具有通积涌泻、泻火坚阴、通利小便、养阴补血、活血化瘀等功能者，均属味药，多是味偏苦酸咸、性属寒凉之品。[②] 据此，气药主要是指具有发散、行气、益气、温阳等功能者，从现代中药学的四气五味来看，多为味偏辛甘、气属温热之类的药物。味药主要是指泻火、泻下、养阴、补血等功能者，从现代中药学的四气五味来看，多为味偏酸苦咸、气属寒凉之类的药物。如果从补药来讲，气药指具有益气温阳等功效的药物，味药指具有养阴补血等功效的药物。

一、形精气味的关系

味归形，形归气；气归精，精归化。精食气，形食味，化生精，气生形。味伤形，气伤精，精化为气，气伤于味。

味归形：味，指药食之味，在这里是指具有养阴补血等补益功效的味药；归，生成之意；形，形体之气。味归形，指药食之味生成形体之气。

形归气：形，指形体；气，指阳气。形归气，指形体生成阳气。

气归精：气，指药食之气，在这里指具有温阳益气等补益功效的气药；归，生成之意；精，阴精，即精血津液。气归精，指药食之气滋养生成精血津液。

---

① 姜建国.《内经》"气味"论的本义. 山东中医学院学报，1980（8）：45
② 高思华. 论"形不足者温之以气，精不足者补之以味". 山东中医学院学报，1982（2）：11

精归化：归，生成于；化，气化。精归化，指通过气化生成阴精。

精食气：阴精的生成，有赖于药食之气，即阴精在生成过程中要消耗药食之气。

形食味：形体的生成，有赖于药食之味，即形体在生成过程中要消耗药食之味。

化生精：指通过气化产生阴精，是上文"精归化"的补充说明。

气生形：气，指阳气。意思是阳气生成于形体，是上文"形归气"的补充说明。

味伤形：药食之味生成形体，但味药的过多或过少，都能损伤形体。

气伤精：药食之气生成阴精，但气药的过多或过少，都能损伤阴精。

精化为气：精，阴精；气，阳气。阴精能化生阳气，相似于物质转化为功能。在《素问·生气通天论》中有"阴者，藏精而起亟也"。阴精充盛，则阳气旺盛。若阴精虚少，则阳气不足，这是精不化气的表现。如《灵枢·本神》云："五脏主藏精者也，不可伤，伤则失守而阴虚，阴虚则无气，无气则死矣。"

气伤于味：气，指阳气。味药的过多、过少，也能损伤人体阳气。如《素问·生气通天论》说："味过于酸，肝气以津，脾气乃绝。"

上述内容可以用图5来表示它们之间的关系。

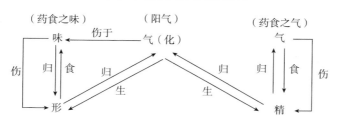

图5　形、精、气、味的关系

我们简单解释了上述经文，可以看出"气、味、形、精"之间的相互关系，这对我们今后的临床有什么指导意义呢？对我们的思想有什么启示呢？对我们的理论提升有什么帮助呢？其中的道理比较多，在这里我只讲两点。

1. 阴阳互根，精气互化

同学们，通过前面的解释，你们对味归形、气归精的认识有没有疑问？在前面的解释中，"味归形"是指用滋阴补血的味药来补益形体之气，"气归精"是指用温阳益气的气药来补益精血津液。你们有没有觉得，这里好像有点别扭。同学们，有别扭的感觉就对了。

我们结合《素问·阴阳应象大论》中排列在后面的另两节经文"形不足者，温之以气；精不足者，补之以味"来一起解读，可能会有更深、更多的认识。"形不足者"，应该指形体的阳气不足，表现为形体不任风寒和不任动作两个方面。阳气不足，肌表不固，外邪容易侵袭；阳气不足，表虚则自汗；阳气不足，不任动作，常见倦怠嗜卧、精神萎靡。刘完素在《素问病机气宜保命集·原道论》中云："形以气充，气耗形病。""精不足者"，指阴精不足，包括精血津液。对形气不足的治疗，就该用温阳益气的气药，所以说"形不足者，温之以气"。对阴精不足的治疗，就该用滋阴养血的味药，所以说"精不足者，补之以味"。这是治疗气血亏虚的一般原则。而"味归形""气归精"却提出了用滋阴补血的味药来补养阳气，用温阳益气的气药来补养精血。这是阴阳互根、相互转化的妙理。

所以，对血不足者，用补血药治疗，这是一般的常规治法；而用补气药治疗，这是特殊治法。我们常用的当归补血汤，明为补血剂，但重用黄芪，补气以生血。李东垣说："血不自生，须得生阳气之药，血自旺矣。"（转引自《本草纲目·人参》）又说："血虚以人参补之，阳旺则能生阴血。"（《脾胃论·清暑益气汤》）这是阳生阴长、气生精的道理。《张氏医通·虚损》说："血虚而用血药，亦必兼气药为主。《经》曰：无阳则阴无以生。血脱者益气，为血不自生，须得阳和之药乃生，阳生则阴长也。若单用血药，血无由而生，反有伤犯中州之患矣。"

对阳气不足者，用温阳益气药治疗，这是一般的常规治法；而用养阴补血药治疗，这是特殊治法。如治元阳不足、命门火衰的右归丸，益火之源，旨在补阳，但方以补阴的熟地为君，并配以当归养血。阴为阳之基，所以张景岳说："不知此一阴字，正阳气之根也。"（《类经图翼·真阴论》）

精气互根互化，如《景岳全书·阳不足再辨》说："善治精者，能使精中生气；善治气者，能使气中生精。"张景岳还有另一段名言："善补阳者，必于阴中求阳，则阳得阴助而生化无穷。善补阴者，必于阳中求阴，则阴得阳升而泉源不竭。"（《类经·五实五虚死》）著名方剂左归丸补肾阴，而方中用鹿角胶；右归丸补肾阳，而方中重用熟地，都是阴阳互根互化理论的具体应用。

由此可知，临床上治疗阳气虚，既可直用温阳益气药治之，又可以用滋补阴精药使精化为气。治疗阴血虚，既可直用滋阴养血药治之，又可以用温阳补气药使气能生血。所以，药食之气既能长养形气，又能长养阴精；药食之味既能滋养阴精，又能滋养形气，就看你如何使用了。

通常认为，味偏辛甘、性属温热的气药具有的药物功效是温阳补气，那么本篇所说的"气归精"又应该怎样理解呢？一般来说，味偏辛甘、性属温热的气药如果想取得养阴生精补血的效果，都是通过阳生阴长、精气互化等作用促进阳气以化生阴精的结果，是间接功效，所以当归补血汤重用黄芪补气以生血。但是，请一定要记住，还有一些药物直接就有"气归精"的作用，也就是说，有一些味偏辛甘、性属温热的气药直接就有养阴生精补血的效果。如当归，辛甘温，属气药，却具有补血和血之功。锁阳，味甘性温，属气药，但王绵之教授说过"锁阳，补阴益精而兴阳起痿，润燥养筋"，"它虽然是补阴的，但又是温药，不是凉药"（《王绵之方剂学讲稿》）。

2. 气味能损伤形精

我们要学会辩证地看问题。一个事物有两个方面，有好的一面，也有不好的一面。气味虽然可以滋生长养形精，但是气味摄入得过多或过少或偏嗜，也能损伤形精。因此，在治病用药、养生保健等方面，一定要注意这一点。

阴味出下窍，阳气出上窍。

王冰注："味有质，故下流于便泻之窍；气无形，故上出于呼吸之门。"味药酸苦咸，性属寒凉，为阴，多下行出于下窍。气药辛甘，性属温热，为阳，多上行而出于上窍。这是药物气味的走向趋势。依据气味的阴阳上下属性，可以指导临床用药。如治下部之疾，多用苦咸寒凉之味药；治上部之疾，多用辛甘温热之气药。反之则属不宜。再如，使用如生地黄、玄参等味药后病人可能会出现泄泻；用当归等气药后病人可能会出现口干、目屎等，这正是"阴味出下窍，阳气出上窍"的药物反应。

二、气味之厚薄

味厚者为阴，薄为阴之阳；气厚者为阳，薄为阳之阴。

这节经文说明阴阳中复有阴阳的道理。味为阴，味厚者为阴中之阴，味薄者为阴中之阳。气为阳，气厚者为阳中之阳，气薄者为阳中之阴。这是气味厚薄分阴阳的道理，以此指出药物因气味厚薄而有不同的作用。

味厚则泄，薄则通。气薄则发泄，厚则发热。

一般而言，泄，在这里指泻下；通指开通、通利，如通利小便等；发泄，指发汗；发热，指温阳。注家多从药物的具体种类来说明气味厚薄的作用。如大黄、黄芩、黄连苦寒，属味厚者，为阴中之阴，有泻火、泻下的作用。木通、泽泻甘寒，属味薄者，为阴中之阳，有利尿通淋的作用。附子、干姜辛热，属气厚者，为阳中之阳，有温阳散寒的作用。麻黄、桂枝辛温，属阳中之阴，有发散和发汗的作用。药物气味有厚薄，因而作用有所不同。

我还想阐述这样一个观点：药物气味的厚薄和作用，还可以因为使用的药物剂量、配伍环境和煎服药方法的不同而发生改变。我举一个例子。我有位朋友，也是中医师，他跟我谈过这方面的亲身经历和自我认识。某年冬天，他患冻疮，自拟"当归四逆汤"治之。他思桂枝辛温，处以 3g，视为稳妥。谁知下咽后通宵不眠，周身发热出汗，翌日，口角生疮，咽燥心烦，不敢再服。来年夏天，他因精神不佳，倦怠厌食，请一位老中医诊治，断为湿困中阳，用苓桂术甘汤加味。其中桂枝用至 30g，并加入附子、干姜、吴茱萸等药。他开始见此处方，不敢服用，心想，去年冬天服 3g 桂枝，还没有配用附片、干姜之类，就通宵不眠、发热出汗、口角生疮、咽燥心烦，今天开这么多热药，会不会吃下去就全身长疮、发热汗出？结果两剂下肚，安然。于是，他细思去年冬天用 3g 桂枝发热生疮，今年夏天用 30g 桂枝，并加入干姜、附子、吴茱萸则安然的道理。于是他从本节经文中思有所得：冬季乃阳气闭藏之时，桂枝辛温为气药，用量 3g，当属气薄之品，功在发散升阳，宣上达下，使当藏之阳气不得闭藏而透发出来，因此见到口角生疮、发汗、咽燥、心烦等症。若用量大且与姜附等为伍，则取气厚之用，则能行里温阳。由此可知，药物气味的厚薄可以因用量的大小、配伍环境的不同而发生改变。当然，他这个案例有缺陷，因为两次用药不在相同时段，如果第二次的方药与第一次的方药在同一个时间段使用，结果也是这样，那说服力就更强了。不过也没有关系，我在这里只是想提示一下：中药的用量与配伍环境的不同，可以改变药物的功效。《伤寒论》中也有类似的例子。如附子泻心汤中的附子，本为气厚之品，主发热，但如果用量小，或配伍环境、煎服药方法不同，可使它成为气薄之品，起到宣散的作用。正如清代汪琥在《伤寒论辨证广注》中说："以三黄汤，泻其心下之痞，加附子以散在表之邪。"再如大黄本为味厚之品，主泄，若煎服药方法不同，可使它成为味薄之品，起到通的作用。如《伤寒论》的大黄黄连泻心汤，大黄、黄连不用煎煮，以沸水浸渍，以收调气泄热消痞之功，正如成无己在《注解伤寒论》中说："大黄、黄连之苦寒，以导泻心下之虚热。但以麻沸汤渍服者，取其气薄而泄虚热。"这是味厚之品取味薄之用的例子。

后世临床医家对中药药量的大小、药物配伍环境的变化、煎服药方法的不同等可以改变药物气味厚薄因而发挥不同的治疗作用的认识，扩大了注家关于药味不同而作用不同的认识局限，很有临床参考价值。毛对山说："医者意也，能知变，而后能使草木，每见同是一方，或分量有差，或少加一引，有验不验之异者。"（《对山医话·卷二》）秦景明在《医验大成》一书中说："知医之长短，止在药之一二味也。"

三、气味之性质

壮火之气衰，少火之气壮。

联系上下文及程士德主编的《内经》教材的注释来看，壮火与少火有本义与引申义两种解释。

先说本义，即从药食言，药食气味纯阳者为壮火，药食气味温和者为少火。之：北京中医药大学钱超尘教授认为，与"则"相似，可译为"就"。[①] 气，指人体正气，正气包含阴精与阳气。这节经文是说，药食气味纯阳者，能使人体正气耗损；药食气味温和者，能使人体正气强盛。药食气味纯阳者，如乌头、附子、干姜等辛热药，为壮火之品，如果久用过用，一则可以耗损津液，二则可以耗伤阳气。耗损津液，是因为一方的太过必使另一方不足，火热太过则耗伤阴精，而阴精不足则又不能化气而致正气衰。耗伤阳气，是因为阳化气，阳能促进事物的变化，阳催化过度而耗伤自身。药食气味温和者，如人参、白术、当归等药，为少火之品，一补阳气，二补阴血，增益人体正气。马莳说："气味温者，少之火也。用少火之品，则吾人之气渐尔生旺，血亦壮矣，如参归之类，而气血渐旺者是也。"这节经文提示：一则在临床上要注意药物之性，掌握用药法度，免伤正气。二则在治疗虚证上，不可峻补，当缓补慢补，使之康复。但即使是参术等性味温和之品，在某些情况下，也不能过用久用。如《审视瑶函·诊视》在治疗目疾时指出，"补不可过用参术，以助其火，惟用清

---

① 钱超尘.《内经》语言研究. 北京：人民卫生出版社，1990

第二章　阴阳——医道开卷第一义

和滋润之类"。意思是即使是参术也不可过用久用，否则也能助长火热而耗伤正气。王绵之教授说："在用补的时候，中医用中药强调王道，太过不及都是病，不能偏，不到危急的时候，用补药宁使不足，不使有余。"（《王绵之方剂学讲稿》）

再说引申义，即从生理与病理言。生理之火就是正常阳气；病理之火就是亢盛的阳气，是邪火。少火是生理之火，是平和正常的阳气。它能促进脏腑功能化生精微物质，以及将物质转化为功能，这就是前文所说的"精化为气"和"阳化气"的道理，从而使正气（物质与功能）强盛。壮火是病理之火，是亢盛的火热邪气，气有余便是火，亢盛之火使脏腑功能亢进，从而大量耗伤阴精，精伤则无以化气，这就是所谓的"精伤则阴虚"（《理瀹骈文·续增略言》），"阴虚则无气"（《灵枢·本神》），因而耗伤正气。临床上常见火盛伤精耗气的病证，如白虎加人参汤证、承气汤急下证等。所以张景岳说："火，天地之阳气也。天非此火，不能生物；人非此火，不能有生。故万物之生，皆由阳气。但阳和之火则生物，亢烈之火反害物，故火太过则气反衰，火和平则气乃壮。"

壮火与少火的两种含义，都有临床指导意义，因此两说并存。

壮火食气，气食少火，壮火散气，少火生气。

"食气"的食，有消耗的意思。"气食"的食，音义同饲，这里是"饲养于"的意思。散，耗散。壮火消耗正气，正气赖少火以饲养；壮火耗散正气，少火滋生正气。这节经文与上文"壮火之气衰，少火之气壮"的意思相同。

少火生气，少火对人体之气有推动、生新推陈、发挥功能的作用。如《推求师意·变蒸》说："少火运动，遂有生新推陈之功。"所以请同学们思考一下"肾气丸"的命名。

四、气味之作用

气味辛甘发散为阳，酸苦涌泄为阴。

这节经文指出气味分阴阳的原则。气味辛甘，具有发散的作用，为阳。气味酸苦，这里虽然没有提到咸，但应该包括咸，具有催吐、泻下的作用，为阴。

每一种气和味都有特别的性质。如杨士瀛《仁斋直指方论·证治赋》说："寒则兼凝，热则开行，风能胜湿，湿能润燥，辛能散结，甘能缓中，淡能利窍，苦以泄逆，酸以收耗，咸以软坚。"

气味辛甘者，主要具有发散的功能作用。这一理论可以用来指导我们认识具有发散功效的方药的机理。除桂枝汤、麻黄汤等方外，如《医方集解》说："（羌活胜湿汤）此足太阳药也。《经》曰：风能胜湿（如物之湿，风吹则干），羌、独、防、藁、芎、蔓皆风药也，湿气在表，六者辛温升散，又皆解表之药，使湿从汗出，则诸邪散矣（藁本专治太阳寒湿，荆、防善散太阳风湿，二活祛风胜湿兼通关节，川芎能升厥阴清气、上治头痛，甘草助诸药辛甘发散为阳，气味甘平，发中有补也）。"《伤寒证治准绳》说："（竹叶石膏汤方）辛甘发散而除热，竹叶、石膏、甘草之甘辛，以发散余热。"又如《金匮方歌括》说："排脓汤：甘草二两，桔梗三两，生姜一两，大枣十枚。上四味，以水三升，煮取一升，温服五合，日再服。元犀按：方中取桔梗、生姜之辛，又取大枣、甘草之甘，辛甘发散为阳，令毒从阳化而出，排之之妙也。"以上都是这一理论认识的拓展。

气味酸苦（咸）者，主要具有涌吐的功能作用。瓜蒂、白矾、齑水等药所以能吐，就是因为"酸苦涌泄为阴"的道理。如张子和说，大黄"味苦涌泄"。《儒门事亲·留饮》载："（一人病吐酸水）戴人以苦剂越之，其涎如胶，乃出二三升，谈笑而愈。"李时珍说："齑水，气味酸、咸，无毒。主治吐诸痰饮宿食。酸苦涌泄为阴也。"（《本草纲目·齑水》）在《黄帝内经》理论的指导下，后世医家多用酸苦咸剂以涌吐。

第五节　阴阳偏颇的病变

阴胜则阳病，阳胜则阴病，

关于这节经文，也有本义和引申义两种解释。

先看本义。所谓本义就是联系上下文得出来的意义。这里主要选取马莳的注释意见。阴胜，指酸苦咸、寒凉涌泄之品用之太过。这里的太过是指用量大，或者用得太久，或者使用的时机不妥等。阳病，指人体阳分（阳气）受伤。《伤寒论》谈误治引起变证的情况很多。如第93条说："伤寒，医下之，续得下利清谷不止，身疼痛者，急当救里，宜四逆汤。"伤寒误用苦寒下之，伤及脾肾阳气，阳气衰微，阴寒内盛，故而下利清谷不止，虽有身疼痛的表证，但亦无暇顾及，故以四逆汤回阳救逆。阳胜，指辛甘温热发散之品太过。这里的太过是指用量大，或者用得太久，或者使用的时机不妥等。阴病，指精血津液等损伤。如用麻黄汤发汗太过，必伤津血。所以《伤寒论》有"亡血家不可发汗""咽喉干燥者不可发汗"等。

再看引申义。所谓引申义，就是后世注家和医家从阴阳两方面的紧密关系将这节经文发展成为对人体阴阳寒热盛衰病理原则的认识，如"一方的太过，必损伤另一方"，"一方的不及，可引起另一方的太过"或"一方的太过，源于另一方的不足"，"一方表现为太过，实则是另一方的太过"等。

先看阴胜则阳病，从三方面来谈其中的道理。

一是阴寒盛必损伤阳气。这是"一方的太过，必损伤另一方"的道理。如过食寒凉，则损伤脾胃的阳气。本证以散寒为主，佐以扶阳，寒去则阳复。

二是阴寒盛是因为阳气亏虚。这是"一方的不及，可引起另一方的太过"，换句话说，"一方的太过，是因为另一方的不及"的道理。如阳气亏虚，导致阴寒内盛，当治以温阳为主，佐以抑阴，阳生则阴消，正如王冰所说"益火之源，以消阴翳"。

三是表现为阴寒盛，实则是因为阳热盛。这是"一方表现为太过，实则是另一方太过"的道理。虽然外见寒胜之象，实则是由于阳热内盛，格阴于外所致，这是真热假寒证。

再看阳胜则阴病，也从三方面来谈其中的道理。

一是阳热盛必损伤阴精。这是"一方的太过，必损伤另一方"的道理。本证以清泄阳热为主，佐以扶阴，如白虎加人参汤。

二是阳热胜是由于阴精亏虚。这是"一方的太过，是因为另一方的不及"的道理。本证阴虚则阳亢，当治以滋阴为主，佐以抑阳，阴复则阳消，如王冰所说"壮水之主，以制阳光"。

三是表现为阳热胜，实则是因为阴寒盛。这是"一方表现为太过，实则是另一方太过"的道理。虽然外见热胜之象，实则是由于阴寒内盛，格阳于外所致，这是真寒假热证。

阳胜则热，阴胜则寒。

热是阳的属性，寒是阴的属性。这一节经文，从本义来看，气为阳，若过用、久用辛甘温热之气药，可使阳热亢盛。所以过用温热药，可见口燥、舌干等热症。味为阴，若过用、久用苦酸咸寒凉之味药，可使阴寒内盛。所以过用苦寒药，可见腹痛、胃寒等寒症。从引申义看，病理上阳热亢盛，即可表现为发热。病理上阴寒内盛，即可表现为恶寒畏寒。这为临床提供了诊断依据。发热多属阳胜，故治以清热泻火以抑阳。恶寒畏寒、形寒肢冷，多属阴胜，故治以温阳散寒以抑阴。

重寒则热，重热则寒。

历代注家对这节经文主要有两种解释，一是寒热转化，二是寒热真假。我认为，以寒热转化的解释为妥。"重"作"极"讲，物极必反。因此，"重寒则热、重热则寒"，是指阴阳偏盛偏衰，在一定条件下，各自向其相反的方向转化的两类不同证候。《黄帝内经》对此还称为"寒极生热，热极生寒"，"重阳必阴，重阴必阳"，等等，这都是物极必反之义。也有人以寒热真假来解释这节经文，认为寒到极点就出现热象，热到极点就出现寒象。20世纪时有人将"寒热转化"和"寒热真假"混为一谈，这是不对的。

"寒极生热，热极生寒"与"真寒假热、真热假寒"有何区别呢？第一，从性质是否改变来看。"寒极生热，热极生寒"，是性质已改变。这是阴阳在一定条件下的相互转化，寒证发展到极点，已经转化为热证；热证发展到极点，已经转化为寒证。两者的性质已经改变。而"真寒假热、真热假寒"，是性质未改变，是疾病发展到一定阶段而出现的一种假象。"真"表示了疾病的本质，"假"指出了疾病的一些症状与本质不符。如真热假寒证，真热是疾病的本质，假寒是真热证的一种特殊表现形式。第二，从治法来看。"寒极生热，热极生寒"使用的是正治法，以寒治热、以热治寒。在寒证时用热药，转化为热证时用寒药。在热证时用寒药，转化为寒证时用热药。而"真寒假热、真热假寒"使用的是反治法。关于反治法的内容，我们在今后学习治法的经文中还要详细讲到，所以这里就不再讲了。

第六节　六淫七情所致病

寒伤形，热伤气；气伤痛，形伤肿。

这节经文从病因角度阐述了寒热两种邪气损伤机体的一般规律。形指形体，气指气分、血分之气分。寒邪伤人形体，热邪伤人气分。

寒为阴邪，故寒邪外袭，先伤人阳气，气行则水行，故阳气虚，或因寒主收引凝滞，使阳气运行滞涩，均导致水湿不运，故见形体肿胀。这是寒伤形、形伤肿的道理。热邪伤气，气宜宣通，气伤则壅闭不通，不通则痛。这是热伤气，气伤痛的道理。

后世医家可取其中一句加以进一步认识，如热伤气。楼英《医学纲目》认为，天暑气热，人气外溢，故暑邪伤人，先伤人气，这是"热伤气"的道理。治暑热，既要清暑热，又要保气。所以李东垣"清暑益气汤"，即从《黄帝内经》"热伤气"理论而来。再如"气伤痛"，后世医家据此认为，气不通利则痛，张景岳《类经》说："气欲利，故伤之则痛。"所以有"痛随利减"之说。

故先痛而后肿者，气伤形也；先肿而后痛者，形伤气也。

痛，是病因为热，病位为气。肿，是病因为寒，病位为形。这节经文可从两方面来看，一是阐明病理机制可以相互影响、相互转化。二是举临床病证再度阐明上文"重热则寒、重寒则热"的道理。先肿而后痛，从寒转化为热，从形体病变转化为气分病变。先痛而后肿，从热转化为寒，由气分病变转化为形体病变。

风胜则动，

动：指肢体、头、眼、口、肌肉等动摇震颤。风性主动，有善行数变的特性。风邪偏胜，临床上可见多种动摇之症，如肢体抽搐、口眼震颤、头目眩晕及游走性疼痛、瘙痒等，临床常见证候有肝阳化风、热极生风、血虚生风和阴虚动风（图6）。

$$\left.\begin{array}{l}\text{肝阳化风}\\\text{热极生风}\\\text{血虚生风}\\\text{阴虚动风}\end{array}\right\}\text{主症：动摇、眩晕、抽搐}$$

图6　风邪的常见证候及主症

治疗的目的是息风、祛风，但要辨证论治，根据具体病机而采用不同的治法，如育阴平肝息风、清热凉肝息风、养血息风、养阴清热息风等。

热胜则肿，

肿：这里不是指浮肿，而是指疮疡的痈肿，表现为红肿热痛。这种痈肿的形成，大多是由火热亢盛，气血不通，腐肉化脓而成。外科以热毒痈肿最为多见。例如，外吹乳痈（急性乳腺炎），常见于初产妇，由于乳头陷缩、破裂，影响乳儿吮吸，或哺乳不当，致乳汁过剩，或断奶后未能及时回乳等原因，致乳汁积滞，火毒入侵与积乳互结而成乳痈。乳头属肝，乳房属胃，故肝气郁结、胃热壅滞者，易成乳痈。治疗时，一要清热泻火，二要疏通气血，三要调肝泻胃，另外结合外治法，如吸出积乳、敷药等。

燥胜则干，

燥：指燥邪。干：指病理结果，即内外津液干涸。燥胜则干，一方面是燥邪损伤津液而致津液干涸；另一方面是津液干涸，营血虚少，机体内外失于濡润而干燥。在外可见皮肤干燥、口唇皲裂等症，在内则致精血枯涸，从而导致一系列病变和临床表现。刘完素提出"诸涩枯涸，干劲皲揭，皆属于燥"。《素问·至真要大论》提出治疗燥证的基本原则是"燥者润之"。燥，既可单由燥邪所致，也能由风、热、火诸邪燥化为患，还能因为经脉气血运行滞涩、痰湿水饮凝聚、津液精血不布等缘故而致燥。治疗燥证，以润燥为目标，一般以救阴为本，清燥为标。因肺主燥，故诸燥以治肺为最要，故喻嘉言创"清燥救肺汤"以清降润燥、养血养阴。此外，还要根据致燥之因，辨证论治。

寒胜则浮，

浮：指浮肿，与前面的"形伤肿"同义。寒邪损伤阳气，一则因阳气虚致水湿不运，二则因寒主凝滞致阳气不行，水湿停聚，都可见形体浮肿。前者用真武汤、济生肾气丸等温阳利水，后者可用实脾饮等行气利水。

"寒胜则浮"的肿与"热胜则肿"的肿不同，前者因寒所致，是全身浮肿；后者因热所致，是局部红肿。

湿胜则濡泻。

濡：湿。濡泻，后世也有写作"濡泄"的。那么究竟"泄"与"泻"有什么区别呢？明代医家孙一奎曾作了分辨："按泄泻二字，取义必有轻重，非一症而无分别者也，何也？据书有云泄者，有云泻者，有云泄泻者，假使无分别，《经》何分言之若是。愚谓粪出少而势缓者，为泄，若漏泄之谓也。粪大出而势直下不阻者，为泻，倾泻之谓也。姑参出以俟明哲正焉。"（《医旨绪余·泄泻辨》）

濡泻即湿泻，即由湿气伤脾所致的泄泻，表现为泻下多水，小便不利，肠鸣辘辘有声。治疗当用化湿和中以及分利之法，利小便实大便。《石室秘录·奇治法》说："如泻病，止用车前子一两饮之，即止水泻是也，不必更加别药，以分消之也。"

天有四时五行，以生长收藏，以生寒暑燥湿风。

天：自然界。天有春夏秋冬四时，也称天有五时，即春、夏、长夏、秋、冬。五时各有主气，形成特定的季节性气候，春木生风，夏火生暑，长夏土生湿，秋金生燥，冬水生寒。由于四时五行的运动变化，形成了一年四季五时的温热凉寒、风暑湿燥寒的气候变化，从而促使万物有生、长、化、收、藏的发展变化。

人有五脏化五气，以生喜怒悲忧恐。

上面讲天，接着就讲人。天有五时，化生五时之气，从而使万物生长化收藏。对应而言，人有肝心脾肺肾五脏，化生五脏之气，于是就会产生喜、怒、悲、忧、恐五志。

这节经文中没有"思"。有注家认为，这里的"悲"当作"思"，这样喜、怒、思、忧、恐正好分属五脏。如张景岳根据《素问·天元纪大论》建议将"悲"改作"思"。也有注家认为本节经文是正确的，忧属脾，若将悲改作思，则思忧同属于脾，与五脏不合，所以仍作喜怒悲忧恐为妥。如《素问悬解·天元纪大论》说："人有五脏化五气，以生喜怒悲忧恐。旧本作喜怒思忧恐。按：思与忧，皆脾之志也，与五气未合。新校正谓四脏皆受成于脾，亦属曲为之解。不若即据《阴阳应象大论》作喜怒悲忧恐为得也。"这里有两种意见，关键是看"忧"究竟归属于肺还是归属于脾。如果"忧"属肺，则建议将"思"改作"悲"；如果"忧"属脾，则建议保留本节经文的原貌。那么这就需要对"忧"归属于哪一个脏进行确认了。但是，提出"肺主忧"或是"脾主忧"者都大有人在，而且都是些著名医家和著名注家，只是前者更多些。从《黄帝内经》经文看，"忧"既可伤肺，也可伤脾。据此，我们还不能一下子完全解决这个归属问题，还需要你们今后做进一步的研究才能确定。

故喜怒伤气，寒暑伤形。

这节经文将六淫与七情伤人的不同情况进行了比较，并且指明了六淫和七情伤人的要害所在。气：指五脏之气。喜怒：概指五志七情。喜怒伤气，指七情过激，损伤五脏之气。也就是说，七情过激损伤的是五脏之气。形：指形体。寒暑：概指六淫外邪。寒暑伤形，指六淫损伤人之形体。也就是说，六淫损伤的是人的形体。七情发于内，故先伤脏气，所以称为七情内伤。六淫发于外，故先伤形体，所以称为六淫外感。

暴怒伤阴，暴喜伤阳。

这节经文将怒与喜损伤人体的不同部位进行了比较，并且指明了暴怒和暴喜伤人的要害所在。喜与怒虽然都属于七情，但二者因性质不同，所以伤人的部位也就不同，这是七情各自所具有的致病特点。暴：过度之意。阴：指血。大怒导致肝气上逆，因肝藏血，则气逼血升，气逆血乱，可见呕血、吐血、鼻衄、眼衄等诸症，因此又说"暴怒伤肝"。阳：指气。心藏神，大喜可以导致心气涣散，心神不藏，可致昏厥甚至死亡，因此又说"暴喜伤心"。张景岳说："气为阳，血为阴。肝藏血，心藏神。暴怒则肝气逆而血乱，故伤阴。暴喜则心气缓而神逸，故伤阳。如'行针'篇曰：多阳者多喜，多阴者多怒。亦各从其类也。"今后我们在学习《素问·举痛论》"九气为病"时还可以结合相关内容一起来学习和理解。

我们来看《庄子·在宥》中的一段话："大喜邪？毗于阳。大怒邪？毗于阴。"毗，《汉语大辞典》云"损伤"。喜伤阳，怒伤阴。可知《黄帝内经》与老庄的思想很接近。

厥气上行，满脉去形。

这节经文是对"暴怒伤阴，暴喜伤阳"的进一步阐发。厥气：上逆之气。满脉：其脉充满。此满脉，虽然表现为充满，但多如浮大革芤，呈外强中空之象。去形：脏气浮越，犹如脱离真脏之形一样。由于暴怒、暴喜等病因，导致脏气浮越于外，故见脉满；孤阳浮越，故曰去形。这就形成了阴阳离决的危候。

喜怒不节，寒暑过度，生乃不固。

生：指生命。固：坚固，这里可理解为寿命长久。本节经文是一个总结，指出六淫、七情都能损伤人体，从而导致人体寿命减少。

故重阴必阳，重阳必阴。

重阴必阳、重阳必阴是指阴阳的转化，阳至极转化为阴，阴至极转化为阳。这节经文引出了下文，也可以说下文是对这节经文的进一步说明。

故曰：冬伤于寒，春必温病；春伤于风，夏生飧泄；夏伤于暑，秋必痎疟；秋伤于湿，冬生咳嗽。

痎疟：疟之总称。这节经文有三层意思。

一是举具体病证来说明"重阴必阳，重阳必阴"这一物极必反的道理。以冬为例，冬季本寒，又伤于寒，则寒上加寒为重寒（极点），物极必反，所以来年春天发生温病。这是寒极生热。以夏为例，夏季本热，又伤于暑热，则热上加热为重热（极点），物极必反，所以秋天发生疟疾（寒热往来）。这是热极生寒。张景岳注："按此四节，春夏以木火伤人而病反寒，秋冬以寒湿伤人而病反热，是即上文重阴必阳、重阳必阴之义。"

二是提出了伏邪理论。《灵素节注类编》说："《生气通天论》《阴阳应象大论》皆曰'冬伤于寒，春必温病'，是伏邪发于少阴经络也。故仲景论伏气温病，必先喉痛，以少阴经脉循喉系舌本故也。"

三是从内科学角度讨论经文的临床指导意义。例如"春伤于风，夏生飧泄"。这节经文指出，本病病证为飧泄，可引申为泄泻，病因为风。本病病程较长，不一定都在夏日才发。故如何梦瑶说："夏以久言，勿泥。"本病为外感风邪，伤及肠胃，导致清浊不分，水谷并走肠道而见飧泄。《医碥·泄泻》说："《经》曰：春伤于风，夏生飧泄。言春时伤于风寒，由皮肤而经络，传入肠胃，腹胀肠鸣，因而飧泄。"由于风为百病之长，常兼夹其他邪气为患，其中尤以风湿相合最为多见。正如《明医指掌·泄泻四》说："飧泄者，湿兼于风也，故完谷不化，肠鸣、脉弦之候。"张子和《儒门事亲》说："设若飧泄不止，日夜无度，完谷下出，发汗可也。《内经》曰：春伤于风，夏生飧泄。此以风为根，风非汗不出。"《医方集解·麻黄汤》做了进一步的阐发："张子和曰：飧泄以风为根，风非汗不出。有病此者，腹中雷鸣，水谷不分，小便滞涩，服涩药温药不效，灸中脘脐下数壮，燥热转甚，津液枯竭。延余视之，脉浮大而长，身表微热，用桂枝麻黄汤，加姜枣煎，连进三大剂，汗出终日，至旦而愈，次以胃风汤和其脏腑，食进而安。《经》曰：春伤于风，夏必飧泄。故可汗而愈。按风属木，脾属土，木克土，故泄也。"《时病论·临证治案》云："城南程某，平素略知医理，于立夏后一日，腹痛而泻，完谷不化，自疑日昨因饼所伤，又执治泻利小便之说，辄用五苓加消食之品，未效。来邀丰诊，诊得两关，一强一弱，气口之脉不紧。乃曰：非伤食也，是飧泄也，此因伏气致病，即《内经》所谓春伤于风，夏生飧泄之候。消食利湿，益使中虚，理当扶土泻木。即用理中汤加黄芩、白芍、煨葛、防风，连服三煎遂愈。"《时病论·春伤于风夏必飧泄大意》说："今谓春伤于风，夏生飧泄者，此不即病之伏气也。盖风木之气，内通乎肝，肝木乘脾，脾气下陷，日久而成泄泻。《经》又云：邪气留连，乃为洞泄。此亦言伏气为病。可见飧泄洞泄，皆由伏气使然。"久泻之人，医者常常考虑是脾胃阳气亏虚，或是命门火衰无以温煦，多从虚论治，并未考虑是风邪所致。同学们，今天所学，对临床上治疗久泻又会有更多的思考。

再如"秋伤于湿，冬生咳嗽"。杨上善说："秋多雨湿，人伤受湿，湿从上下，至冬寒并伤肺，故成咳嗽也。"张景岳说："夏秋之交，土金用事，秋伤于湿，其即病者，湿气通脾，故为濡泄等证。若不即病，而湿蓄金藏，久之变热，至冬则外寒内热，相搏乘肺，病为咳嗽。《生气通天论》亦云：秋伤于湿，上逆而咳。"秋季感受湿邪，可引起长期咳嗽。来看一个医案，《张爱庐临证经验方·咳嗽》载："王（左），冬月咳嗽，极似着寒，嗽阵急而痰涌白腻，腹膨胀而便溏溲短，脘膈鸣响，脉濡舌白，全是一派湿象。何以发于冬令？意者，今秋阴雨过多，水退极迟，水湿之气，感而伏焉。《内经》原有秋伤于湿，冬生咳嗽之文，余幼时读到此篇，尝疑其湿字或应燥字，今见是症，信有诸矣。夫惟学然后知不足，读书虽易，会悟最难耳。拟以轻宣泄化法。苡仁（生，三钱），通草（一钱），干佩兰（一钱），蔻壳（七分），旋覆花（一钱，包），杏仁（三钱），赤苓（三钱），大腹皮（一钱五分），苏子（三钱），橘络（一钱）。"

第七节　五行与自然、人体的关系

下面的内容与五行学说有关。

帝曰：余闻上古圣人，论理人形，列别脏腑，端络经脉；会通六合，各从其经；气穴所发，各有处名；谿谷属骨，皆有所起；分部逆从，各有条理；四时阴阳，尽有经纪；外内之应，皆有表里，其信然乎？

先解释字词。

上古圣人：杨上善指出，"伏羲以上，名曰上古；伏羲以下，名曰中古；黄帝之时，称曰当今。""上古"，就今天而言，当然是远古了，即人类生活的早期时代。圣人，指善于修身养性的人。黄帝问，我听说远古时期那些善于养生的人。

论理人形：论理，讨论推论，即现今所谓研究之义。人形，人的形体。

列别脏腑：列，分解。别，辨别。分辨脏腑的属性、功能、部位等，并进行排列分类。

端络经脉：指经络的始终、分布与联系。张景岳注："端，经脉之发端。络，支脉之横络。"

会通六合：会通，融会贯通。六合，在《黄帝内经》中主要有两种含义，一是指上下四方，二是指十二经脉阴阳表里两经相合，共有六合，每合一阴一阳经两条。这里是指后者。

各从其经：从，随从，引申为依循的意思。要推究各条经脉的循行部位与脏腑的联属关系。

气穴所发：经气所发的穴位，各有一定的部位和名称。

谿谷属骨，皆有所起：《素问·气穴论》有"肉之大会为谷，肉之小会为谿"。张志聪注："谿谷者，大小之分肉。"谿谷，指肌肉。属骨，也称骨属，即两骨交会的关节处。此言肌肉、关节都与脏腑经脉气血有联系。

分部逆从，各有条理：分部，指皮的分部，是十二经脉分布于皮肤间，如背之中行为督脉，两旁四行为足太阳经等。逆从，正常为顺为从，不正常为逆。此言皮肤与脏腑经脉有密切联系。如邪气伤人，先伤于皮毛，然后循经内传于脏腑。正如《素问·皮部论》云："皮者，脉之部也。邪客于皮，则腠理开，开则邪入客于络脉。络脉满，则注于经脉。经脉满，则入舍于腑脏也。故皮者有分部，不与，而生大病也。"不与是失治的意思。皮肤分属于不同的经脉，邪中不同的皮肤分部，则内传的脏腑经脉不同。如《灵枢·邪气脏腑病形》云："中于面，则下阳明；中于项，则下太阳；中于颊，则下少阳。"

四时阴阳，尽有经纪：经纪指纲领、规律。四时阴阳的变化，都有一定的规律。

外内之应，皆有表里：外，泛指自然界，包括天地四时阴阳、季节、气候、地理等。内，指人体脏腑形身。此言是说天地自然界与人体有相通应的关系，犹如表里的关系。

其信然乎：这的确可信吗？

这段经文主要表达了天地自然界与人体及人体脏腑、经络、皮肤、肌肉、关节、表里之间都有密切的联系。人体是一个整体，各个部分与脏腑、经脉、气血都有紧密的联系；人与自然界也有十分紧密的联系。那么这些联系的方式是怎样的呢？后面岐伯回答了黄帝的提问。

由于以下五段经文的基本格式都差不多，因此我们主要讲解"东方"这一段，并联系其他四方的四段经文的相关内容。

岐伯对曰：东方生风，

五方，指东南西北中五个方位。五气，指一年中常有的五种气候变化，如风、火、湿、燥、寒。五气亦称五行，即风、火、湿、燥、寒五气的运行。风、火、湿、燥、寒，反映常年气候变化的不同特点，用今天的话来说，即风季、热季、湿季、干季、寒季的季节气候划分。

古人认为一年四季气候的变化，是日月星辰在天体中不断环周旋转的结果，是与来自不同方位的气流有关，因此有五方生五气之说。只有先辨别五方，然后才能确定四季、五气。当时对气候变化的测定，以黄河流域为中心。由于我国地处北纬，在地球环绕太阳公转的周期中（1年），因地轴的倾斜（地轴与其轨道平面保持66°的倾斜角），地球上的太阳直射点在南北回归线之间来回移动，使地面接受太阳光热有多有少，于是形成春夏秋冬四季气候的明显差异。同时由于地球位置的移动，以致气温发生变化而引起冷热空气的对流，四季的风向也不一样，所以有五方生五气之说。《素问·金匮真言论》记载："东风生于春……南风生于夏……西风生于秋……北风生于冬……中央为土。"各个季节的气流方向不同，其性质也有所差异。《黄帝内经》把方位、四时气候联系起来，这是古代天文、历法、气象的共有认识。可见当时认识五气常年运动的规律，是以天象作为客观依据的。《素问·阴阳应象大论》说："天有四时五行，以生长收藏，以生寒暑燥湿风。"这说明天象的自然变化，形成了春夏秋冬的推移和五气的运行，因此产生寒、暑、燥、湿、风不同的气候变化，而这种符合时令季节的正常气候变化，促成了生物生长收藏的生化过程。

风生木，

风生日暖，草木生长，春风化雨，草木萌动。说明风与木有密切的关系。

木生酸，

这节经文的思想渊源，可以追溯到《尚书·洪范》。《尚书·洪范》是关于"五行"最早的文献记载之一。其曰："五行，一曰水，二曰火，三曰木，四曰金，五曰土。水曰润下，火曰炎上，木曰曲直，金曰从革，土爰稼穑。润下作咸，炎上作苦，曲直作酸，从革作辛，稼穑作甘。"这些都反映了五行与五味之间有密切的关系。

酸生肝，

生，生养。酸入肝而养肝，进而养筋。其他如苦入心而养心，进而养脉；辛入肺而养肺，进而养皮；咸入肾而养肾，进而养骨；甘入脾而养脾，进而养四肢肌肉。五味各有所喜，各有所入，各有所养，这是五味入五脏的理论。这对中医药学归经理论的建立、引经药的运用，以及临床治疗学、预防医学等都有指导意义。

归经理论是中药学的理论之一。"归"是药物作用部位的归属，"经"是脏腑经脉。归经表示药物的作用部位主要在某一脏腑经脉，是药物对机体部位的选择作用。归经理论源于《黄帝内经》所提出的五味入五脏理论。归经理论提出了药物的选择作用，也为临床治疗提供了选择用药的依据。如麻黄辛温，入肺与膀胱经，故凡肺病、皮肤病、鼻病、膀胱病等都可以选择使用。河北邢台吕修业医生自拟止遗尿方，由麻黄、益智仁、黄芪、桑螵蛸、甘草组成。他说，如果方中去掉麻黄，疗效就会受到影响。麻黄有通阳化气、宣降肺气、通调水道的作用，使膀胱气化得以恢复，开阖有度，遗尿自止，且临床未发现有出汗及其他副作用。①

五味入五脏的理论是中药引经药运用的理论基础。在中药复方结构中，有君臣佐使之分，其中使药包括引经报使药。引经药的作用是"引导诸药直达病所"。张元素曰："附子以白术为佐，乃除寒湿之圣药，湿药宜少加之引经。"虽然附子加白术为除寒湿之圣药，但还可以根据病证的需要酌加引经药，如头痛加藁本、川芎，项背痛加羌活、防风，腰脊痛加仙茅、狗脊。引经药建立的理论基础是归经理论，而依据的仍是《黄帝内经》五味入五脏理论。

五行配五味、五味入五脏，这对中医临床诊断有一定的指导作用。舌是辨五味的，故《中藏经·论小肠》指出，"舌之官也，和则能言而机关利健，善别其味也"。舌与五脏六腑有经络联属，从而成为诊断学基础。从舌的味觉异常上可以测知脏腑病变，因此通过询问病人的口味感觉等，可以了解疾病，从而作为病证诊断的依据。

五脏与五味的密切关系有何临床指导意义呢？

1. 诊断学意义

辨五脏之病位。一般而言，口中苦为心病，口中甘为脾病，口中咸为肾病，口中酸为肝病，口中辣、口中辛为肺病。

辨邪气之性质。一般而言，口中苦多热，口中甘多湿。

偏嗜某味与相应五脏病变有关。这对诊断与治疗也有指导意义。如万

---

① 吕修业. 麻黄治疗遗尿症琐谈. 中医杂志, 1987（9）：69

密斋《幼科发挥·原病论》说："好食酸则肝病，好食辛则肺病，好食苦则心病，好食甘则脾病，好食咸则肾病。"举个病案，有一个男性病人，66岁，农民。常年辛勤劳动，能食善饥，身强体壮，唯性情暴躁，易于动怒。嗜食酸味是其特点，常可一餐食醋半斤，尤其单饮米醋斤余而后快，用量超过常人几十倍，否则易神疲乏力，故临大疴。一日因腹胀停食求治。症见面红，皮肤皱枯而坚厚，心肺正常，脾在胁下可触及，血压148/98mmHg，舌质绛，舌苔腻，脉弦滑。醋味酸，能益肝胜脾，按肝旺脾湿论治，用疏肝健脾祛湿的方法。药用柴胡、薏苡仁、白术、山楂、木香、黄芩、苍术、白豆蔻、大腹皮、茯苓、杏仁。5剂后病人不再嗜酸。①

2. 治疗学意义

指导临床用药。根据五味入五脏理论，在临床用药上，因酸生肝，故见肝病，则助用酸味药，如芍药、木瓜、乌梅等。

指导临床用药的炮制。在炮制上，延胡索用醋炙更入肝、益智仁用盐炒更入肾等。

3. 预防学意义

五脏病变忌食本脏之味。因为五味入相应的五脏，故有时当某脏有病时要禁忌与某脏相应的味的摄入。如脾虚湿盛、腹中胀满者，忌甘。王好古说："甘者令人中满，中满者勿食甘，甘缓而壅气，非中满所宜也。"王冰说："木胜……无令食酸物，佐木之胜也。"（《素问六气玄珠密语·迎随补泻纪篇》）缪希雍说："咸能走血，用以引经入肾则可，多则反泻肾伤血矣，血病无多食咸，戒之。"（《神农本草经疏·太阴玄精》）

五脏病变忌食所胜脏之味。五味入五脏，可致脏气偏胜，因此当某脏有病时，不仅要禁忌摄入与本脏相通的五味，有时还需要禁忌摄入与所胜之脏相通的味。如《素问六气玄珠密语·迎随补泻纪篇》中记载，对于肺虚证，"勿食其苦物，佐火之胜也"；对于肾虚证，"勿食其甘物，佐土之胜也"。因为火乘金、土乘水，勿食苦、甘之味，以制约心、脾对肺、肾两脏的不利影响，有助于肺肾精气的复充。

肝生筋，

肝的精气能够濡养筋脉，也就是肝生筋。肝生筋与肝主筋意义相同，反映了肝与筋脉之间有着密切的关系。肝主筋理论为临床上对筋脉相关病

---

① 王艺民．嗜食酸醋．新中医，1981（4）：31

变从肝论治提供了理论依据。如肝风内动，筋脉拘急，四肢抽搐，故云"诸风掉眩，皆属于肝"。从肝论治筋脉拘急、肢体抽搐等中风病症是临床最常见的方法，所以这里就不讲了。

肝主筋，宗筋聚于前阴，肝经循于前阴，故男女前阴的疾患可以从肝论治。如用龙胆泻肝汤治疗女子带下证、小便出血、阴囊湿疹等。用暖肝煎治疗阴缩症。用逍遥散、柴胡疏肝散等加减治疗阳痿、遗精、不孕不育等病证。我讲一个我的治疗案例。有一个老病人告诉我，他的大儿子患了不射精症，结婚七八年了都没有生育。老人家很想抱大孙子，所以希望我给他儿子治治。他儿子来诊，告知同房时不能射精，但晚上又要遗精。唯舌质鲜红，浑身发热，余无不适。原来他在一位中医生那里服用如鹿茸、附片之类的中药治疗已经两年多了。我见他舌红身热，想先清热凉血，结果用了几剂药后还是自觉身热，也仍然不射。我后来想，不行，你家老父亲交给我的任务是让你生小孩，于是我从肝论治，用丹栀逍遥散加蜈蚣、香附等药，5剂之后就开始了正常的性生活，后来有了一个宝贝儿子。

又如失音可从肝论治。古人认为声出于喉，有赖于肺气。叶天士认为，"金实不鸣""金破不鸣"。故失音症一般从肺治，这是历代不衰的观点。但南京中医药大学干祖望教授提出发声靠声带，"声带为筋，当肝所主"。声带是发声的关键，是喉部的韧带，为肝所主。肝主疏泄，调节血液，故干祖望教授用疏肝理气化瘀之法治疗诸如声带肥厚、声带息肉、声带小结等声带病变所导致的失音症，取得了较为满意的疗效。[①]

冠状动脉痉挛性心绞痛的证治，过去多根据心主血脉而从心治疗。中国中医科学院西苑医院李祥国医生根据"肝主身之筋膜"，认为血管由筋膜所构成，故血管也包括在筋脉中，而肝主筋。因此，他认为肝之阳气虚、肝之血阴虚、肝火、肝气郁结等，都能导致筋脉拘急，从而引起心绞痛，故从肝论治冠状动脉痉挛性心绞痛，取得了较好效果。[②]

筋生心，

筋属木，心属火，筋生心是木生火的五行相生的关系。任何一行与相生的行都存在着母子关系。所生为母，被生为子，我生我为母，生我我为子。五行相生关系为母病及子、子病及母的疾病传变和母病治子、子病治母及实则泻其子、虚则补其母的治疗方法提供了理论依据。左金丸泻肝

---

① 钱丽. 干祖望老中医诊治声带疾病的经验. 福建中医药，1990（2）：6
② 李祥国. 冠状动脉痉挛心绞痛证治探讨. 辽宁中医杂志，1984（1）：17

火，其中用黄连泻心火，为"实则泻其子"的代表。

火生土，有多种方法。火有二，一是心火，二是肾中相火。土有二，一是胃土，二是脾土。赵献可《医贯·五行论》说："若夫土者，随火寄生，即当随火而补。然而补火，有至妙之理。阳明胃土，随少阴心火而生，故补胃土者补心火。而归脾汤一方，又从火之外家而补之，俾木生火，火生土也。太阴脾土，随少阳相火而生，故补脾土者，补相火。而八味丸一方，合水火既济而蒸腐之，此一理也，至理也。"他在《医贯·伤饮食论》中又说："如不思饮食，此属阳明胃土受病，须补少阴心火。归脾汤补心火，以生胃土也。能食不化，此属太阴脾土，须补少阳相火。八味丸补相火，以生脾土也。"

补土生金、补肾养肝等也都是五行相生关系在治法上的具体体现。

另外，赵献可还提出补子生母之法。《医贯·五行论》说："又有补子之义。盖肺为土之子，先补其子，使子不食母之乳，其母不衰，亦见金生土之义，又有化生之妙，不可不知。"

肝主目。

肝开窍于目，濡养于目。目病从肝论治是常法。如原发性青光眼，常从肝经风热、肝火上炎、肝阳上亢、肝气郁结、肝阴虚损、肝血瘀滞、肝经虚寒、肝肾阴虚等八个方面论治，取得较好疗效。[①]

肾主耳。

因肾开窍于耳，肾气通于耳，故一般而言，耳病从肾论治。但是《素问·金匮真言论》云："南方赤色，入通于心，开窍于耳。"也就是说，在《黄帝内经》中，明确指出有两个脏开窍于耳，一个是肾，一个是心。有注家解说这一情况，如王冰注："舌为心之官，当言于舌，舌用非窍，故云耳也。"因为舌不是空窍，其他都是，故而有"心寄窍于耳"的说法。《医贯·耳论》说："盖心窍本在舌，以舌无孔窍，因寄于耳。此肾为耳窍之主，心为耳窍之客尔。"关于肾开窍于耳的道理已经说得很多了，我就不讲了，下面较为详细地讨论一下心与耳的问题。

1. 心与耳的生理关系

心主血脉，耳为宗脉之所聚。心主一身之血脉，有主持、推动、化生等功能，而血脉大都会聚于耳，所以心主血脉的功能正常，则血脉和畅，

---

① 张健. 原发性青光眼 240 例的辨证论治. 中医杂志, 1983（1）: 34

使气血得以循脉上注，灌于耳中血脉，使耳受气血的濡养，则耳能听辨声音。

心气通于耳，耳受之则能听。杨上善说："心气通耳。"（《黄帝内经太素·脏腑气液》）耳也赖心气所养，才能听闻。

心主神，感受外界。心主神明，感官由心主管，听觉乃感觉之一，故听觉有赖于心神的支配。

心与小肠相表里，小肠经脉入耳注于听宫，为司听之主。

肾主耳，心开窍于耳，心肾相交，共主听觉。心与肾虽都与耳之听有关，但却有不同：肾主听到声音，心主分辨语言。如《中西汇通医经精义·五脏九窍》说："耳系肾窍，此言心窍者，心与肾相交，听音者肾精也，而辨语者心神也。"

2. 心与耳的病理影响及治疗

心病导致耳病的原因较多，一般而言，一是由于心血不足，则不能濡养于耳，或血不养神，神无所主持，都会影响听音。《古今医统大全·耳聋治法宜泻南方补北方》说："忧愁思虑则伤心，心虚血耗必致耳聋、耳鸣。房劳过度则伤肾，肾虚精竭亦必致耳聋、耳鸣。药宜泻南方补北方，滋阴降火为主。心虚当宁心顺气，宜辰砂妙香散、平补镇心丹选用之。肾虚者宜益精补肾，肉苁蓉丸。"二是由于心气不足，不能温养耳窍，导致耳鸣不聪。张志聪《灵枢集注》说："心气虚，故耳鸣颠疾。"气虚能致血液运行滞涩，血瘀阻滞于耳脉，闭塞不通，也能见耳痛、耳鸣、耳聋。三是由于心阴虚，阴虚不能上注养耳；或阴虚阳亢，虚火上炎，干扰耳窍，导致耳鸣、听力下降。四是由于心肾不交。心火上炎，肾水不济，心肾不交，故见耳鸣耳聋，可治以耳聋左慈丸合交泰丸。心火亢盛，熏灼耳窍，可见耳鸣耳聋，可用黄连泻心汤、导赤散加减治疗。《严氏济生方·耳论治》说："医经云：肾气通于耳，心寄窍于耳。风、寒、暑、湿、燥、热得之于外，应乎肾，忧、愁、思、虑得之于内，系乎心。心气不平，上逆于耳，亦致聋聩、耳鸣、耳痛、耳痒、耳内生疮，或为聤耳，或为燋肿。六淫伤之调乎肾，七情所感治乎心。医疗之法，宁心顺气，欲其气顺心宁，则耳为之聪矣。宜用《局方》妙香散，以石菖蒲煎汤调服以顺心气，参、丹、蜜、砂以宁心君。"余如心主血脉，血脉闭阻；心主神明，神明无主等，都会导致耳病。

由于心与耳的密切关系，为中医从心论治耳病提供了理论依据。

其在天为玄，在人为道，在地为化，化生五味，道生智，玄生神。

在天为玄：玄，象形字，小篆字，下端像单绞的丝，上端是丝绞上的系带，表示作染丝用的丝结。庞朴先生指出，"玄的意思大概可以归纳为三层：幽远、黑色，这是第一层；奥妙、微妙，这是第二层；天、道、宇宙本体，则是第三层。各层意思内部，三层意思之间，应该有其内在的联系或关系"。玄，同旋、漩涡。"漩涡深窈，故有幽远义；无光而色暗，故有赤黑义。这两个基本含义是感性的。由此生发开去，微妙、奥妙，天也、道也、精神性的宇宙本体之类，在人类的某个思维阶段，自会应运而生。"①《老子》曰："玄之又玄，众妙之门。""玄"就是漩涡。"众妙"，就是天地万物。"之门"，就是天地万物的来路和去路。《老子》认为，众妙之门就是"玄"，而且还"玄之又玄"。漩涡就是众妙之门。玄是阴阳的旋转，最经典的是"太极图"。李燕说："本人更看好庞朴先生的见解，他认为'玄'和先民的尚水观念有关。玄者，漩涡也。如果说太极图是对漩涡的俯视的话，那么，'玄'字便是对漩涡的侧视。在古人的心目中，漩涡无疑是一种奇怪的现象。平面流动的水，变成垂直下陷的洞，又深又黑，神秘莫测，于是产生恐怖，引起崇拜，激发想象。《老子》中说：玄之又玄，众妙之门。'玄'字的奥妙义、幽远义、黝黑义，都可以从漩涡找到依据。"②"其在天为玄"，指自然界阴阳运动变化的道理很微妙。由于阴阳的对待、消长、制约、转化、交感等，从而使万物发生、发展、变化和消亡。所以《素问·天元纪大论》云："阴阳相错，而变由生也。"在《素问·天元纪大论》中也有一段相似的经文，其云："夫变化之为用也，在天为玄。"张景岳注："用，功用也。天地阴阳之道，有体有用。阴阳者，变化之体；变化者，阴阳之用。玄，深远也。天道无穷，故在天为玄。"

在人为道：道，指阴阳五行的规律。人的生命活动，不论生理、病理，都与阴阳五行规律有关。

在地为化，化生五味：这里的"五味"泛指万物。阴阳五行能化生万物，万物各有其味。张景岳说："由化以生物，有物则有味。"味就是性，味就是一个事物的特性，万物都有自己的特性。"一物独有一味，从

---

① 庞朴. 一分为三——中国传统思想考释. 深圳：海天出版社，1995
② 李燕. 神秘的"玄". 咬文嚼字，2009（9）：17

此意义来讲，味即物之性。"① 对于一种药物，我们都称作一味药物，表示这一种药物有他自己的特性。阴阳五行能化生不同特性的万物。

道生智：掌握阴阳五行的规律，就可以产生无穷的智慧。

玄生神：玄，即玄妙，指自然变化奥妙无穷。神，指阴阳五行的变化，如"阴阳不测谓之神"。生，是生于。自然界之所以变化无穷而且奥妙，缘于阴阳五行规律的变化。

这六句，只有"东方"这一段才有，其他三方都没有。对此，历代注家主要有两种意见。第一种意见，应当是通举，各方皆有，不独指东方。如张景岳注："在天为玄至此六句，他方皆无，而东独有之。盖东方为生物之始，而元贯四德，春贯四时，言东方之化，则四气尽乎其中矣。此盖通举五行六气之大法，非独指东方为言也。"《素问吴注》曰："其在天为玄至此六句，唯此东方有之，其余诸方皆无对举之文者，以东方为生物之始，可以冠乎他方，譬之元统众善，而能该乎亨利贞也。"第二种意见，认为是衍文，应当删去。我认为应该取第一种意见。

神在天为风，在地为木，在体为筋，在脏为肝，

阴阳五行的变化，在天为风气，在地为木，在形体为筋，在人的脏为肝。这是相互通应的关系。

在色为苍，

苍：青色。树木呈现青色。青色与肝相关，黄色与脾相关，黑色与肾相关，白色与肺相关，赤色与心相关。五脏主五色，对中医诊断有指导意义。在望诊中，一般面色青病在肝，面色红病在心，面色白病在肺，面色黄病在脾，面色黑病在肾。再如黄褐斑的治疗，一般多从脾论治，如健脾、除湿、化痰等。另外，因女子以肝为先天，又多肝旺而乘脾土者，故常常肝脾同治。对黧黑斑的治疗，一般多从肾论治。《神农本草经》谓菟丝子"汁去面皯"。皯的意思是皮肤黧黑枯槁。《医碥·面》说："面上黧黑斑，水虚也，女人最多，六味丸。"

在音为角，

音：一切发音物体如声带、琴弦、簧片等经过物理振动、共鸣以后产生的结果都称为"音"。音有两个主要特点，第一，有一定的规律。音有高低、强弱、长短、音色等四种性质。音的高低是由于物体在一定时间内

---

① 贡华南．味与味道．上海：上海人民出版社，2008

的振动次数（频率）而决定的。振动次数多，音则高；振动次数少，音则低。音的长短是由音的延续时间的不同而决定的。音的延续时间长，音则长；音的延续时间短，音则短。音的强弱是由振幅（音的振动范围的幅度）的大小而决定的。振幅大，音则强；振幅小，音则弱。音色则由于发音体的性质、形状及其泛音的多少等而有不同的声音。第二，简单的、没有节奏的声响谓之声；源自内心的感受与情感，复杂的、有节奏的、有规律的声响谓之音。《说文解字·音部》云："音，声出于心，有节于外，谓之音。"《礼记·乐记》云："凡音之起，由人心生也。人心之动，物使之然也。感于物而动，故形于声。声相应，故生变，变成方，谓之音。比音而乐之，及干戚羽旄，谓之乐。乐者，音之所由生也，其本在人心之感于物也……凡音者，生人心者也。情动于中，故形于声。声成文，谓之音。"

五音指角、徵、宫、商、羽，分属五行。王冰说："角谓木音，调而直也。徵谓火音，和而美也。宫为土音，大而和也。商为金音，轻而劲也。羽为水音，沉而深也。"吴崑《素问吴注》说："声大而缓者为宫，声轻而劲者为商，声调而直者为角，声和而美者为徵，声沉而深者为羽。"古代五音，以宫、商、角、徵、羽排列，大致相当于现代音乐的1、2、3、5、6五个音阶。

《黄帝内经》中提出五音与五脏也有关系。《灵枢·邪客》说："天有五音，人有五脏。"五音与五脏有密切关系，从而对临床有指导意义。一般而言，第一，五音和谐，则五脏功能正常。第二，五音太过与不及，可以损伤五脏。如《针灸大成·难经》载："五脏有声，而声有音，肝声呼，音应角，调而直，音声相应则无病，角乱则病在肝；心声笑，音应徵，和而长，音声相应则无病，徵乱则病在心；脾声歌，音应宫，大而和，音声相应则无病，宫乱则病在脾；肺声哭，音应商，轻而劲，音声相应则无病，商乱则病在肺；肾声呻，音应羽，沉而深，音声相应则无病，羽乱则病在肾。"第三，从五音的变化可以测知五脏病变。《难经·六十一难》云："闻而知之者，闻其五音以别其病。"如湖南欧阳锜教授认为，"五音为角徵宫商羽。角为舌缩脚音，徵为舌抵齿音，宫为舌居中音，商为开口张音，羽为唇上取音。人之发音，必须口舌唇齿相互协调，才能发得准确。在五脏发病时，口舌唇齿有所偏重，故五音中某一种音就较为突出。因此，根据五音，对分析判断其病属于何脏（我认为即为辨病位）有参考意义。如偏于角者，多与肝风升扰，舌卷短有关；偏于徵音，多于神昏、舌强之时见之；偏于宫音，多见于久病、泄泻、少气懒言之人；偏于商音，多与喘息、张口呼吸有关；偏于羽音，多见于阳虚恶寒、战栗之际。凡病人语音异常，可揣摩五音属于哪一音居多，参合脉症，可以反映某脏病变，作为诊断病位的依据"。①

在声为呼，

声是声响。声响对应听觉，有听觉才能得知外界有声响。郭沫若先生《卜辞通纂》说："耳得之而为声，其得声之动作则为听。"声有歌、哭、呼、笑、呻五声，指歌声、哭声、呼叫声、笑声、呻吟声，分别对应于五脏。如果五脏有病，能从五声中反映出来。呼，就是呼叫，动怒后发出的声响。肝病之人多怒，故在声为呼。笑，在心为笑。故心病，在声为笑。这对我们临床也有一定的指导作用。

在变动为握，

变动：即病变表现。握：指抽搐拘挛。肝经病变时，多见于抽搐拘挛一类的病症。

在窍为目，在味为酸，在志为怒。怒伤肝，悲胜怒；

经文"在窍为目，在味为酸"，前面有相同思想的经文，我们已经讨论过了，所以这里就省略了。

在志为怒，指肝在情志上表现为怒。怒伤肝，过怒则会损伤肝气。类似思想的经文在《黄帝内经》中较多，《素问·阴阳应象大论》说："暴怒伤阴。"这里的阴指肝、指血。如《素问·举痛论》说："怒则气上，甚则呕血及飧泄。"悲胜怒，悲为肺志，悲可以克制怒的情志。以此建立起来的以情胜情法在古代医家临床应用中，曾取得了较好疗效。我们在今后相关经文的学习中还会涉及，所以这里暂时省略。

风伤筋，

风属木，筋属木。风伤筋，这是五行中同一行事物相互通应的关系。又，风性燥，易伤血，血不养筋，故谓风伤筋。

在五方的经文中，有三种不同的损伤情况。据《素问》新校正云："详此篇论所伤之旨，其例有三：东方云风伤筋、酸伤筋，中央云湿伤肉、甘伤肉，是自伤者也；南方云热伤气、苦伤气，北方云寒伤血、咸伤血，是伤己所胜也；西方云热伤皮毛，是被胜伤己也，辛伤皮毛，是自伤者也。凡此五方所伤，有此三例不同。"由此提示在临床上六淫邪气损伤人体的方式是很多的，所以都要加以防范。

---

① 欧阳锜. 闻诊中的"五音"如何用于诊断. 中医杂志，1982（7）：59

燥胜风，

燥属金，风属木，燥胜风就是金克木。这是五行相克的关系。

在"西方"一段经文中有云"寒胜热"，当从《黄帝内经太素》作"热胜燥"，这是火胜金之例。在"北方"一段经文中有云"燥胜寒"，按五行相克之理当作"湿胜寒"，土胜水，但是张景岳分析，湿与寒同类，不能相胜，所以仍然可以作"燥胜寒"。张景岳说："愚按北方云燥胜寒，若以五行正序，当云湿胜寒，但寒湿同类，不能相胜，故曰燥胜寒也。诸所不同如此，盖因其切要者为言也。"由此看来，讲《黄帝内经》不应该单单用五行相胜之理讲通经文就行，还要考虑到现实生活中是否合乎自然规律。这也说明了《黄帝内经》的作者在写作时是有所考虑的，而不是生搬硬套。

五行相克，指风、火、湿、燥、寒五气之间具有相互承制、约束的关系。从常年气候运动的规律中可以看出，五行之间的制约关系是：一年之中，风、火、湿、燥、寒五气依次相生，按照这个次序，每间隔一气，即是风→湿→寒→火→燥→风的依次相克，而且五行相克中还寓有寒、热、凉（燥）、温（风）阴阳相互制约之义。这种承制、约束的关系，对气候变化起到一种自然调节的作用。《素问·气交变大论》说："五运之政，犹权衡也，高者抑之，下者举之，化者应之，变者复之，此生长化成收藏之理，气之常也，失常则天地四塞矣。"五气的运行规律，有着使各种气候变化相互调节，在常年气候运动中保持相对平衡的作用。这样才能防止太过与不及，有利于生物的生长发育，否则，就会导致自然界的毁灭破坏，正如张景岳所说，"无生则发育无由，无制则亢而为害"。

清代医家杨凤庭讨论了五行相克相成的道理，"木克土，土得木，成稼穑；欲醒脾，先疏肝。火克金，金得火，成利器；欲保肺，先清心。土克水，水得土，成堤岸；欲补水，先健脾。金克木，木得金，成栋梁；欲平肝，先清肺。水克火，火得水，成饮食；欲养心，先补肾"。[①] 我觉得其中有一定的临床参考意义。

酸伤筋，辛胜酸。

酸属木，筋属木。酸伤筋，这是五行中同一行事物相互通应的关系。过食酸味，能伤筋脉。辛属金，酸属木，辛胜酸即金克木。

在"中央"一段经文中有一节是"风胜湿"，我们来谈谈这节经文的

---

① 杨凤庭．弄丸心法．北京：中国中医药出版社，2015

意义。

风属木，湿属土，风胜湿即木克土，这里指的是五行相克的关系。那么这节经文对中医临床有没有指导意义呢？下面我们着重讨论一下"风胜湿"对临床治疗的指导意义。

"风胜湿"可解释为用风药治疗湿邪所致的病证。古代医家对其治疗机理主要有四种认识：一是从燥湿而论。因风药多燥，燥能胜湿。二是取自然现象以喻理。风药多辛散，能散其湿邪，犹如在自然界中晾晒衣服，即使没有太阳，有风也能吹干衣服。正如汪昂《医方集解》说："《经》曰：风能胜湿。如物之湿，风吹则干。羌、独、防、藁、芎、蔓皆风药也，湿气在表，六者辛温升散，又皆解表之药，使湿从汗出，则诸邪散矣。"三是从五行相制的角度来说理。风属木，湿属土，风胜湿即木克土。《医宗必读·泄泻》说："如地上淖泽，风之即干，故风药多燥，且湿为土病，风为木药，木可胜土，风亦胜湿。"四是升发阳气。张仲景《金匮要略》说："风湿相搏，一身尽疼痛，法当汗出而解。"但是发汗不可太过，故"若治风湿者，发其汗，但微微似欲汗出者，风湿俱去也"，否则"汗大出，但风气去，湿气在，是故不愈也"。尤在泾注："欲湿之去者，但使阳气内蒸而不骤泄，肌肉关节之间充满流行，而湿邪自无地可容矣。此发其汗，但微微似欲汗出之旨与。"风药升举阳气，使阳气内蒸，遍行周身，微微汗出，则湿气去。《脾胃论》说："诸风药，皆是风能胜湿也。""大抵此法此药，欲令阳气升浮耳。"吴崑《针方六集·主脾胃重升阳二十四》说："东垣用药，以脾胃为主。俗医但知其补益中气，而不知其妙于升阳。其用升、柴、羌、防等诸风药者，升清阳之气于地中也。盖天地之气一升，则万物皆生；天地之气一降，则万物皆殂。此其用升阳诸品深意也。故升阳益胃、升阳和中、升阳除湿、升阳散火、升阳举经、升阳调经、升阳益血，无往而非升阳云者，得升生之妙旨也。"风药升举阳气，阳气升则湿气自化，犹如离照当空，阴霾自消。南京中医药大学徐景藩老师对"风胜湿"一节经文深有体会，强调"化湿不忘祛风，祛风乃可胜湿"。在临床上，对久病或老年脾虚湿盛产生的泄泻，如肠鸣、腹痛即泄，或兼完谷不化、舌苔腻者，认为治疗上一般不宜多用渗利之剂，而应该采健脾益气合祛风胜湿之法，使阳气升腾而泄泻自止。①

在"北方"一段中有"咸伤血"一节经文。下面我们再来讨论一下

---

① 封太来．浅谈"风以胜湿"．陕西中医杂志，1983（3）：22

"咸伤血"这节经文的意义。从五行言，咸属水，血属火，咸伤血即水克火。"咸伤血"这节经文对我们的临床指导意义是什么呢？

《素问·异法方宜论》说："其民食鱼而嗜咸……盐者胜血。"盐与血有非常紧密的关系，早在远古就已有认识。如从《说文解字》中"鹽"的古文字可以看出，盐字字形鹽的下部是"𥁱（血）"字而不是"𥃲（皿）"字。所以《灵枢·五味论》说："咸走血。"

正因为盐（咸）能入血，故过多地摄入食盐（咸），能导致血行凝涩。所以《黄帝内经》多处论及过食盐（咸）可以伤及血液而导致血液运行滞涩的情况。如《素问·阴阳应象大论》说："咸伤血。"《灵枢·五味论》说："咸走血，多食之……血与咸相得，则凝。"《素问·异法方宜论》说："东方之域……鱼盐之地……其民食鱼而嗜咸……盐者胜血，故其民皆黑色疏理。"李时珍说："在人则血脉应之，盐之气味咸腥，人之血亦咸腥。咸走血，血病无多食咸，多食则脉凝泣而变色，从其类也。"（《本草纲目·食盐》）

盐（咸）胜血导致血凝的机理主要有三。第一，五味入五脏，其中咸走肾，肾属水，心属火，肾水太过则水旺乘火，心火被水乘制，不能正常发挥心主血脉的功能。一方面，心气不能推动血液运行，使血液运行滞涩。如杨上善说："盐，水也。血者，火也。水以克火，故胜血而人色黑也。"再如张景岳《类经·五味之走各有所病》说："血为水化，咸亦属水，咸与血相得，故走注血。若味过于咸，则血凝而结。"吴崑《素问吴注·五脏生成论》说："咸为肾水，脉为心火，多食咸则脉为咸所克，故凝涩而变其色。"另一方面，津液必"奉心化赤"而为血，如唐宗海《血证论·阴阳水火气血论》说："火者，心之所主，化生血液，以濡周身。"若心火虚衰，可导致血液化生虚少而运行滞涩。第二，盐使津液渗泄。《素问·宝命全形论》说："夫盐之味咸者，其气令器津泄。"杨上善说："盐之在于器中，津泄于外，见津而知盐之有咸也。"高士宗说："夫盐之味咸者，盐质多润，如以盐着物，则其气令物器之津而外泄矣。"因此，盐可导致人体津液渗泄，使脉管中的津液减少，致血液凝缩而运行滞涩。第三，盐者性寒。如《本草纲目》载，盐"咸，微辛，寒，无毒"。寒主收引、凝滞，故盐者咸寒，使脉道收缩壅塞，血行滞涩。

以上说的是盐过多对人体不利，但是，盐又是日常生活中必不可少的食物，如陶弘景所云，盐在"五味之中，惟此不可缺"。盐享有"百味之祖""食肴之将"的美称。人的血液中含有$0.6\% \sim 0.9\%$的食盐，在这种情况下，心脏才能正常跳动，肌肉才能保持刺激感应性。如果人体缺少食盐，会感到头晕、倦怠、全身无力，使学习和工作效率降低，长期缺盐易患心脏病。在中医用药治病方面，很多情况下都要使用盐。如李时珍谓"盐为百病之主，百病无不用之。故服补肾药用盐汤者，咸归肾，引药气入本脏也。补心药用炒盐者，心苦虚，以咸补之也。补脾药用炒盐者，虚则补其母，脾乃心之子也。治积聚结核用之者，咸能软坚也。诸痈疽、眼、目及血病用之者，咸走血也。诸风热病用之者，寒胜热也。大小便病用之者，咸能润下也。骨病齿病用之者，肾主骨，咸入骨也。吐药用之者，咸引水聚也，能收豆腐与此同义。诸蛊及虫伤用之者，取其解毒也。"

所以在养生方面，要注意盐的平衡摄入。食盐过多了对身体不好，太少了同样也不好。如果人体摄入的食盐太少，会影响新陈代谢的正常进行，使酸碱平衡失调。食盐过多，容易产生钠的滞留，而钠长期滞留会导致肾脏病和高血压病。所以食盐的摄入太过或者不及都会影响人体从而发生疾病，关键在于一个度的把握。《素问·经脉别论》说："生病起于过用。"《证类本草·序例上》曰："摄养之道，莫若守中，守中则无过与不及之害。"

第八节　阴阳的具体表现

故曰：天地者，万物之上下也；

以天地分阴阳，天在上为阳，地在下为阴。上阳下阴，天覆地载，万物在其中，人亦在其中。天以生长化收藏，人以生长壮老已。所以天地为万物的上与下。

通过这节经文，我们可以得到如下的意义：第一，天地是人类等生物发生与生存的必需条件。在天为化，在地为育，人赖天地之化育而生长壮老已。天化生以生万物，地培育以养万物，这就是天地阴阳的作用。第二，阴阳即如天地一样有上有下。天在上为阳，地在下为阴。第三，大地博厚，要像地一样，容载万物，承担重任。天空高尚清明，要像天一样清明。如《礼记》云："博厚所以载物也，高明所以覆物也……博厚配地，高明配天。"

阴阳者，血气之男女也；

这节经文帮助我们从多方面来理解、认识和把握阴阳。一是类别关系。从人的性别上分，男为阳、女为阴；从人体气血上分，血为阴、气为阳。血与气、男与女都是阴阳的具体表现。二是配偶关系。就是说血与气、男与女都是阴阳配偶的关系，不可或缺。如《素问经注节解》说："以配偶言也。分之则血为阴，气为阳；合之则血非阳不行，气无阴则散，正如男之不可以无女，女之不可以无男也。若但以阴阳分配为言，殊失意旨。"三是阴阳互根关系。血气之男女，即血男气女，阴中有阳，阳中有阴。马莳注："男为阳而不专有气，且有血，阳中有阴也。女为阴而不专有血，且有气，阴中有阳也。则阴阳在人，即有血有气之男女也。"

左右者，阴阳之道路也；

左与右，一是阴阳的升降路径，二是阴阳的分布区域。

1. 阴阳的升降道路

从天体的旋转运动来看，自东向西，左右旋转而后有昼夜、四时。故此，左主阳升，右主阴降。所以称作阳左旋，阴右旋。《四圣心源·痉病根原》说："盖阴阳之理，彼此互根。清阳左旋，则癸水上升而化君火。浊阴右转，则丙火下降而化寒水。"（图7）

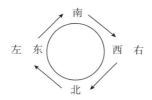

图7 天体旋转运动示意图

后世医家以此作为气机升降的道路，用于指导临床。肝藏于左，主升；肺藏于右，主降。所以在针灸取穴上，由于经脉穴位在身体左右侧都有循行与分布，依据左主升右主降的道理，如欲使肝气升、脾气升、肾水上济，则取左侧身体的穴位；欲使肺气降、胃气降、心火降，则取右侧身体的穴位。这表明针刺取穴不是想刺左就刺左，想刺右就刺右的，而是可以根据左主阳升、右主阴降的道理来选刺身体左右侧的穴位。

2. 阴阳的分布区域

一般而言，左属血属阴，右属气属阳。《医学正传·医学或问》道："左属阴，右属阳；左属血，右属气；左属水，右属火。"《古今医彻·胁痛》说："左右者，阴阳之道路。盖左属阴而右属阳也，阴为血而阳为气也。"

《藤氏医谈·左右偏胜》说："夫人身之疾病，或偏左，或偏右者，何也？凡人身之体，气血周流，如环无端，荣养四肢百骸，达于鬓发爪甲，无往不有气血。若其有病，则当周身病也，而今有偏胜之病者，盖有故。医法曰：肺、大肠、脾、胃、命门、三焦者，位于右，肺者主气，脾者后天元气之所出，命门者主下焦之阳气，故以右为气之位。心、小肠、肝、胆、肾、膀胱位于左，心者主血，肝者藏血，肾者主阴精，故以左为血之位。是左右气血之分位也。"脉象的左右区分也是以左属阴、右属阳来分布的。

临床上有许多疾病常常发生在身体的一侧，或者以身体一侧的症状较为明显和突出，如中风偏瘫、胁痛、偏头痛、少腹痛、睾丸病变等。那么，对这类明显表现为左右侧不同病变的病证是否可以根据左右侧的特异性病机来论治呢？

我觉得在左右阴阳气血不同的理论指导下，治疗左右侧特发病证，可以提高中医临床疗效。也就是说，病在左，左属血分，或者病为血虚或者病为血实（包括血瘀）；病在右，右属气分，或者病为气虚或者病为气实（包括痰、火、气滞等）。那么治疗时，除了一般的辨证论治外，还可以根据这种特异性病机加减一些特定的药物，以提高临床疗效。

如《丹溪心法·中风》明确提出了"中风……又须分气虚血虚。半身不遂，大率多痰，在左属死血瘀（一作少）血，在右属痰有热，并气虚。左以四物汤加桃仁、红花、竹沥、姜汁；右以二陈汤、四君子等汤加竹沥、姜汁。"说明对中风这类发于身体一侧的疾病在临床治疗的时候应辨别左右。病发于身体左侧者，多属血分，或为血虚或为血瘀，治疗多用四物汤加减；病发于身体右侧者，多属气分，或为气虚或为气滞痰热等，治疗多用二陈汤、四君子汤等加减。《惠直堂经验方·中风》根据病人瘫痪侧的不同，分别拟定了救左汤和救右汤。救左汤有熟地、白芍、柴胡、花粉，救右汤有白术、人参、黄芪、半夏、茯苓、炙甘草、附子、陈皮。可见前者偏重血分，后者偏重气分。黄晓青等[1]对首次发作的中风左偏瘫组 136 例和右偏瘫组 124 例进行中医辨证分型，统计两组各证型的例数及比例，比较两组证型分布的差异。发现左偏瘫组证型以血瘀证、阴虚阳亢证多见，右偏瘫组证型以痰证、气虚证多见，两组证型分布的差异对于中医辨证论治中风偏瘫有指导意义。由此可见，左属血、右属气的病机理论已被广泛运用到临床对中风偏瘫的辨治中。在临床上，对中风偏瘫进行治

---

① 黄晓青，张彦卿，林宁，等．中风左偏瘫和右偏瘫中医证型分布的差异．中医研究，2010（6）：33

疗时，若在辨证论治的基础上，再结合左属血、右属气病机理论，可以进一步提高临床疗效。

王绵之教授说："补阳还五汤这个方剂，按照王清任的说法，人身的气原应该为十分，左右各半，之所以产生一边偏瘫了，就是少了二分之一的气。通过这个方剂，还它五分气，是益气活血治偏瘫的方剂，所以叫作'补阳还五汤'。方中黄芪用量特大，最多可到八两（即半斤），这是它的一个特点……王清任认为，偏瘫由于气虚而血不能到达所致，所以侧重用大量补气药加上活血药，使整个的血脉贯通。"对于偏瘫的预后，王绵之教授说："还有一个特点，确实是左边易好，右边难好。另外，从临床来看，下边比上边恢复得快。还有一个问题，如果是手曲而不伸，更不好办。"（《王绵之方剂学讲稿》）

在治疗胁痛时，《济世神验良方·胁痛门》认为，"胁痛须分左右，左属血，右属气。左缘肝火木气充，右必痰流兼所滞；左疾加减四物汤，芍药芎归熟地黄，白术陈皮甘草茯，玄胡枳壳木香当，但痛不移瘀作祟，红花苏木桂桃姜；小柴胡汤治右痛，半茯柴芩甘壳共，木香大腹与青皮，白术香附煎可送"。

在诊治睾丸病变方面，如《医宗必读·疝气》说："盖睾丸有两，左丸属水，水生肝木，木生心火，三部皆司血，统纳左之血者肝也；右丸属火，火生脾土，土生肺金，三部皆司气，统纳右之气者肺也。是故诸寒收引，则血泣而归肝，下注于左丸；诸气膹郁，则湿聚而归肺，下注于右丸。"

根据左右阴阳气血病机的特异性，可以指导我们在临床上治疗一些疑难病症，并且能够提高临床疗效。

水火者，阴阳之征兆也；

征兆：可理解为显明可见的现象。阴阳是抽象的，古人以水火这两种显明可见的事物来说明阴阳的特性。水有润下、性寒凉、沉静、有形等特征，火有炎上、性温热、轻浮、无形等特征。故以此说明阴阳具有这些特性。

总结上述经文，规定了阴阳的属性。一般可从性质、位置、趋势、状态等方面进行规定。一是性质，如寒与热、黑与明；二是位置，如上下、表里、左右；三是趋势与状态，如来去、数迟、动静、升降、有形无形等。

下面主要讨论的是阴阳的相互关系。

阴阳者，万物之能始也。

能：假借字，为胎。胎始，即本元、元始之意。阴阳是万物的根本，有阴阳才有万物。这与本篇开篇第一段"（阴阳是）万物之纲纪，变化之父母，生杀之本始，神明之府也"的思想是一致的。

故曰：阴在内，阳之守也；阳在外，阴之使也。

守：镇守于内。使：役使于外。张景岳注："阴性静，故为阳之守；阳性动，故为阴之使。守者守于中，使者运于外。以法象言，则地守于中，天运于外；以人伦言，则妻守于中，夫运于外；以气血言，则营守于中，卫运于外。故朱子曰：阳以阴为基，阴以阳为偶。"阴精守于内，阳气运于外，但两者有非常密切的关系。阴为了阳才守于内，为阳提供物质基础，无阴则阳无根基而浮越于外。阳为了阴才运于外，为阴提供护卫功能，无阳则阴不能固守于内。这充分体现了阴与阳相互依存、互根互用的对待统一关系。

第九节　调和阴阳的重要性

帝曰：法阴阳奈何？岐伯曰：阳胜则身热，腠理闭，喘粗为之俯仰，汗不出而热，齿干以烦冤，腹满，死，能冬不能夏。阴胜则身寒，汗出，身常清，数栗而寒，寒则厥，厥则腹满，死，能夏不能冬。此阴阳更胜之变，病之形能也。

喘粗：即呼吸急促，气粗而喘。俯仰：即身体前俯后仰，这里指因呼吸困难而致身体前俯后仰。烦冤：古时悗、悗、冤、闷四字通用，烦悗、烦悗、烦冤、烦闷四名一义。烦悗，即心烦满闷。能冬：能，通"耐"，忍受之义，可以耐受冬天。清：清，同"凊"，寒冷之义。数栗：时常寒战、战栗。厥：《黄帝内经》中主要有三个含义，一是冷也，二是逆也，三是昏迷，在这里是指四肢冷。形能：这里的能同"态"，形能即形态。

本段经文举例说明了阴阳偏胜失和后所引起的病变。前者系阳热重证，后者为阴寒重证，预后多凶险。如果治疗不及时，或者治疗不得法，最易导致死亡。关于本段经文，有三个疑点。第一，阳胜本应汗出腠理开，为什么此处阳胜反见腠理闭、汗不出呢？第二，为什么阳胜之证为死证？第三，为什么阴胜"肢冷""腹满"会成为死证？

我下面谈谈两种解释。第一种是传统注家的意见。阳热偏胜，故见身热，与前面"阳胜则热"的经文义同。火热熏灼于肺，肺清肃不行，故呼吸困难、气息急促而粗、身体前后摆动（现代医学描述为张口抬肩、鼻翼扇动）、不得平卧。因一方的太过必致另一方的不足，故阳热太过，就会煎熬津液，津液亏虚不能作汗，故汗不出，腠理似闭。津液亏竭，不能上濡，故见齿干。火热内扰神明，故烦闷。阳盛伤阴，阴伤则阳无所制，故发热反而更盛。齿干、高热、无汗、烦冤，都是阳热亢盛、阴涸液竭之象。若病理进一步发展，损伤脾气，后天之本衰败，故见腹满。死，表示预后不良。这种病证的病机是阳盛阴衰，冬季是阴盛阳衰的季节，故阴阳寒热相对而致平和；而夏季为阳盛阴衰的季节，反助阳盛阴衰的病势，所以该病人能耐受冬天而不能耐受夏天。

第二种解释是我的导师郭仲夫教授的意见。阳胜则身热，热迫于肺则见喘粗；腹满，不是脾土衰败，而是热结阳明，腑气不通之证，因为腹满之症见于阳热实证者为多。肺胃热盛阴伤，故见齿干。《伤寒论》三急下证中有口燥咽干等症，病机与此相同。胃络通心，肺心同居膈上，故火热扰心而见烦闷。无论热盛于肺，还是热入阳明，内热蒸腾，都应当见腠理开、汗自出，而今本证反见腠理闭、汗不出，原因何在？实际上，本证为表寒外束，内热炽盛之证。表寒郁遏，故腠理闭、汗不出。汗出本可散热泄热，但今腠理闭、汗不出，故内热遏阻，更为炽盛。

阳胜为何会成为死证呢？传统注家认为是后天之本已绝。郭教授认为，本证是表里同病，在表则表寒郁遏，邪不外泄；在里则热结阳明，腑气不通。如此，则外闭内结，表里不通，邪气无从泄越，也就是说邪无出路，故为死证。正如《素问·玉机真脏论》说："身汗得后利，则实者活。"邪气盛实之证，得身汗则表邪解，得后利则里邪解，邪有出路则内外通和，故实证活。本证是表里内结，外寒内热，热邪充斥三焦，上见喘粗、齿干之症，中见烦冤、腹满之症，下见便结之症等，邪无出路。倘若治疗得当，尚可救治。宜用表里双解之法，选用《深师方》（录自《外台秘要》）中的石膏汤。方中，黄芩清上焦热、黄连清中焦热、黄柏清下焦热，石膏清气分热，栀子清三焦热，栀子配豆豉以除烦闷，麻黄解表散寒。若阳明热盛、燥实内结，方中可加大黄、芒硝等。

阴胜为何会成为死证呢？阴寒内盛，阳气虚衰，不能温煦机体，故见身寒、寒战、四肢厥冷。表卫不固，故汗液外泄。"厥则腹满"，说明是先厥后满，为先有阳衰，肾主一身之阳气，肾阳虚，命门火衰，故身寒肢冷。影响脾阳，可致脾阳亏虚，故见腹满。本证为脾肾阳虚，阴寒内盛。

先后天之本已败，故为死候。《伤寒论》第295条："少阴病，恶寒，身倦而利，手足厥冷者，不治。"少阴病以阳气来复为有向愈之机，而本节经文则见脾肾阳虚，阴寒极盛，有阴无阳，故为死候。

以上是阴阳偏胜的病理、临床表现、预后及治疗思路。

帝曰：调此二者奈何？

在前举例说明了阴阳失和后会引起严重的病变，因而强调调和阴阳具有十分重要的意义。下文主要从养生的角度来谈调和阴阳的重要性和方法。

岐伯曰：能知七损八益，则二者可调。不知用此，则早衰之节也。

关于"七损八益"，有多种解释。杨上善从调和阴阳之法而言，"阴阳相胜，遂有七损八益，虚实不和，故谓调之。损者损于身，益者益于病，若人能修道察同，去损益之病，则阴阳气和，无诸衰老，寿命无穷，与天地同极也。人不修道，不去损益，则阴阳不调，是谓不道，不道早衰也。"张景岳在评说众家的基础上也谈到了调和阴阳的重要性，"上文言阴阳之变病，此言死生之本原也。七为少阳之数，八为少阴之数。七损者言阳消之渐，八益者言阴长之由也。夫阴阳者，生杀之本始也。生从乎阳，阳不宜消也；死从乎阴，阴不宜长也。使能知七损八益之道，而得其消长之几，则阴阳之柄，把握在我，故二者可调，否则未央而衰矣。愚按：阴阳二气，形莫大乎天地，明莫着乎日月。虽天地为对待之体，而地在天中，顺天之化；日月为对待之象，而月得日光，赖日以明。此阴阳之征兆，阴必以阳为主也。故阳长则阴消，阳退则阴进，阳来则物生，阳去则物死，所以阴邪之进退，皆由乎阳气之盛衰耳。故《生气通天》等论皆专重阳气，其义可知。又华元化曰：阳者生之本，阴者死之基。阴常宜损，阳常宜盈。顺阳者多长生，顺阴者多消灭。《中和集》曰：大修行人，分阴未尽则不仙；一切常人，分阳未尽则不死。亦皆以阳气为言。可见死生之本，全在阳气。故《周易》三百八十四爻，皆卷卷于扶阳抑阴者，盖恐其自消而剥，自剥而尽，而生道不几乎息矣。观圣贤虑始之心，相符若此，则本篇损益大义，又安能外乎是哉？一曰七损八益者，乃互言阴阳消长之理，欲知所预防也。如《上古天真论》云，女得七数，男得八数。使能知七之所以损，则女可预防其损而益自在也；能知八之所以益，则男可常守其益而损无涉也。阴阳皆有损益，能知所预，则二者何不可调哉？此说亦通。按：启玄子注此，谓女为阴七可损，则海满而血自

138

下，男为阳八宜益，交会而精泄，以用字解为房事。然经血宜调，非可言损，交会精泄，何以言益？故马氏因之而注为采取之说，岂此论专为男而不为女耶？矧亵狎之训，亦岂神圣正大之意哉？"

现今的解释者大都以马王堆帛书为据，认为是房中术。我以为，从上下文看，调和阴阳是大法，但可以从多方面来解释。杨上善、张景岳等都以调和阴阳为基本法则入手作解。现今之人多以文字上讲得通顺为目的。我以为，前者有医学理论和法则的意义。后者虽然在字句讲解上起作用，但临床意义较少。所以我还是倾向于取前者作解，因为它能帮助我们认识和重视调和阴阳在临床上的重要意义。

故曰：知之则强，不知则老，故同出而名异耳。智者察同，愚者察异。

注家们大多根据上文从养生的角度解释此节经文。人的机体本来是一样的，但由于对养生之道有知道与不知道、认真奉行与不认真奉行的不同，其后果也迥然不同。智者，知人生在天地之间，人体的脏腑经脉、阴阳气血与天地阴阳之气相通应，故智者谨奉阴阳损益之道，则身体强健；愚者，违背阴阳损益之道，则身体早衰。吴崑注："故曰：知之则强，不知则老。知持满之道，和于阴阳，则精力强健；不知此道，耗其天真，则易衰老。故同出而名异耳，同得天地之气以成形，谓之同出；有长生不寿之殊，谓之名异。智者察同，愚者察异，智者察于其同，先期而知持满；愚者察于其异，耗竭而后修为。"张景岳注："同出者，人生同此阴阳也。而知与不知，则智愚之名异矣。智者所见，皆合于道，故察同。愚者闻道则笑，而各是其是，故察异。"高士宗注："察同者，于同年未衰之日而省察之，智者之事也。察异者，于强老各异之日而省察之，愚者之事也。"智者能在"同"的状况下产生警醒，这是预；愚者只能在"异"的状况下才能知道，已为时晚矣。

《黄帝内经》提出的"智者察同，愚者察异"，细细品味，很有深意。为什么智者察其同，愚者察其异呢？借此我再讨论一下"同异问题"。

1. 同异的含义

"同异"是中国古代哲学范畴，它初步反映世界的统一性和差异性、一般性和特殊性。

墨家对同异的含义进行了详细分析，提出同有量同、体同、合同、类同、同名之同、同根之同、是之同、然之同、丘同、鲋同等不同情况；异有二、不体、不合、不类四种。这些认识影响了《黄帝内经》的作者，因此在《黄帝内经》中也可以找到类似的思想。如量同，即同一概念，孔子就是仲尼。《墨子·经说上》说："二名一实，量同也。"《素问·水热穴论》云："所谓玄府者，汗空也。"玄府就是汗空。如合同，《墨子·经说上》云："俱处于一室，合同也。"如两人同居于室。丘同，孙怡让注："丘与区通，同区域而处。"合同、丘同意义相近。《灵枢·胀论》说："脏腑之在胸胁腹里之内也……异名而同处一域之中，其气各异。"同根之同，指对象属同一根系。《灵枢·营卫生会》曰："血之与气，异名同类也。"《灵枢·邪气脏腑病形》曰："阴之与阳也，异名同类焉。"如类同，《墨子·经说上》云："有以同，类同也。"即两个对象具有共同的本质属性，如白马、黑马都属马。《素问·疟论》说："风之与疟也，相似同类。"张景岳注："此风字，指风证为言，风之与疟皆因于风，本为相似同类。"如体同，《墨子·经说上》云："不外于兼，体同也。""兼"是全体，"体"是部分。全体包含部分，部分隶属于全体。如生物界包含动物和植物。《素问·病能论》曰："有病颈痈者，或石治之，或针灸治之，而皆已……此同名异等者也。"高士宗注："等，类也。颈痈之名虽同，而在气在血则异类也。"虽有在气在血之不同，但都属于颈痈。又如《素问·热论》曰："今夫热病者，皆伤寒之类也。"

在同异方面最重要的是审察同中之异和异中之同。晋朝鲁胜在《墨辩注序》中提出，"同而有异，异而有同，是之谓辨同异。"黑格尔说："我们所要求的，是要能看出异中之同和同中之异"。（《小逻辑》）我们要在不同事物的类别中，认识事物的共同点，提取事物的同类知识；要在同类事物的类别中，分辨事物之间的差异，辨别事物的不同情况，从而能够更加准确地认识和处理事物。例如，《黄帝内经》在不同篇章中称"阳明胃"和"冲脉"为"五脏六腑之海"（前者如《灵枢·五味》，后者如《灵枢·逆顺肥瘦》），但在同一篇章中却不会将二者同称为"五脏六腑之海"。如《灵枢·海论》称"胃"为"水谷之海"，"冲脉"为"血海"。《素问·痿论》称"阳明"为"五脏六腑之海"，"冲脉"为"经脉之海"。为什么会出现这种情况呢？这说明阳明胃和冲脉两者同中有异，也就是说既有相同点，又有不同点。相同点在于都能资养脏腑。不同点在于阳明胃以其受纳水谷，化生气血，资养脏腑，为气血生化之源而被称为五脏六腑之海；冲脉以其能调节十二经气血、上输先天真元之气以荣养脏腑而被称为五脏六腑之海。张景岳说："胃与冲脉，皆十二经之海，亦皆为五脏六腑之海,又何将以辨之?故本篇(指《灵枢·海论》)有水谷之海、血海之分。水谷之海者,言水谷盛贮于此,营卫由之而化生也。血海者,言受纳诸经之灌注,精血于此而蓄藏也。"胃与冲脉虽各有别,但两者通过气街又相互联系。冲脉于此而接受阳明胃之气血,阳明胃于此而接受肾气之赞化。这种求同辨异的分析,对认识阳明胃与冲脉的功能特点、相互关系等很有帮助。

2. 求同存异

在诊断上,一般采用"求大同存小异"的方法。[1] 如求病机之同,存症状之异。病机是疾病的本质,症状是疾病本质外在的表现。因此,只要该病证的病机能够被确定,那么临床见症是否有差异也无大碍。所以《伤寒论》提出小柴胡汤证,"但见一证便是,不必悉具"之说,只要病机属少阳病,证候虽只见一症,也可以用小柴胡汤治之。

医生本人丰富的理论水平和临床实践经验,能使医生"见微得过""俱视独见",在临床病症表现不明显时,即能"同中求异",捕捉到异常表现而及时治疗。曹仁伯在《琉球百问》中说得好,"大约功夫到时,眼光中无相同之病,看一百人病,便有一百人方,不得苟同,始为有味。若功夫未到,便觉大略"。

同病异治、异病同治是同异思想在中医治疗中最常见的形式。同病异治在《黄帝内经》中有以下几种情况。第一,病名相同,病位有异,治疗手段不同。如《素问·病能论》说:"有病颈痈者,或石治之,或针灸治之,而皆已……此所谓同病异治也。"张志聪注:"痈虽同名,而为病之因各有其类……故病在脉络者宜针,病在皮肤者宜石,是以同病异治而皆已也。"第二,病证相同,但地域、气候不同,则治疗方法不同。《素问·五常政大论》说:"西北之气,散而寒之;东南之气,收而温之,所谓同病异治也。"张志聪在对《素问·异法方宜论》作注时总结得好,"夫天有四时之气,地有五方之宜,民有居处饮食之殊,治有针灸药饵之异,故圣人或随天之气,或合地之宜,或随人之病,或用针灸毒药,或以导引按摩,杂合以治,各得其宜。所谓病同而异治者,如痈疡之热毒盛于外者,治宜针砭;毒未尽出者,治以毒药;阴毒之内陷者,又宜于艾焫也。又如湿邪之在四肢而病痿厥者,宜于针砭;气血之不能疏通者,宜按跷导引。"

---

① 路振平. 《伤寒论》非典型证初探. 辽宁中医杂志, 1986 (3): 8

　　我们再从治法上来看同异思想。"寒者热之、热者寒之、虚者补之、实者泻之"的正治法，是药物属性悖逆病机属性而治的一种治法（异）。何梦瑶提出的真反法，是药物属性顺从病机属性而治的一种权宜治法（同）。《医碥》说："真反者，如风火暴盛，痰涎上涌，闭塞咽喉，非辛热之品不能开散，不得已暂用星、半、乌、附、巴豆等热药，是则真反也。"在方药中选用少量与病机属性相同的药物，有利于提高疗效。如《金匮要略》中的阳毒是热毒郁结之证，用升麻鳖甲汤以清热解毒散瘀，而方中用蜀椒、雄黄二味热药，其意在"以阳从阳，欲其速散也"（《金匮要略心典·百合狐惑阴阳毒病证治》）。基于事物的同一性，矛盾着的对立面彼此相通，包含着互相转化的趋势。《素问·太阴阳明论》指出，"上行极而下""下行极而上"。《素问·阴阳应象大论》指出，"寒极生热""热极生寒"。所以在治疗上，适当选用药性与病性相同的药物，以促进疾病向对立面转化，最终达到悖逆病机属性而治的目的。

　　《素问·至真要大论》还提出"衰之以属"的治疗原则，这也是"察同"思想的体现。《黄帝内经素问吴注》说："衰之以属，谓以其同气者衰之，如酸入肝、苦入心、甘入脾、辛入肺、咸入肾，假其同气以衰之，是谓随其所利也。"《成方切用》云："凡宜寒宜热，宜温宜凉，各求其同气者，以衰去之，是谓随其所利也。"所以后世医家对药物的作用，也用求同思想加以解释。如《医方考》云："獭肝，夫獭，一兽也，其肝能治鬼疰，此何以故哉？凡物恶人而辟处，夜出而昼伏者，皆阴类也。以阴类而治幽隐之疾，《大易》所谓同气相求，《内经》所谓衰之以属是也。獭有五脏六腑，而独用其肝者，肝为厥阴，其主藏魂，用之尤精良也。谚称鸱枭能疗心头气痛，亦是假阴类以疗幽隐尔。"吴崑《医方考》说："冰煎理中丸。宋徽庙常食冰，因致腹痛，国医进药俱不效，乃召泗州杨吉老脉之。吉老曰：宜主理中丸。上曰：服之屡矣，不验。吉老曰：所进汤使不同，陛下之疾，得之食冰，今臣以冰煎药，此欲已其受病之原也。果一服而瘳。崑谓是义也，《大易》所谓同气相求，《内经》所谓衰之以属也。自非吉老之良，乌能主此？"《成方切用》说："牵正散，白附子、僵蚕、全蝎等分为末，每二钱，酒调服。治中风口眼㖞斜……以全蝎色青善走者，独入肝经，风气通于肝，为搜风之主药；白附之辛散，能治头面之风；僵蚕之清虚，能解络中之风。三者皆治风之专药，用酒调服，以行其经，所为同气相求，衰之以属也。"

　　同异思想在《黄帝内经》中还有丰富的内容，对后世影响颇大。

3. 同气相求

接下来我们再来谈谈"同气相求"的思想。

自然界万事万物之间、不同事物之间的联系，最常见的是"异性相吸"，另外还有一种，就是"同性相吸"。凡是某些属性相同或相似的事物，它们之间可以相互感召，发生作用，这就是"同气相求"的道理，并据此形成了一种思维方法。这两种情况在现实中都是存在的。孔颖达说："非唯同类相感，亦有异类相感者。"（《周易正义》）

同气相求，最早见于《易经·乾卦文言》。孔子说："同声相应，同气相求，水流湿，火就燥……各从其类。"台湾学者孙振声说："孔子解释'九五'的爻辞说：声调相同，产生共鸣。气息相同，相互吸引。水往低湿处流，火往干燥处烧……这就是万物各依其类别，相互聚合的自然法则。"[1] 自然界万物以气为物质基础，"气合而有形，因变以正名"（《素问·六节藏象论》）。气的物质同一性决定了事物间的相似或相同，在同一性认识的基础上，提出两类事物间会发生作用。清代薛嘉颖《易经精华》说："所以然者，天地之间共相感应，各从其气类。""凡同气者，则以气感气，自相求也。"所以，"清阳为天，浊阴为地"（《素问·阴阳应象大论》）。故本乎天者，以轻清成象之性者；本乎地者，以重浊成形之性者。这是两类或两类以上相同属性的事物之间发生亲和和联系的一种自然法则。《普济方·水气》说："天下万物之理，亦有同气相求，各从其类者。"古人都很重视这一思想方法。如《管子·白心》说："同则相从，异则相距。"《庄子·渔父》说："同类相从，同声相应，固天之理也。"《庄子·徐无鬼》说："以阳如阳，以阴如阴。"《春秋繁露·同类相动》说："百物去其所与异而从其所与同，故气同则会，声比则应……美事如美类，恶事如恶类，类之相应而起也。"

中医学运用同气相求之理来认识人体的生理、病理以及诊断治疗。如人体脏腑与所对应的季节属性相同，因此，脏腑在其所主季节时令里会发生相应的生理变化。《素问·金匮真言论》说："五脏应四时，各有收受乎？"张景岳注："收受者，言同气相求，各有所归也。"所以在春阳生发之季则肝气生发，冬阳闭藏之季则肾气封藏。

自然界许多事物与五脏的属性相同，如五味、五气、五音、五声、五志等，倘若两者之间关系失常，即可招致五脏病变。如《素问·金匮真

---

① 孙振声．白语《易经》．澳门：星光出版社，1981

言论》说："东风生于春，病入肝。"《素问·生气通天论》说："味过于酸，肝气以津，脾气乃绝。"又"风气通于肝，风为木气，肝为木脏，同气相求，故通于肝。"（《类经·阴阳类》）所以，"风伤筋，同气相求，自伤其类"（《黄帝内经素问吴注》）。

病邪与人体部位的阴阳属性相同，所以常常会损伤相应的部位。张景岳《类经》说："盖阴阳之道，同气相求，故阳伤于阳，阴伤于阴。"即阳邪犯阳位，阴邪伤阴位。例如，《素问·太阴阳明论》说："阳受风气，阴受湿气。"风为阳邪，其性轻扬，故易犯人体上部，所谓"风雨袭虚，病起于上"（《灵枢·百病始生》），后世有"高巅之上，惟风可到"（李东垣《兰室秘藏·头痛论》）的名言。湿为阴邪，其性重浊，易犯人下部，所谓"清湿袭虚，病起于下"（《灵枢·百病始生》）。又如卫气属阳，营血属阴，故"风乃天之阳邪，伤人卫气；寒乃阴邪，伤人营血，同气相感耳"（《侣山堂类辨·风伤卫寒伤荣辨》）。

病邪与人体体质属性相同，可以表现为邪气的易感性。如盛寅说："阳虚易于受寒，阴虚易于受热，以身中之不足感召外邪之有余，此流湿就燥之义。"（《医经秘旨·从少从多观其事也》）

人体体表部位与脏腑属性相同，所以在身体某一体表部位发现有异常表现时，可以推测是对应的脏腑发生了病变。如《素问·评热病论》说："水者阴也，目下亦阴也，腹者至阴之所居，故水在腹中，必使目下肿。"水性为阴，目下为阴，腹为阴，同气相求，水在腹中，反映在目下。故据目下肿，可知水在腹中。

在治疗疾病、处方用药时，也可以采用同气相求法，这是根据药物与疾病的某些属性相同，最容易发生相互作用的道理，故用之容易取效。如吴崑在《医方考》中说："医之用药，有用其热以攻热，用其毒以攻毒者，《大易》所谓同气相求，《内经》所谓衰之以属也。"章虚谷说："故药之阴者，能入人身阴分；阳者入人身阳分，各从其类。"（《医门棒喝·方制要妙论》）中医学中常有"以皮治皮""以核治核""以骨治骨"的治疗方法。高士宗说："凡药空通者，转气机。如升麻、木通、乌药、防己、通草，皆属空通。藤蔓者走经脉，如银花、干葛、风藤、续断、桑寄生，皆属藤蔓。"（《医学真传·用药大略》）《订正仲景全书金匮要略注》说："虚则以肝补肝，故谓之佳，余脏准此。""头痛必用风药者，以颠顶之上，惟风可到也。"（《医方集解·川芎茶调散》）治人体上部如头痛、目疾等多用风药等，都是同气相求在中医治法中的具体体现。

所以《黄帝内经》提出的"智者察同"中的道理是十分丰富的，而且让人回味无穷。

第十节　阴阳在临床中的应用

故治不法天之纪，不用地之理，则灾害至矣。

治疗要因时因地为宜。根据天时地理，遵循自然规律来养生、治病，否则就会招致灾害。《阴符经》说："观天之道，执天之行，尽矣。"如果不遵循自然规律来养生治病，就会招灾受害。

故邪风之至，疾如风雨，故善治者治皮毛，其次治肌肤，其次治筋脉，其次治六腑，其次治五脏。治五脏者，半死半生也。

本节经文强调有病早治、既病防变的治未病的思想。邪气侵袭人体，传变迅速、变化多端。所以强调有病早治、既病防变。如果病邪传至五脏，则预后多不良。除上述思想外，这节经文还指出了人体从外至内的不同层次，第一层在皮毛，第二层在肌肤，第三层在筋脉，第四层在六腑，第五层也就是最内层是五脏。

故天之邪气，感则害人五脏；水谷之寒热，感则害于六腑；地之湿气，感则害皮肉筋脉。

这节经文讲不同的邪气损伤人有不同的部位。天之邪气：六淫邪气。天气通于肺，天之六淫主要通过鼻（肺主鼻）、皮毛（肺主皮毛）侵入肺中，因肺朝百脉，故邪气传至五脏全身。《温病条辨·上焦篇》有"凡病温者，始于上焦，在手太阴"。叶天士说："温邪上受，首先犯肺，逆传心包。"后世关于外感病发病与传变的医学理论，能够帮助我们更加深入地理解本节经文。

水谷之寒热：主要指饮食失节。饮食的寒热有两层，一是指吃饮食时食物的寒热温度，如冷饮、火锅；二是指食物的寒热性质，如辣椒、酒、牛羊肉等为热性食物。《神农本草经疏》说："蟹禀水气以生，故其味咸气寒。"在这里，我们把水谷之寒热泛指饮食失节。饮食为人生之必需，不可或缺，但却需要适宜，在数量、质量、性质、温度等方面都不可太过、不可太少，也不能偏嗜，否则会损伤六腑，最终伤人五脏。

地之湿气：指居处、工作的环境很潮湿，如从事淘金、挖砂、肉类加工等工作的人，长期在水湿环境中工作，湿邪入侵机体，最易伤人肢体的皮肉筋脉。

故善用针者，

善用针者：指既掌握治疗常法的人，又掌握治疗变法的人。善治者，主张先用常法治病，不得已而用变法。下文"从阴引阳、从阳引阴"等都是善治者采用的治疗变法。

从阴引阳，从阳引阴，

这里的阴阳是泛指，阴指内在、五脏、阴经、胸腹部、下部等，那么阳对应的就是体表、六腑、阳经、背部、上部等。引：导引、向导。人身阴阳气血、内外上下都是相交贯通、互相联系的。因此，通过经络气血的引导作用，可以从阳处或者阴处入手，治疗阴处或者阳处的病变。如取背俞穴（阳）治疗五脏（阴）的病变，就是从阳引阴。例如，宋代名医史载之用一味紫菀治愈蔡京的便秘就是从阳引阴、下病上治的实例。北宋徽宗时，显贵一时的蔡京宰相得了大便秘结的病症，因为他害怕损伤正气，所以拒服大黄等泻药。由于他权倾朝野，医者多所禁忌，虽遍请京城名医，然治之而无效。最后只好贴出告示，谁能治好宰相的病，赏银千两。当时的民间医生史载之，从四川峨眉山刚到京城不久，还不出名。他毛遂自荐前往蔡京府上，讨要 20 文钱。蔡京问他何用，回答说用作购药之资。史载之仅买来紫菀一味药，研为细末，让蔡京用水送服，不一会儿便大便通畅。蔡京感到惊奇，询问他用紫菀的理由。史载之说：肺与大肠相表里。你是因为肺气不宣而造成大便不畅，紫菀功能肃降肺气，肺气得以肃降，就可以使大便畅通了。从此以后，史载之名扬京城。[①]

以右治左，以左治右，

一般而言，对肢体左右侧的病变，左侧有病治取左侧，右侧有病治取右侧。但善治者可以针对肢体左侧有病者治取右侧，右侧有病者治取左侧，行交叉治法，如缪刺法与巨刺法。缪刺法和巨刺法的名称，最早见于《黄帝内经》，为一侧肢体有病，在对侧肢体选取经穴治疗的方法，后来成为中医传统经典针法之一。人体上下相连，左右贯通，生理上相互调节，病理上相互影响，治疗上相互调整。缪刺法和巨刺法的治疗机理是：针刺健侧穴位调动其经脉之气以驱除患侧同经之邪。所以当一侧经脉阻滞时，可以通过调节对侧同名经或相应俞穴，起到调整人体左右气血的偏盛

---

① 袁世华．从紫菀通便、前胡治泻谈起．中医杂志，1986（7）：30

偏衰以及整体气血再平衡的作用，从而达到消除病痛的治疗目的。

以我知彼，

对这节经文，我介绍两种解释。第一种解释是最常见的。"我"指医生，"彼"指病人。辽宁中医药大学李德新教授领导的团队编写的《国家标准·中医基础理论术语》中对"以我知彼"的解释是：是一种根据施治者的正常情况推测被施治者的生理情况是否正常的逻辑方法。即医生用自己的正常状态来衡量病人的情况。如医生用自己的正常呼吸次数来测候病人脉搏跳动的次数是否正常，即《素问·平人气象论》所说"医不病，故为病人平息以调之为法"。

第二种解释是以医生的认识、体验来推知病人之病情。医生个人的知识、经验、体验等，都成为认识病人病情的基础和方式，从医生的角度看待病人的情况。张志聪《素问集注》云："以我之神，得彼之情。"这是移情与推己及人的认知方式。移情是"把我的情感注到物里去分享物的生命"（朱光潜《文艺心理学》）。王杰泓说："移情通常有两个含义，一是指人在观察外物时设身处地，把本没有生命的东西看成是有生命的东西，仿佛它有人一样的感觉、情感和思想，同时人也受这种错觉的影响，和事物发生共鸣；二是指人在带着主观感觉、情感和思想去观察外物时，主动把主体的生命活动移入或灌注到对象中，使对象着我颜色，物我之间产生共鸣。"[1] 医生用自己的认识和体验来推及于病人，并从中体会、感受病人的感觉，而后更好地诊察病情。张景岳注："以我知彼者，推己及人也。"这是根据人与人相似的原理（人类的共性），因此可以推己及人。孔子所说的"己所不欲勿施于人"也是本着这一原理。

如果再说深一点，通过自身的体认，达于对他人生命的"悟"境。"这种体认往往从自我生命的反思（即对自我的再体认）发端，由体认自我拓展到体认所接触对象的生命活动，进而体认周围世界的各种生命现象，逐步扩大开来，终至体认宇宙生命洪流以及整个生命的本原，这也就是直入'悟'境了。"[2] 这些内容我们将在临床卷"诊法""治则治法"两章中做深入详细的讨论。

---

① 王杰泓. 中国古代文论范畴发生史《庄子》卷：得意忘言. 武昌：武汉大学出版社，2009，137

② 陈伯海. 回归生命本原. 北京：商务印书馆，2012

以表知里，以观过与不及之理。

现象是本质的外在表现。认识事物的本质，必须从现象入手。中医学把人体视为内外贯通的整体。体内的生理病理变化，一定会通过脏腑、经络、气血等在体表上反映出来。这种内外的关系十分密切而确定。正如《灵枢·外揣》所说："夫日月之明，不失其影；水镜之察，不失其形；鼓响之应，不后其声；动摇则应和，尽得其情。"意思是说日月照在物体上有影，水镜清楚反映物形，击鼓就会发声，一个变化就会引起一定的反应。那么，中医学认识疾病，就以疾病变化在外的表现（症状与体征）为依据，审其证而后求其因。《灵枢·本脏》说："视其外应，以知其内脏，则知所病矣。"怎样才能知其病呢？就是通过观察人体外部表现出来的症状和体征，从而去揣度、推测人体内部脏腑气血的病理变化。体内的病因病机虽然不能直接看到，但可以根据体表的表现来推测、揣度、判断体内脏腑气血的病变，这就叫"以表知里"。过与不及，指机体失去了阴阳平衡后而出现阴阳偏盛偏衰的病理情况。本节经文指出了中医诊断学的基本原理，就是通过外在的症状与体征，以推测内在脏腑气血的盛衰。

见微得过，

微，《广雅·释诂》云："微，小也。"河上公《老子》注："萌芽未动祸未见为小。"《韩非子·说林上》云："圣人见微而知萌，见端而知末。"内在疾病之刚起、初起时，在体外是极轻微的异常表现。过，指疾病的发展变化。作为高明的医生，能在疾病初起时就通过体表极其轻微而又微妙的异常表现，预知疾病发生发展的变化，从而及早采取应对措施。中医学强调治未病，但首先是要早诊断，才能做到有病早治。大家都很熟悉《史记·扁鹊仓公列传》中的一个故事，扁鹊预见齐桓侯有疾，但齐桓侯不信，最后因为没有及时得到治疗而丢掉性命。其中有段话是这样说的，"使圣人预知微，能使良医得蚤从事，则疾可已，身可活也"。

用之不殆。

高明的医生，善于应用上述诊断原则和治疗方法，就不会因误诊、误治而延误病情，让病人处于危险的境地。

善诊者，察色按脉，先别阴阳，

善诊者：指善于诊断疾病的高明医生。这节经文以望诊、切诊为例，提出了诊断的要点，即应当首先分辨疾病属阴还是属阳。因为阴阳是诊断的总纲，所以善于诊断疾病的高明医生必须首先辨别阴阳。

审清浊而知部分；

清浊：指面部及其他部位的色泽。审清浊：审察色泽，一审色，二审泽，色指五色，泽指泽夭。知部分：主要是察色泽在面部的分布。望诊时，既要审察面部及有关部位的色与泽，还要观察色泽在面部的分布。如病人面部色泽清鲜明朗，为病在阳分，主病情较轻浅。若病人面部色泽晦暗枯槁，多为病在阴分，主病情较深重。所以色泽见于面部的某个部位，就能反映某个部位所属内脏的正常或异常情况，并能反映预后吉凶。

此外，有经验的中医生，还能审察出别人见不到的病因病机，提出别人想不到的治疗方法。如上海中医儿科专家董廷瑶老先生，在抢救小儿危重麻疹的过程中，对面部望色有新的认识和体会。董老先生在临床中观察到，若患儿疹色淡白或紫黯，或一出即没等，常见面色灰暗、两颧青白之候，症情皆属严重，常并发肺炎、脑炎而致死亡。于是他从分部面诊的角度反复思考，认为两颧色青白者，因左侧属肝，右侧属肺，而肝主血，肺主气，两颧青白即为气血郁滞，乃疹透不畅之标志，从而选用王清任解毒活血汤方，使血运畅，邪毒解，其气自行。这是董老先生在麻疹重症抢救中的一大创新。①

视喘息，听音声，而知所苦；

苦：病痛。观察病人的呼吸状态，能辨知内在脏腑的盛衰和部位。如呼多吸少，是肾不纳气。听病人声音的高低长短等，能辨知内在脏腑的盛衰。关于病人的呼吸、咳嗽、说话、呃逆、呕吐甚至是矢气等声音，高亢有力者为实证、阳证，息低声微者为虚证、阴证。声为歌、哭、呼、叫、呻五声，听声而知所伤。如杨凤庭说："大笑伤心，大呼伤肝，长歌伤脾，多哭伤肺，久呻伤肾。"（《弄丸心法·五音主病》）听音而知所病。杨凤庭说："音出不和，其脏乃病。音声寂然喜惊呼者，病在节骨。声音暗然，气不能伸，病在心膈。声啾啾然，细而长者，病在头中。"（《弄丸心法·五音主病》）

观权衡规矩，而知病所主；

观：诊察之意。权衡规矩：指四时不同的正常脉象。春季肝脉应"规"，规为圆之器，春季肝脉应表现为弦滑圆活之象。夏季心脉应"矩"，矩为方之器，夏季心脉应表现为洪大、来盛去衰之象。秋季肺脉

---

① 王霞芳. 审于分部知病处——略论《内经》分部面诊及其在儿科的应用. 上海中医药杂志，1984（11）：33

应"衡"，衡是秤杆，秋季肺脉应表现为轻虚以浮，如按毛上之象。冬季肾脉应"权"，权为秤锤，冬季肾脉应表现为石沉水底之象。这里借四种事物以说明四时不同脉象。若脉象不应四时，则表示有病变。当然还需要进一步去推知病由何脏所主。

按尺寸，观浮沉滑涩，而知病所生。

尺：不是后世所说的寸关尺的尺脉，而是指尺肤，即前臂内侧自肘关节到腕关节部的皮肤。寸：指寸口脉。观察尺肤、寸口脉的情况，如浮沉、滑涩等，可以测知病变的发生。

以治无过，以诊则不失矣。

过：过失，差错。正确把握阴阳，才不至于发生误诊与误治。阴阳之理，说起来很简单，其实其中的道理，宏大而又深远。

下面再讨论一个有关阴阳的问题。

在这一篇中有一节经文我们没有讲，叫"九窍为水注之气"。如果我们参看张景岳的注文，会发现很有意思。张景岳注："水注之气，言水气之注也，如目之泪、鼻之涕、口之津、二阴之尿秽皆是也。虽耳若无水，而耳中津气湿而成垢，是即水气所致。气至水必至，水至气必至，故言水注之气。愚按：阴阳合一之妙，于气水而见之矣。夫气者阳也，气主升；水者阴也，水主降。然水中藏气，水即气也；气中藏水，气即水也。升降虽分阴阳，气水实为同类。何也？请以釜观，得其象矣。夫水在釜中，下得阳火则水干，非水干也，水化气而去也；上加复固则水生，非水生也，气化水而流也。故无水则气从何来？无气则水从何至？水气一体，于斯见矣。而人之精气亦犹是也，故言气注之水亦可，言水注之气亦可；然不曰气注之水，而曰水注之气者，至哉妙哉！此神圣发微之妙，于颠倒中而见其真矣。"

九窍有水有气，也就是有津液又有阳气。如果生病，表现为两方面的病症，一是津液的病症，二是阳气的病症，而且两者相互影响。因此，治九窍病变，一要治津液，二要治阳气，而且两者可能需要同时考虑。《读医随笔·气血精神论》说："赵晴初曰：津虽阴类，而犹未离乎阳气者也。《内经》谓熏肤、充身、泽毛，若雾露之溉，是谓气。雾露所溉，万物皆润，岂非气中有津乎？验之口中呵气水，愈证气津之不相离矣。气若离乎津，则阳偏胜，即气有余便是火是也。熊三拔《泰西水法》云：凡诸药系草木果谷菜诸部，其有水性者，皆用新鲜物料，依法蒸馏得水，名之为露，以之为药，胜诸干质。诸露皆是精华，不待胃化脾传，已成微妙，且蒸馏所得，既于诸物体中最为上分，复得初力则气厚势大。夫蒸露以气上蒸而得，虽属水类，而随气流行，体极清轻，以治气津枯耗，其功能有非他药所能及。所谓气津枯耗者，伤阴化燥，清窍干涩。《内经》谓：九窍者，水注之气。干涩者，病人自觉火气从口鼻出，是津离乎气，而气独上注者也。所谓其体不可相离者此也。柯韵伯谓：气上腾便是水。此语最足玩味。盖阴气凝结，津液不得上升，以致枯燥。治宜温热助阳，俾阴精上交阳位，如釜底加薪，釜中之水气上腾，其润泽有立至者。仲景以八味丸治消渴，即此义也。"

以上是阴阳五行学说的有关内容，大家都比较熟悉，所以我们就不再多做讨论了。我讲课时常说，人家说得多的，我就说得少；人家说得少的，我就说得多。

下章我们讨论藏象的有关内容。

第三章　藏　象

今天我们学习《黄帝内经》中有关藏象的内容。首先讲《素问·六节藏象论》的有关经文。下面就一边讲解，一边进行讨论。

第一节　藏象的概念

黄帝曰：藏象何如？

在《黄帝内经》中，"藏象"一词有两见，一是《素问·六节藏象论》的篇名，二是本篇正文中的"藏象何如?"

一、何为藏象

第一，"藏"的读音和写法。据《说文解字》均作"臧"，后人加"艹"而为藏，其音《韵会》云"才浪切"，《集韵》云"慈郎切"，读作cáng，现在读作zàng。"藏"的意思是"匿也"，即"隐匿深藏，而欲人之不可得见"之谓。"藏"引申作"脏腑"的"脏"。但"脏"的主要意义还是"藏"，所谓"五脏者，藏精气而不泻也"。如《医碥·脏腑说》说："脏者，藏也，所藏惟精气，藏而不泻者也。"目前中医界对应该写成"藏象"还是"脏象"，还有一些不同看法。有人提议，作"藏象"时写作"藏"，作"脏腑"时写作"脏"。

第二，脏的数目是多少？脏是否包含腑？脏具体指什么？在《黄帝内经》中，脏有四形脏、五脏、五神脏、六脏、九脏、十一脏、十二脏等说法。五脏是脏的正称，与之相对应的是腑。九脏，在《素问·三部九候论》中说："神脏五，形脏四，合为九脏。"《内经药瀹》云："正脏外有胃、膀胱、大小肠，于六腑中取四腑以益五脏为九脏，四腑皆有受盛，故谓之腑，亦有脏称，故入九脏之数。"五脏藏神，心、肝、脾、肺、肾藏神、魂、魄、意、志，故称为五神脏。关于四形脏，一般都是指胃、大肠、小肠、膀胱四者，但后世有如"薛生白以谓头角、耳目、口齿、胸中为四形脏"（《灵素节注类编·脉分天地人三部九候》），也有称"胸中、膻中、腹中、命门为四形脏"（《医学指要·脉有内外候之要》）。五神脏合四形脏，称为九脏。十一脏，用得最多，五脏六腑，合起来十一脏。《素问·六节藏象论》说："十一脏取决于胆。"《白虎通义》指出，五脏六腑可能取法于五行与上下四方的六合，"人有五脏六腑，何法？法五行六合也"。还有十二脏的说法。六脏六腑，合起来为十二脏。六脏，在《黄帝内经》中没有明确指出，如《素问·灵兰秘典论》中，"黄帝问曰：愿闻十二脏之相使贵贱何如？"张景岳注："六脏六腑，总为十二。"为了与六腑相对应，所以确立了六脏，但第六脏具体是什么，却有不同说法。一般都认为是心包络，但在《素问·灵兰秘典论》中却没有心包络之说，只有"膻中者，臣使之官，喜乐出焉"。两者是不是指同一个呢？张景岳说："按十二经表里，有心包络而无膻中。心包之位正居膈上，为心之护卫。《胀论》曰：膻中者，心主之宫城也，正合心包臣使之义，意者其即指此欤？"而《难经·三十九难》云："六脏者，谓肾有两脏也，其左为肾，右为命门。"滑寿说："前篇言脏有五，腑有六，此言腑有五，脏有六者，以肾之有两也。肾之两虽有左右命门之分，其气相通，实皆肾而已。腑有五者，以三焦配合手心主也。合诸篇而观之，谓五脏六腑可也，五脏五腑亦可也，六脏六腑亦可也。"（《难经本义·三十九难曰》）另外，还有一种说法为"六化腑"。在《素问经注节解》中提出，"腑谓六化腑"。这种提法可能来源于《素问·六节藏象论》的"六腑者，传化物而不藏也"。

第三，象的意义。象，主要有三个方面的意义。一是现象、表象和征象。王冰注："象，所见于外，可阅者也。"即象为见于外、可以感知的。象在这里与脏结合为"脏象"一词，可以认为是指体内脏腑表现于外的征象。故张景岳说："象，形象也。脏居于内，形见于外，故曰脏象。"二是法象，是指效法、取法于自然界的现象、结构和规律而得的象，如心为君主之官，主明则下安。三是有解剖的实质形象。解剖一词出自《黄帝内经》。《灵枢·经水》说："其死可解剖而视之，其脏之坚脆，腑之大小，谷之多少，脉之长短，血之清浊，气之多少。"正因为有解剖形象，所以中医都知道心肺在上，胃在中，腰为肾之府等。

《左传·僖公十五年》晋大夫韩简云："物生而后有象。"宋徽宗赵佶解释道："见乃谓之象，物生而可见，是谓有象。"刘仲林教授说："'象'的特征是可以为人所见，它是指有形之物的可见形象，只有在有形之物产

第三章

藏象

生以后才有'其'象。"① 所以，脏腑经脉气血无论在生理上还是在病理上都会产生相应的"象"。贡华南认为，象与个体事物之间不对立、不分离、不分有，"象也者，像此者也"。"象"表述的就是个体事物本身的生成、变化与成就。象是呈现，是个体存在的呈现，有个体存在才有象。个体事物在特定时会表现出不同的象。② 因此，什么是藏象？藏象是脏腑的生理活动、病理变化在特定的时间和空间所表现出来的现象。什么是疾病征象？疾病征象是疾病在特定的时间与空间所表现出来的症状和体征。一个疾病在不同的时间与空间会表现出不同的症状和体征。因此我们在诊断时，要善于捕捉那些由于内在脏腑经脉因某些发病原因引起阴阳气血失和而引发出来的各种形象。内在病机一旦形成，就必然会出现"象"，这就是症状体征，即使它有可能会以很隐微的形式、滞后的方式表现出来。象（症状体征），是我们诊断疾病，探求病机的依据。

台湾学者龚鹏程教授说："取象，在伏羲以前，可说是取物宜的；伏羲之后，取则于卦象，而不取则于物象。"中医藏象，在创始时期取象于物宜，如肝取象于风、东方、木等自然物宜；待理论成后，医生们则取法、取则于藏象理论，因为此时已经可以用语言文字来表达了。"语言才是存在的居处。"③ 在临床上，医生通过听"病人言"，也就是病人所描述的症状、不适等，再结合医生对病人的体察所获得的有关体征如脉象、舌象等征象，再根据医生所学的藏象理论去判断哪一个脏腑、经脉因为什么而发生了病变，这就是脏腑病机之所在。这主要取决于我们自己所学、所掌握的理论。这个理论掌握得好，就用得好，否则就用得不好。

在这里我们小结一下，藏象的藏，指藏于体内的脏与腑；藏象的象，一指脏腑的生理功能与病理变化等反映于外的征象和现象，二指脏腑解剖所见的实质形象，三是取象比类、效法自然的符象、象征。王弼说："触类可为其象，合义可为其征。"（《周易略例·明象章》）

二、如何认识藏象

藏象的来源，一与正常生理的反应有关。二与病理的反应有关，需通过大量临床实践的观察和推论而得出，可通过活的机体、有时是异常的机

---

① 刘仲林. 古道今梦：中华精神第一义探索新思维. 郑州：大象出版社，1999
② 贡华南. 味与味道. 上海：上海人民出版社，2008
③ 龚鹏程. 文化符号学导论. 北京：北京大学出版社，2005

体的外在表征来推导出体内脏腑、经脉、气血的运动规律。如《素问·玉机真脏论》云："善者不可得见，恶者可见。"说明有些情况只能在异常时才能观察得到。三与药物、针灸等治疗后的结果推论有关。此外，还与阴阳五行学说、精气神学说等理论学说和思想的融入有关，以及与人们对自然界现象和规律的认识有关。

　　事物的表里之间存在着确定性联系。在里、在内的脏腑的生理病理情况会反映于外，这就是"有诸内必形诸外"（《孟子·告子下》）的道理。作为医生，我们可以通过在表在外的"象"来测知在内在里的脏腑的生理病理等情况（图8）。

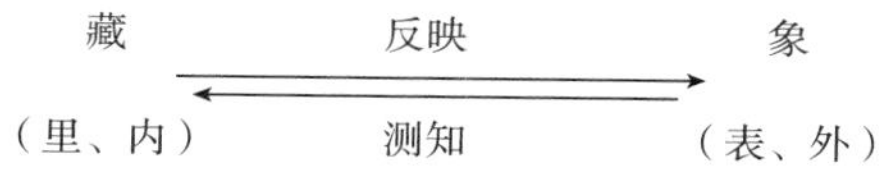

藏　　　　　　反映　　　　　　象

（里、内）　　　　测知　　　　（表、外）

图8　藏象示意图

　　以表知里是认识藏象的最主要的方法。先秦科学家早有这方面的认识。如在地质学方面，《管子·地数》说："上有丹沙者，下有黄金；上有慈石者，下有铜金。"现代地质学也仍然使用着这种方法"以表知里"，从地层表面的岩石土层中去寻找深埋于地球深层的矿产资源。如利用地上的植物寻找地下的矿产。我国长江中下游一些铜矿区生长的铜草，学名叫海州香薷，是一种寻找铜矿的有效指标性植物。当土壤中铜的含量增高时，海州香薷也由稀疏、高大、多分枝的植株，变为密生、不分枝的瘦小植株，并且由原来的绿色变成紫红色。① 这是运用"以表知里"方法的一个例证。中医学得到了这种方法的启迪，借以用于认识人体。《黄帝内经》的作者认为，世界上没有不可认识的事物。因为联系是普遍存在的，每一事物都与周围的事物发生一定的联系。当我们不能直接认识某一事物时，可以通过观察和研究与这一事物有关联的其他事物，间接把握和推知这一事物。这一见解很了不起，它引导人们自觉地寻找可能的中介，去探索那些由于条件限制而难以直接把握的奥秘，大大弥补了直观的不足。如在天文气象学中的运用，《素问·五运行大论》说："地者，所以载生成之形类也，虚者所以列应天之精气也。形精之动，犹根本之与枝叶也，仰观其象，虽远可知也。"书中认为大地的有形物类和太空中日月五星六气的变化，就像树根、树干与枝叶的关系一样，是紧密联系的。因此，可以

---

① 王殿华. 利用植物找矿. 百科知识，1986（6）：72

借助这种关系，根据地面事物的变化来推测遥远太空的情况，通过观察季节气候与万物生长的各种物候现象来探索和总结大自然变化的规律。高士宗说："精为根，而形为叶，犹根本之与枝叶也。但仰观其天象，天虽高远，理可知也，知天则知地矣。"再如《灵枢·刺节真邪》云："下有渐洳，上生苇蒲，此所以知形气之多少也。"渐洳，濡湿之地。在湖面上看不到湖下的濡湿之地，但可以通过湖面上生长的苇蒲来推测湖下湿地的贫瘠肥沃、面积大小等情况。张景岳说："下有渐洳，则上生苇蒲，内外之应，理所皆然，人之表里，可察盛衰，亦犹是也。"借此用于人体的诊断。可以通过观察身体在外的脉象、舌象、面色、官窍、形态、声音、排泄物等，来推测人体内在脏腑气血盛衰的情况。所以《素问·阴阳应象大论》说："以表知里，以观过与不及之理。"《灵枢·本脏》云："视其外应，以知其内脏，则知所病矣。"

那么请同学们思考一下，藏象与阴阳之象有什么相同和不同之处呢？

第二节　五脏的藏象

以下我们讨论五脏功能及五脏与五体、五华、四时阴阳的关系。

一、心

岐伯曰：心者，生之本，

心是生命的根本。为什么心是生命的根本呢？主要有三点，分别是心主神明、心主血脉和心主阳气。

（1）心为藏神处所。心主神明，主精神意识思维活动。

（2）心主血及血脉。心营养全身，主宰全身血液。

（3）心为君火，主阳气。《类经》云："心为阳，阳主生，万物系之以存亡，故曰生之本。"心阳虚，精神惫，血行滞。心阳亡脱，生命垂危。《医贯》说："造化以阳为生之根，人生以火为生之门。"张景岳说："生之门，即死之户。"所以心为生之本，最终也是死之门户，生命从心死而止。《医原》说："百体先死，心死最后。"《医学启源》说："心者，主也，神之舍也，其脏（固）密而不易伤，伤则神去，神去则（心死）矣。"

神之变也，

"神"在《黄帝内经》中有多义，主要有三：一是使宇宙万物产生运动变化的、以阴阳相互作用为内容的运动变化机能。如《素问·天元纪大论》云："阴阳不测谓之神。"二是生命活动。三是精神意识思维活动。精神意识思维活动是生命活动的最高形式。三者是从属关系。

变：林亿等的"新校正"据《黄帝内经太素》等书，将"变"改为"处"，即场所、居处。心是藏神的处所。

精神意识思维活动由心所主。《素问·灵兰秘典论》云："心者，君主之官，神明出焉。"神明在此指精神意识思维活动。总结历代医家之论，心主神明的内涵可以包括以下几个方面。

1. 思维

《荀子·解蔽》云："人何以知道？曰：心。人生而有知……心生而有知。"人有知是因赖心有知。心是人认识客观事物本质和规律的器官。《孟子·告子上》说："心之官则思。"南北朝《神灭论》云："心病则思乖，是以知心为虑本。"说明心有思维、思考的功能。

2. 记忆

时间包括过去、现在和将来三个要素。"任何过去都只是现在的过去，并且存在于现在的记忆之中。"① 只有具备记忆的主体，才能得知时间。记忆是由记和忆结合而构成的。石头上可以留下痕迹，但石头有记无忆，故石头只有变化，却无所谓过去、现在和未来。根据石头的现状，探寻它的过去，那是人的事情。② 触景生情，这一景，是现今，是当下。现今带你回到过去，回忆过去，感叹当下，憧憬未来。人们一般都说回忆。每一个人由于心神不一样，所以感知过去的能力、情景、内容和意义等也都不一样。《灵枢·本神》说："心有所忆谓之意。"杨上善注："任物之心，有所追忆，谓之意也。"《灵枢·五色》云："积神于心，以知往今。"张景岳注："神积于心则明，故能知已往来今之事。"神在于心，只有依托主体心神的记忆，才能记忆过去、感知现在、预测未来。《诸病源候论·多忘候》说："多忘者，心虚也。"心虚，则记忆功能减退，故表现为多忘。

3. 意志

意志是人自觉地确定目的，并支配行动，克服困难，实现目的的心理

---

① 吴国盛．时间的观念．北京：北京大学出版社，2006
② 刘长林．中国象科学观（上册）．北京：社会科学文献出版社，2006

过程。它是人类特有的有意识、有目的、有计划地调节和支配自己行动的心理现象。其过程包括决定阶段和执行阶段。决定阶段指选择一个有重大意义的动机作为行动的目的，并确定达到该目的的方法。执行阶段即克服困难，坚定地把计划付诸实施的过程。《灵枢·本脏》云："志意者，所以御精神、收魂魄、适寒温、和喜怒者也。"杨上善注："能御精神，令之守身；收于魂魄，使之不散；调于寒暑，得于中和；和于喜怒，不过其节者，皆志意之德也。"心统摄意志，如张景岳说："心为五脏六腑之大主，而总统魂魄，兼该意志。"（《类经·情志九气》）

4. 情志

情志指喜、怒、忧、思、悲、惊、恐等人的七种情绪。中医学将人的心理活动统称为情志，或者情绪，它是人在接触和认识客观事物时，人体本能的综合反。情志活动属于人类的生理现象。情志虽分属五脏，但由心主管。《儒门事亲·九气感疾更相为治衍》云："五志所发，皆从心造。"张景岳说："凡情志之属，惟心所统。"（《类经·天年常度》）又云："故忧动于心则肺应，思动于心则脾应，怒动于心则肝应，恐动于心则肾应，此所以五志惟心所使也。"（《类经·情志九气》）《何氏虚劳心传·天王补心丹》说："凡喜、怒、忧、悲、思、恐、惊七情，虽分属五脏，然无不从心而发。"

5. 感知

心主管感觉与知觉。张景岳《类经·五癃津液别》云："是以耳之听、目之视，无不由乎心。"《灵枢·本神》云："所以任物者谓之心。"《灵枢悬解》注："神藏于心，众理皆备，所以载任万物者谓之心。"

心功能异常时，则神明无以自主，就会产生一系列病证。如《素问·脉要精微论》说："衣被不敛，言语善恶不避亲疏者，此神明之乱也。"所以，心是藏神的场所。

其华在面，其充在血脉，

华：光彩。精之外华，精的外在光彩，是脏腑精气在外的表现。心脏精气在外的表现主要反映在面部。这是古人的认识。心血充足，则面色红润有光泽；心血不足，则面色苍白无光泽；心阴虚阳亢，则面部见两颧发红。

充：脏腑精气对各种不同组织的充养。心充血脉，则血流顺畅，全身得以濡养；心不充血脉，则心气无力推动，血脉凝滞等。

根据"有诸内必形诸外"的道理，则能以表知里。观察外在的象，如血脉、面色等情况，可以测知在内的心之气血的盛衰。伴随着心血不充，心神则会发生变化，如出现疲乏、厌世、情绪低落、失眠等，这都是外在表现。

为阳中之太阳，

前一个阳，指部位。心居膈上，上为阳，故此称为阳。后一个阳，指心脏的特性。心为阳脏，主火，与夏季相通，所以心在阳分中阳气最盛，故为太阳。太就是大、盛之意。

通于夏气。

心与夏季气候相通。生理上，内脏的功能活动与相应季节的气候相通，保持一致，这是天人相应之理。在夏季，阳气旺盛，则心脏阳气随之振奋，以保持一致。所以养生主张"春夏养阳"。病理上，在某脏主时的季节里，好发某脏的病证。所以在夏季，夏季的邪气最容易损伤心脏，故夏季好发心脏的病证，如《黄帝内经》中"南风生于夏，病在心"。

二、肺

肺者，气之本。

肺为气之本，这里的气有两种气，一是呼吸之气，二是一身之气，都是由肺所主，所以说肺主气。

天气通于肺，人通过呼吸与天地相通应。清·薛阳桂《梅华问答》说："人之一呼一吸关系非细，一吸则天地之气归我，一呼则我之气还天地。"因此人不能脱离天地之气而生存，人必赖肺与天气相通而生存。《养生导引秘籍·灵剑子引导子午记·调息》说："小则生之门，大则死之路，故生死之机在此矣。"又云："吐故纳新，察鼻之出入。"

《金匮要略心典·水气病脉证并治》说："肺主气化，治节一身。"肺主一身之气，主气化，对全身的水液代谢、饮食糟粕的消化与排泄等都有很大的益处。如黄元御《长沙药解·卷三》说："盖肺主化气，气主化水。肺中之气，氤氲如雾，雾气清降，化而为水，其精液藏于肾而为精，其渣滓渗于膀胱而为尿。"吴鞠通《温病条辨·上焦篇》说："惟以三仁汤轻开上焦肺气，盖肺主一身之气，气化则湿亦化也。"《沈菊人医案·肠痹》说："肠痹，腑阳窒塞，二便不通，脘胀少纳干呕，少腹旁痛，脉弦细。此属血虚不能灌溉其腑阳也，大肠与肺相为表里，养血中佐以开肺，以肺主气化故也，生首乌、柏子仁、松子仁、苏子、紫菀、元明粉、郁李仁、火麻仁、杏仁、木通。"有很多老年病人和虚人，感觉解大便费力，没有气力挣出大便，此时需加补肺气的药。

呼吸之气与全身之气密切相关。一方面，如《医灯续焰·寸口大会男女定位》说："肺主一身之气，气非呼吸不行，脉非肺气不布。故仲景云：呼吸者，脉之头也。"可见呼吸是气行的动力。因此，在血府逐瘀汤、大黄䗪虫丸等活血化瘀的方剂中要用桔梗、杏仁等药。这些药不是用来止咳的，也可以说不是所谓的"载药上行"或者"载药下行"之义，而是加强行气活血之功的，因为"气非呼吸不行，脉非肺气不布"的道理。所以肺主气，气行则血行。另一方面，《灵枢·邪客》云："宗气积于胸中，出于喉咙，以贯心脉而行呼吸焉。"宗气主呼吸而行血脉。《灵枢·刺节真邪》说："宗气不行，脉中之血，凝而留止。"一身之气与呼吸之气紧密相关，不论呼吸或宗气，都能推行血脉。因此，血脉不通行，要加强气和呼吸之力。

据此，我们在临床上如果要用活血化瘀法治疗瘀血，那么借用血府逐瘀汤的方义，你就可以知道应该有多少治疗思路了。第一组药是桃红四物汤，它本身可以活血。第二组药是四逆散，肝主疏泄。第三组药是入肺的桔梗，肺主气，同呼吸，脉之头。肺主气，气行则血行。今后你还会学到温阳行气，因为阳主动、气主动，阳气有推动气血运行的作用；还有心主血脉、脾为升降之枢纽等思路和想法。所以，治疗血瘀，远远不是只用活血化瘀药这一种方法就可以了的，还会有很多辅助的关系，大家共同协调配合，最终达到活血化瘀的目的。

　　魄之处也，

处：场所。肺是藏魄的场所。怎样理解魄呢？孔颖达《左传》注："初生之时，耳目心识，手足运动，啼哭为声，此则魄之灵也。"张景岳注："魄之为用，能动能作，痛痒由之觉也。"魄是人体的本能活动，是与人的感觉与本能相关联的低级反应。视、嗅、味、听、痛、痒等感觉，呼吸、啼哭、吸乳、手足运动等，都是魄的范畴。魄强则痛痒寒热等感觉及运动活动等都灵敏，反之则迟钝。如老人，魄衰，常见耳目昏聩、反应迟钝、感觉麻木、动作迟缓、说话发生差错。《灵枢·天年》有"八十岁，肺气衰，魄离，故言善误"。魄，先天即有，《灵枢·本神》讲"并精出入者谓之魄"。精是人体生命的物质基础，人只要有了生命，就有了魄，即人的本能与感觉与生命之精同时而生，同时而在。魄为阴神，附气而藏于肺中，故常"气魄"同称。宋代陈淳《北溪字义》说："子产谓：

人生始化曰魄，既生魄，阳曰魂……所谓始化，是胎中略成形时。人初间才受得气，便结成个胚胎模样，是魄。既成魄，便渐渐会动，属阳，曰魂。及形既生矣，神发知矣，故人之知觉属魂，形体属魄。"由此我们可以思考一下，治疗痛证、痒证、痿证、麻木等病证时，古代医家们为什么会加用一些调肺的药？

其华在毛，其充在皮，

山东医学院（现为山东大学医学院）李莱田先生、上海第二医学院（现为上海交通大学医学院）杨如哲先生从比较解剖学、比较生理学的角度探讨了肺与皮之间的密切关系。

比较解剖学是对动物各纲、各类群的器官和器官系统的形态、结构进行解剖，并加以比较的科学，求得器官的同源或同功的知识，以阐明动物各类别间的系统进化关系。比较生理学是用系统、比较的方法研究动物各器官生理功能的多样性，从中找出基本演化规律，为进化理论奠定坚定的基础，进而指导医学和农业实践的科学。例如单细胞生物如变形虫等，是仅在高倍镜下方可看清楚的小生命。其细胞膜位于单细胞生命的最表面，不仅执行着气体交换的作用，还起着保护作用，可以说是单细胞生物的"皮毛"。单细胞生物的"肺"与"皮毛"是合一的。这是"肺外合皮毛"最早的比较生理学证据。环节动物如蚯蚓仍用整个皮肤呼吸，也就是说蚯蚓的整个"皮毛"仍执行着"肺主气"的功能。就呼吸功能来看，两栖类动物虽然有肺，但其皮肤仍然执行着呼吸机能，其皮肤呼吸表面积与肺呼吸表面积的比为 3：2，而在冬眠期间几乎全靠皮肤呼吸，这是高等动物中肺与皮肤同功最好的证明。有人做实验，将两栖类动物的肺摘除后仍可存活很长时间，反之，如在其皮肤上涂上油脂，则很快就会死亡。这是高等脊椎动物中"肺主气""肺外合皮毛"最理想的实验证据。[1] 在人体中所含的主要元素上，肺与皮也有相似之处。例如，人体内仅有总量18g 的硅，一般分布在皮肤和肺[2]。

以上例证可以证明肺与皮的确有密切的关系。中医理论提出肺主皮毛，言肺主宣发敷布，温煦皮肤的阳气、濡养皮肤的阴精都有赖于肺气的宣发敷布。皮之不存，毛将焉附？故皮毛常合称。皮毛得养，则皮毛润泽，腠理致密，外邪不入，皮肤、腠理、毛窍开阖有度。若肺气虚，则毛

---

① 李莱田．从系统演化论"肺外合皮毛"．山东中医学院学报，1981（1）：48
② 杨如哲．古今论"肺合皮毛"及其临床中的应用．辽宁中医杂志，1984（1）：12

窍开阖失常，故津液外泄而致自汗等症。

探讨肺主皮有什么临床意义呢？

第一，为外感病发病提供理论基础。皮毛在外，先受邪气，邪气内传于肺。如《素问·咳论》云："皮毛者，肺之合也。皮毛先受邪气，邪气以从其合也。"

第二，为临床诊断提供理论基础。根据"有诸内必形诸外"的道理，肺脏精气的盛衰可以反映在皮毛上。因此，在诊断上，可以从皮毛的情况来测知肺脏精气的盛衰。如《灵枢·本脏》说："白色小理者，肺小；粗理者，肺大。巨肩反膺陷喉者，肺高；合腋张胁者，肺下。好肩背厚者，肺坚；肩背薄者，肺脆。背膺厚者，肺端正；胁偏疏者，肺偏倾也。"

第三，为临床提供治疗思路。肺有病从肺治，皮毛有病从皮毛治，这是常，是一般规律。但善治者，可以从肺治皮毛的病变，也可以从皮毛治肺的病变。又如，《血证论·脏腑病机》说："皮毛与肺合，肺又为水源，故发汗须治肺，利水亦须治肺。"所以麻黄汤发汗，方中要用杏仁，以助麻黄发汗。

第四，为临床提供用药思路。杨如哲老师提出，因为皮肤与肺在结构和成分上有相似之处，故当肺有病时可用动物的皮肤熬成胶来治疗。阿胶是用驴皮熬制，有滋阴润肺的作用，是治疗阴虚咳嗽、咯血的一味好药。[①] 我在此基础上进一步提出，可以选用动物、植物和果实的皮来治疗肺病。动物的皮，如地龙、阿胶等；果实的皮，如陈皮、瓜蒌皮等；植物的皮，如桑白皮、厚朴、杜仲、喜树皮等。以高等中医药院校《中药学》（第5版）教材为例，其所载药物中，凡属皮者，绝大多数的药都写明了可以治疗肺脏的病变。这说明了肺与皮之间的关系是多么紧密啊！

第五，为针刺呼吸补泻法提供了应用基础。肺主皮毛的道理，还包括遍身毛窍俱暗随呼吸以为鼓伏开阖，也就是说，皮肤、毛窍随呼吸而开阖。《灵枢集注·五十营》注："夫肺主气而主皮毛。人一呼则八万四千毛窍皆阖，一吸则八万四千毛窍皆开。此宗气之散于脉外之皮毛，而行呼吸者也。"张志聪《灵枢集注·五味》注："盖肺主皮毛，人一呼则气出，而八万四千毛窍皆阖；一吸则气入，而八万四千毛窍皆开，此应呼吸而司开阖者也。"在《素问·八正神明论》《素问·离合真邪论》中有"针刺的呼吸补泻法"，就是以肺主皮毛为理论基础的针刺方法。《针经指南·

---

① 杨如哲.古今论"肺合皮毛"及其在临床中的应用.辽宁中医杂志，1984（1）：12

真言补泻手法》道："补泻者，言呼吸出内以为其法。然补之时，从卫取气也。取者，言其有也。《素问》曰：必先扪而循之，切而散之，推而按之，弹而弩之，爪而下之，通而取之。外别其门，以闭其神，呼尽内针，静以久留。以气至为故，如待贵宾，不知日暮，其气以至，适而自护。候吸引针，气不得出，各在其处，推阖其门，令神气存，大气留止，故命曰补，是取其气而不令气大出也。当泻之时，从荣置气也，置其气而不用也。故《素问》曰：吸则内针，无令气忤，静以久留，无令邪有。吸则转针，以得气为故，候呼引针，呼尽乃去，大气皆出，故命曰泻。"

为阳中之太阴，通于秋气。

肺居膈上，为五脏之华盖，故为阳。肺在经脉中属太阴，但其通于秋气，为阴脏，秋季为阴，为初生之阴，故在阴阳分量的对比中属少阴。这就是有些注家之所以要改作"阳中之少阴"的本意。在生理上，秋季肺气振奋；病理上秋季好发肺病，正如张志聪《素问集注》说"秋病在肺"。

三、肾

肾者，主蛰，封藏之本，精之处也，

这是肾主藏精的表达。蛰：音"哲"，动物冬眠，藏起来不食不动，以此喻人之肾主闭藏、藏精的功能。封藏之本，即肾主闭藏，强调隐藏不露，宜藏而不宜妄泄。

精之处也，

五脏六腑之精、先天后天之精都藏在肾中。

其华在发，其充在骨。

肾藏精生髓，髓生血，发为血之余，精髓充盛润养头发，则头发光泽，精髓空虚则头发失养而枯槁。《灵枢·经脉》说："发无泽者，骨先死。"张志聪注："夫肾主藏精而化血，发者血之余也。发无泽者，肾藏之精气绝而骨先死矣。"肾藏精，精生髓，髓养骨。精髓充盛，则骨骼坚固有力。《素问·灵兰秘典论》说："肾者，作强之官，伎巧出焉。"肾精充盛，则动作有力（体力）、精巧灵敏（脑力）、房事和谐。许叔微《普济本事方·通经丸》说："男子精盛则思室。"

这里我们讨论一个问题，《黄帝内经》提出肾主发，但是后世许多医家却提出了头发属心。这该怎么认识和理解呢？发属心，最早见于南朝梁·刘孝标《类苑》，该书已亡佚。李时珍《本草纲目·乱发》说："（《类苑》）发属心，禀火气而上生。"《小儿卫生总微方论·五气论》说："且五脏皆有毛，其发属心，心为火，火性炎上，故发生上指也。须属肾，水性润下，故须生下顺也。"因为心属火在上，肾属水在下，故头发属心，而须属肾。心主血，发为血之余，头发赖血液的濡养，如果心火衰不能温煦，或心血不足不能濡养，可见头发早白、脱发。《医灯续焰·须发》说："发生上指，象火，用心过度者，发早白，皆心之验也。"《本草经解·何首乌》说："髭发者，血之余也，心者生之本，其华在面，心血通流，则髭发黑而颜色美矣。"《四诊心法要诀》对全身毛发与五脏的分属关系做了小结，最后指出毛发与血有密切关系，"发属心而上长，故属火也。须属肾而下长，故属水也。通身之毛，属肺而生皮，故属金也。眉属肝而横长，故属木也。腋下、阴下、脐中、腹中之毫，属脾以应四维，故属土也。凡毛发虽属五脏，然皆血液所生，故喜光泽。若发直如麻，须毛焦枯，皆死候也"。可见，"头发属肾"是《黄帝内经》的说法，而"头发属心"则是后世医家的发展。两种学说对头发病变如早白、脱发、头发油腻等，都有重要的临床指导意义，可以并存。由此可知，后世医家并没有因为《黄帝内经》提出了"肾主发"的理论就不敢越雷池一步，不敢提出自己的观点和看法，这是我们应该学习的地方。我们可以通过临床实践，提出新理论以发展中医学。

为阴中之少阴，

肾居下焦，故为阴。肾为阴脏，在经脉中虽属少阴，但肾通于阴寒之冬气，故在阴分中阴最盛，因此称为太阴，这就是有些注家之所以改作"阴中之太阴"的道理。

通于冬气。

生理上，在冬季，肾气振奋；病理上，冬季好发肾病，正如张志聪《素问集注》说："冬病在肾。"

四、肝

肝者，罢极之本，

现在一般都将"罢"作"疲"解，"极"作"困极"解。"罢极之本"就是指疲劳困倦的根本。如张景岳说："人之运动由乎筋力，运动过劳，筋必罢极。"张志聪云："动作劳甚谓之罢。肝主筋，人之运动，皆由于筋力，故为罢极之本。"这些谈的都是病理，而前面的"生之本"

"气之本""封藏之本"，后面的"仓廪之本"，谈的都是生理，相比起来似乎有些不太一致。于是注家高士宗从生理角度作注："罢作罴。肝者，将军之官，如熊罴之任劳，故为罢极之本。"于天星教授在《黄帝内经直解·六节藏象论》按语中认为高氏"诚有见地""其意更近于经文原意"。前后不一致的情况在《黄帝内经》中比较常见，如《素问·举痛论》中的"九气为病"，大多数谈的是病理，唯有"喜"这一条似乎谈的是生理。我们还是以教材为准，解释为肝为疲劳困倦的根本。

　　肝为罢极之本，与肝藏血、主筋有关。肝主筋，职司运动，人的一举一动莫不由乎筋力，筋强乃能约束肌肉关节，使动作矫健而协调。筋所以能强，又全赖肝血的濡养。现今治疗亚健康、疲劳综合征，有许多临床医生都是从肝论治，常用逍遥散加人参、黄芪等补气药治疗。重庆医科大学王辉武教授等把"肝者，罢极之本"解释为"肝脏是人体耐受疲劳能力的根本"，并从临床的角度进行了验证。他们选择该院 1985～1995 年住院治疗、确诊属肝脏疾病的病人共 3413 例，进行了以临床症状为主的追踪观察分析，其结果为：肝区痛 1382 例，黄疸 1222 例，食欲不振 1536 例，恶心呕吐 471 例，腹胀 1014 例，而出现疲乏症状的病人最多，为 2679 例（78.5%）。其中甲型肝炎表现有疲乏症状者 323 例，乙型状肝炎表现有疲乏症状者 530 例，肝硬化表现有疲乏症状者 221 例，慢性肝炎表现有疲乏症状者 859 例，肝癌表现有疲乏症状者 188 例，重症肝炎表现有疲乏症状者 109 例。他们还发现在肝病治疗的演变过程中，疲乏症状的减轻与消失，常常与肝病的好转与痊愈成正相关。以谷丙转氨酶为例，异常升高超过 200 单位以上者，有 65.5% 的病人出现不同程度的疲乏症状。亚急性重症肝炎一般在血清胆红素降到 85μmol/L 以下，凝血酶原达到 40% 以上时，疲乏症状首先得到明显缓解；病情加重时，可表现为极度疲乏，精神萎靡；病情缓解出院后，多可因过劳、外感或饮酒，致使疲乏症状加重而再度入院。以上皆说明"肝者，罢极之本"的理论是正确的。[①]

　　魂之居也，

　　魂，为阳神，表明魂是神的一部分，由神所主宰。魂受神的指挥，是与人的思维、意识、认识、判断等有关的高级反应，是后天形成并逐渐培养而成的，故"随神往来者谓之魂"，附血藏于肝。孔颖达说："谓精神

　　① 王辉武，吴行明，邓开蓉.《内经》"肝者，罢极之本"的临床价值——附 3413 例肝病的临床分析. 成都中医药大学学报，1997（2）：10

性识渐有所知。"张景岳说："魂之为言，如梦寐恍惚，变幻游行之境皆是。"人卧血归于肝，魂附血而归于肝。血虚之人，夜卧时魂不能归于肝藏，仍在思维，就表现为做梦，甚则梦游。唐容川《中西汇通医经精义·五脏所藏》说："昼则游魂于目而为视，夜则魂归于肝而为寐。魂不安者梦多，魂不强者虚怯。"因此，治疗上既要养肝血，血足则魂有所居；又要收藏，魂归于肝藏。酸性收，可用酸枣仁等安神收魂，甚则可以重镇，如龙骨、牡蛎、珍珠母之类。《怡堂散记》载："魂，阳也，肝主血而藏魂，阳入于阴也……凡人昼则魂出而用事……夜则……魂乃藏于肝……魂从目中入，目合则魂藏。多梦纷纭，肝不藏也。"正是因为魂主认识、意识、思维，因此《黄帝内经》有"肝者，将军之官，谋虑出焉"之说。1981年7月25日《浙江日报》曾发表过这样两条消息：一条消息是瑞士有位女学生学英语总是感到很吃力，发音不准。后来她采用了"睡眠学习法"，让人每夜在她睡着时，定时放一张有标准英语发音的唱片，一个月后，她的英语发音变得非常确切。另一条消息是英国有位教授，把40名学生平均分为两组，第一组学生安稳睡眠，第二组学生睡着时，用唱片教15个英文单词，一夜教30次。结果第二天上课时，发现第二组学生学这些英语单词的速度和准确性都比第一组学生强。① 我们试想一下，有没有可能主管睡眠中学习的或许就是中医所说的魂呢？

魂与魄都属于小神，它们上面还有一个大神，那就是心神。心主神明控制着它们，所以魄与魂称为阴神与阳神。如汪蕴谷《杂症会心录·魂魄论》说："魂为阳神，魄为阴神。"又如《血证论·恍惚》说："人身有魂魄，而所以主是魂魄者，则神也。"这就可以解释，一些病人的心神已经紊乱，意识已经丧失，但仍会有感觉与本能（魄），仍然会做梦（魂）。

五脏藏神、魂、魄、意、志，在前解释了神、魂、魄，还有意和志没有讲，此处一并叙述。

脾藏意，意有两层意思。一是记忆。《素问经注节解·宣明五气篇》云："（意）记而不忘者也。《灵枢经》曰：心有所忆谓之意。"二是思想，有主意。《中西汇通医经精义·五脏所藏》说："意藏于脾，按脾主守中，能记忆也；又主运用，能思虑也。脾之藏意如此。脾阳不足则思虑短少，脾阴不足则记忆多忘。"脾虚，一则记忆减退，故归脾汤治心脾两

---

① 樊增效. 在睡眠中学习. 科学24小时，1984（3）：21

虚导致的健忘；二是思想懈惰，主意少。

肾藏志，志也有两层意思。一是集中，如专心、控制力。二是记忆。繁体"志"前面有个偏旁"言"，写作"誌"，《字诂》曰："誌，记也。"成语"永志不忘"中的"志"就是"记"的意思。所以肾虚也能导致记忆力减退，导致做事、学习等注意力不集中。《中西汇通医经精义·五脏所藏》说："按志者，专意而不移也。志本心之作用，而藏于肾中者，阳藏于阴中也。肾生精，为五脏之本。精生髓，为百骸之主。精髓充足，伎巧出焉，志之用也。又按志，即古誌字，记也。事物所以不忘，赖此记性。记在何处，则在肾经，益肾生精，化为髓而藏于脑中。"

其华在爪，其充在筋，

爪为筋之余，肝主筋，筋养爪，所以从爪可以反映肝之精气的盛衰情况。筋脉拘急，常反映肝血不足。

以生血气，

这节主要有两种认识。第一种意见认为是衍文，建议删去。第二种意见认为有临床指导意义，主要反映在肝主生发，对事物的发生有促进作用。因此，肝在血气的生发上有促进作用。张景岳说："肝属木，位居东方，为发生之始，故以生血气。"（《类经·藏象》）叶天士说："肝者，敢也，生气生血之脏也。"（《本草经解·山茱萸》）这一点我们将与下节"十一脏取决于胆"联系起来一起学习和体会。

其味酸，其色苍，

"肝主酸，肝色苍"，这些常理我们在前面讨论五行时已经说过了，所以这里就省略了。

此为阳中之少阳，

前一个阳字，指部位，但与通常所说的肝的部位不符，因此有注家建议改作阴，指下焦，因为肝居于下焦。少阳：肝为阳脏，通于初生之阳的春天，在阴阳分量的对比上阳气不盛，故为少阳。

通于春气。

生理上，在春季，肝气振奋；病理上，在春季，好发肝病。正如《素问集注》说："春病在肝。"

五、脾、胃、大肠、小肠、三焦、膀胱

脾、胃、大肠、小肠、三焦、膀胱者，仓廪之本，营之居

也，名曰器，能化糟粕，转味而入出者也，

关于本段经文有不同的认识。如滑寿等人认为，应改本段经文为"脾者，仓廪之本，营之居也，其华在唇四白，其充在肌，此至阴之类，通于土气。胃、大肠、小肠、三焦、膀胱者，名曰器，能化糟粕，转味而入出者也"。这有一定的道理，但我们现在还是采用《黄帝内经》经文的原貌进行讲解。

仓廪之本：如果细分，藏谷者为仓，藏米者为廪，也有说储藏粮食的仓库，方形者叫仓，圆形者叫廪。不论何种解释，我们将仓廪统一理解为储藏粮食的仓库。为什么将以上脏腑都理解为仓廪之本呢？主要与水谷的受纳、转输、排出这一过程有关。粮仓主要有三个功能特征，进粮、储存运输、运出以满足需要，借此比喻脏腑对水谷饮食物的消化过程，即受纳水谷，运输、转化，排泄糟粕。储藏粮食的仓库为人类生活提供了生存保障，而脾、胃、大肠、小肠、三焦、膀胱受纳水谷、化生营卫气血津液、排泄糟粕，为人体生命提供了生存保障，所以称为仓廪之本。

营之居也：营，指水谷之精气。如《素问·痹论》说："营者，水谷之精气也。"居，指场所。脾、胃、大肠、小肠、三焦、膀胱者，是化生营气的场所。因为它们受纳、转输、运化水谷，从而化生出人体生命所必需的精微物质。

名曰器：器，盛物的工具、容器。为什么把脾、胃、大肠、小肠、三焦、膀胱称为器呢？《素问·六微旨大论》曰："器者，生化之宇。"宇，场所。又说："升降出入，无器不有。"因此，凡器都有升降出入之机，因而就有生化之能。张景岳注："凡物之成形者皆曰器，而生化出乎其中，故谓之生化之宇。"《素问吴注》云："既有升降出入，则必有生化，是器者，生化之宇也。"升降出入，则阴阳生化。《灵素节注类编》说："阴阳生化之机，无非升降出入。"据此，正因为脾、胃、大肠、小肠、三焦、膀胱有升降出入之机能，从而成为水谷之精气生化的场所。张志聪《素问集注》说："器者，生化之宇，具升降出入之气。脾能运化糟粕，转味而入养五脏，输出腐秽于二阴，故名之曰器也。"

能化糟粕，转味而入出者也：转味，即转输、运化饮食五味的意思。虽然脾、胃、大肠、小肠、三焦、膀胱有各自的生理功能，却都与水谷的摄入、转化、排泄有关。它们既能化生水谷之精微，又能分清泌浊，排泄糟粕。所以这节经文中的"入出"二字，用得非常之妙。我们一般习惯说"出入"，本节经文却说"入出"，入在前，出在后，先入后出，即先有水谷之入，后有水谷精微的化生以及糟粕的排出。"入出"二字真实地反映了水谷消化、吸收、排泄的全过程，也反映了脏腑的主要功能。《内经知要·藏象》说："胃受五谷，名之曰入。脾与大小肠、三焦、膀胱，皆主出也。"所以学习《黄帝内经》，一定要好好理解与体会其中用字用词的精妙和功力。

饮食物的消化过程，如同《随息居饮食谱·水饮类》所说，"凡人饮食，盖有三化，一曰火化，烹煮熟烂；二曰口化，细嚼缓咽；三曰胃化，蒸变传化"，"胃化既毕，乃传于脾，传脾之物，悉成乳糜，次乃分散达于周身，其上妙者化气归筋，其次妙者化血归脉，用能滋益精髓，长养肌体，调和营卫。所云妙者，饮食之精华也，故能宣越流通，无处不到。所存糟粕，乃下于大肠焉"。

其华在唇四白，其充在肌，其色黄。

脾主运化，主营，主肌肉。通过唇四白、肌肉、面色的情况，可以反映脾与六腑化生气血的功能状况。

此至阴之类，通于土气。

至阴有两解（图9）。这里主要指脾，但因其中有五腑，表示其余五腑在水谷代谢方面都统属于脾，故称为"之类"，表示属脾之类。

至阴 { 到达阴分 { 长夏：由阳入阴，春夏为阳，秋冬为阴，长夏由阳分入阴分 / 太阴经：三阴之始，由阳入阴 } / 极阴——太阴，太即隆盛，太阴即阴极盛。脾为极阴，故阳少阴多 }

图9 脾为至阴示意图

"脾为至阴"有临床指导意义。先看第一种意义。脾主运，为气机升降之枢纽，脾能枢转脏腑营卫气血之气机。若以阴阳理论阐释人体，则人体各种气机的运行，无外阴阳之气的交替转换、出入升降，而至阴承于将尽之阳气，启于将生之阴气，能承阳启阴，故可立枢转气机之功。这种枢转功能，仅就《黄帝内经》所载，便包括对五脏气机的转枢和营卫之气的转枢。[①] 所以《素问·刺志论》说："脾为之使。"脾胃位居中州，对各脏之间的气机运动起着重要的枢转作用。《格致余论·鼓胀论》说："脾具坤静之德，而有乾健之运，故能使心肺之阳降，肾肝之阴升，而成天地交之泰，是为无病之人。"

---

① 贺娟.谈脾属至阴，为五脏之使.北京中医药大学学报，1996（2）：21

再看第二种意义。太阴，就是阴极盛。脾为极阴，阳少阴多，因而脾胃病最畏寒邪为患。故治脾胃病，多以温中为正法，且要固护脾中阳气，使用苦寒药时，万万不可用之太过，以免损伤脾阳。清代医家柯琴在《伤寒附翼·太阳方总论》中说："太阴主内，为阴中至阴，最畏虚寒，用温补以理中，此正法也。"

通于土气，

脾土所主的时日主要有两种：一是脾分主各季末 18 日，表达土长养万物，供万物生长生存。二是脾主长夏。长夏六月，居中属土，暑令多湿，与脾土相配。生理上，每季末的 18 天或长夏六月，则脾气振奋；病理上，每季末的 18 天或长夏六月，好发脾病。《素问·刺要论》说："脾动则七十二日、四季之月，病腹胀，烦不能食。"

第三节　十一脏取决于胆

凡十一脏取决于胆也。

关于本节经文，历代医家和注家都有不同的意见。这些意见主要分为两种，一种认为经文是错的，另一种认为经文是对的。

第一种意见认为经文是错的。十一脏取决于胆，胆为中正之官，而心为君主之官、肺为相傅之官、肝为将军之官等，这些大官都听命于胆这个小官的话，似乎胆的权利太大，所以有些人认为不对。如天津中医药大学的郭霭春教授认为本句非经文原有，纯系后人所增。于是有人提出"十一脏"应为"土脏"，是"土脏取决于胆"，这样就大大削减了胆的势力范围。而"土脏"只是指上文的脾、胃、大肠、小肠、三焦、膀胱，依据的是"脾、胃、大肠、小肠、三焦、膀胱者……通于土气"。因为古书是竖排本，所以"土"字极有可能是在传抄中上下分开而后写成了"十一"。[①] 这似乎很有道理。我认为，在历史长河中，历代文献在传抄的过程中发生差错是常见的。因此，"土"脏传抄成"十一"脏不是没有可能。我还可以举一两个在文献传抄中发生差错的例子。如《战国策·触龙说赵太后》说："左师触龙言愿见太后"。"触龙言"三字，原本作"触詟"。清·王念孙《读书杂志》说："此策及赵世家皆作左师触龙言愿见太后，念本龙言二字误合。"马王堆帛书亦作触龙言。据之改。又

---

① 李涛．"凡十一脏取决于胆"辨．中医杂志，1986（8）：67

如，《太平圣惠方·卷第九十四·神仙诸名方》有"毒四童散"一方，方中并无毒药，"毒"字难以理解。考《医方类聚》引本方作"王母四童散"，《普济方·神仙服饵》《医心方·延年方》也作"王母四童散"。则知"毒"字乃"王母"二字误合所致。因此，我再次强调，读经典不仅仅是为了把经文读通顺，更重要的是看它对我们当下有没有指导意义！

第二种意见认为经文是对的。我下面举四种解释，都有一定的临床指导意义。

1. 胆主少阳春生之气

李东垣在《脾胃论·脾胃虚实传变论》中说："凡十一脏，皆取决于胆也。胆者，少阳春生之气，春气升则万化安。故胆气春升，则余脏从之。"

现在的《黄帝内经》教材大都选李东垣的认识作为"十一脏取决于胆"的第一种解释。但要注意，李东垣不是《黄帝内经》的注家，而是临床医家。所以选取李东垣的认识，一定是因为他的意见对临床很有指导意义。最能反映李东垣学术思想的是他所创立的补中益气汤。让我们来看看补中益气汤的立方之意。补中益气汤治疗的是脾之中气虚弱又阳气下陷的病证，功用是补中益气、升阳举陷。该方一补脾之中气，二升脾阳。但是，根据李东垣的认识，要使脾阳升，先要少阳升，因为"胆气春升，则余脏从之"，意思是少阳春气先升，而后其他脏腑之气才随之而升，在这里就是胆气春升，则脾脏从之。清代医家李冠仙《知医必辨》说："补中益气汤，实开千古不传之秘。"张景岳曰："补中益气汤乃东垣独得之心法。盖以脾胃属土，为水谷之海，凡五脏生成，唯此是赖者，在赖其发生之气，运而上行。故由胃达脾，由脾达肺，滋溉一身，即如天地之土，其气皆然。凡春夏之土，能生能长者，以得阳气而上升，升则向生也。秋冬之土，不生不长者，以得阴气而下降，降则向死也。今本方以升、柴助升气，以参、芪、归、术助阳气，此东垣立方之意，诚尽善矣。"（《景岳全书·论脾胃三方》）

一年之计在于春，春夏阳气升，阳气升则万物生。秋冬阳气下降，降则万物肃杀。胆主子时，属甲木，列居五运六气之首。胆在一年之中主春季，一日之中主子时。在体内，少阳属胆，主半表半里，为三焦阳气升降出入的枢纽。春季为阳气生发之季，子时为一阳始萌之时。春天、子时阳气始生，则一年、一日之中万物生长。张景岳说："胆附于肝，主少阳春生之气，有生则生，无生则死。故《经》曰：凡十一脏，皆取决于胆者，正以胆中生气为万物之元也。"（《景岳全书·黄疸》）章楠说："胆为少阳始生之气。"（《灵素节注类编·脏腑功用气血光华》）所以在人体内，胆气生发，则诸脏之气生；胆气不生，则阳气不生，诸脏为病。如《素问·四气调神大论》云："逆春气，则少阳不生，肝气内变。"《素问·至真要大论》云："厥阴司天，其化以风。"张景岳注："厥阴属木，其化以风。凡和气升阳，发生万物，皆风之化。"张志聪《素问集注》说："胆主甲子，为五运六气之首。胆气升，则十一脏腑之气皆升，故取决于胆也。所谓求其至也，皆归始春。"

　　总结历代诸家的论述可以知道，少阳春生大约有两层意思。一是催生，即在少阳春生之气的催促下，万物始能发生。张景岳说："《经》曰：凡十一脏皆取决于胆者，正以胆中生气为万物之元也。"（《景岳全书·黄疸》）《说文解字》云："元，始也。"蔡贻绩《医学指要·脏腑总论》说："胆主甲木，为五运六气之首，胆气升则五脏六腑之气渐升。"冯兆张《冯氏锦囊秘录·杂证大小合参》说："《经》曰：东方木也，万物所以始生也。《圣济经》云：四时之所化，始于木；十二经之所养，始于春。女子受娠一月，是厥阴肝经养之。肝者，乃春阳发动之始，万物生化之源。"《医方集解·泻青丸》说："盖春属肝木，乃吾身升生之气。此气若有不充，则四脏何所禀承？如春无所生，则夏长秋收冬藏者，何物乎？五行之中，惟木有发荣畅茂之象，水火金土皆无是也。花叶茜葱、艳丽而可爱，结果成实，食之以全生，皆此木也。使天地而无木，则世界暗淡其无色矣。"例如，作为五脏之一的脾，必在胆气春生的催生作用下，脾气始得以长。李东垣《脾胃论》指出，"大抵脾胃虚弱，阳气不能生长，是春夏之令不行，五脏之气不生"。所以脾气亏虚，当在健脾补气的基础上，加上少阳春生之品，从而促进脾气的生长。如《本草思辨录·柴胡》说："人身生发之气，全赖少阳，少阳属春，其时草木句萌以至邕茂，不少停驻。""柴胡升少阳而适于中，则少阳自遂其生生之性而脾肺悉受其荫，此即十一经取决于胆之谓也。"《医贯·五行论》说："张仲景立建中汤，以健脾土。木曰曲直，曲直作酸，芍药味酸属甲木；土曰稼穑，稼穑作甘，甘草味甘属己土。酸甘相合，甲己化土，又加肉桂，盖桂属龙火，使助其化也。仲景立方之妙类如此……盖木气者，乃生生之气，始于东方。盍不观之为政者，首重农事，先祀芒神。芒神者，木气也，春升之气也，阳气也，元气也，胃气也，同出而异名也。我知种树而已，雨以润之，风以散之，日以暄之，使得遂其发生长养之天耳。及其发达既久，生意已竭，又当敛其生生之气，而归于水土之中，以为来春发生之本，焉有伐之之理？此东垣《脾胃论》中用升、柴以疏木气，谆谆言之详也。"怎样才能使少阳得以升发呢？我们可以从李时珍在《本草纲目·石钟乳》中所说的"少火，必借风气鼓之而后发"这句话体悟到，即用风药来升发少阳之火。常用的风药有柴胡、升麻、羌活、葛根、白芷、防风、薄荷等。如《本经逢原》曰："（薄荷）其性浮而上升，为药中春升之令，能开郁散气，故逍遥散用之。"

二是生机。少阳主生发，各脏秉承少阳生气，而各脏皆有生发之机。如《难经·六十三难》云："当生之物，莫不以春而生。"当生之物，逢春即可复苏，故春回大地，万物始生。我们说"枯木逢春"，也就是说枯木有了生机。《难经·六十三难》云："井者，东方春也，万物之始生。"故井穴多用于急救。通过对井穴的治疗，那些急危重症、生命垂危的病人就能如万物逢春一样起死回生，生命也就有了生存的活力。我们所说的"万病回春"，就是通过正确的治疗，身体都能得到康复，从此有了生命的活力。周岩《本草思辨录·绪说》云："相火关乎人身之重，犹国之重赖乎相，盖其秉东方甲木之气，人身得之，则四时皆春，生机不息，《经》之言少火即此火……相火所以属少阳者，生万物而功普于外也。"

下面问一下大家，（洁古）枳术丸中有几味药？一般以为只有白术和枳实两味药，其实是三味药，还有一味药是荷叶。李东垣直到老年才悟出张洁古枳术丸中用生荷叶的道理。其用意正是因为荷叶"其色青，其形仰，其中空，其象震（震仰盂），感少阳甲胆之气。烧饭合药，裨助脾胃而升发阳气"（《本草备要》）。李东垣《兰室秘藏·脾胃虚损论》说："当是之时，未悟用荷叶烧饭为丸之理，老年味之始得，可谓奇矣。荷叶之物，中央空，象震卦之体。震者，动也，人感之生。足少阳甲胆者，风也，生化万物之根蒂也。《内经》云：履端于始，序则不愆。人之饮食入胃，营气上行，即少阳甲胆之气也。其手少阳三焦经，人之元气也，手足经同法，便是少阳元气生发也，胃气、谷气、元气、甲胆上升之气，一也，异名虽多，止是胃气上升者也。荷叶之体，生于水土之下，出于污秽之中，不为所染，挺然独立，其色青，形乃空，青而像风木者也，食药感此气之化，胃气何由不上升乎？其主意用此一味为引用，可谓远识深虑合于道者也。"震，《易·说卦》云："万物出乎震。震，东方也。"《春秋繁露·阴阳位》说："阳气始出东北而南行。"（图10）

173

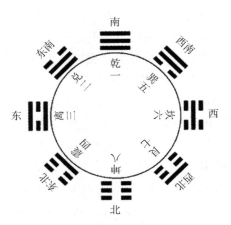

图10　八卦方位图

再看薛生白仿吴又可三甲散，用地鳖虫、鳖甲、穿山甲、僵蚕等虫类药破瘀通络，又增桃仁泥兼以辛润通络，更能推陈出新，"破滞通瘀，斯络脉通而邪得解矣"；又将吴又可三甲散中的白芍、甘草、牡蛎等柔肝之品易为柴胡，认为此证关键在于"一阳不能萌动，生气有降无升"，"阳者，少阳生气也"，所以用柴胡升发少阳，萌动生机。据《本草纲目》载："王好古曰：柴胡为时剂，十一经皆取决于少阳，为发生之始故也。"

这一思想告诉我们今后在临床上，如果要补气、补血、补精、补脾、补肾等，可以在补气、补血、补精、补脾、补肾、补肺等方药的基础上，再加上升少阳的药，一定会增加疗效。受此理论影响，我在临床上一般都会在补气、补血、补精的方药中适当加入小柴胡汤，意取少阳主生，有催生和生机之意。

2. 少阳为枢，通达阴阳

《素问·阴阳离合》曰："少阳为枢。"枢的含义有二，一是重要和关键。章楠说："胆为少阳始生之气，为一身之机括，故如其气或弱，或郁，或亢，或陷，则各脏腑气化皆失其度而生病。此微妙之至理，不可不知也。"（《灵素节注类编·脏腑功用气血光华》）二为户扉之转轴。少阳居半表半里，掌升降出入之机，有通达内外阴阳的功能。故张景岳《类经》注："故足少阳为半表半里之经，亦曰中正之官，又曰奇恒之腑，所以能通达阴阳，而十一脏皆取决乎此也。"陈修园说："上升下降，无论邪正之气，未有不由少阳，以少阳为阴阳之道路也。"（《医学实在易·积聚痃气奔豚方》）

岳美中教授曾治一季姓十岁女孩，其父抱持而来，合眼哆口伏在背上，四肢不自主的下垂软瘫，如无知觉之状。其父代诉，孩子病已三天，每到上午午时、夜半子时左右即出现这种症状，呼之不应，过一小时许即醒如常人。延医诊视，不辨何病，未与针药。岳老见病状及聆病情，亦感茫然，讶为奇证，乃深加研讨，再三思考，想到旧说子时是一阳生之际，午时是一阴生之际，而且上午为阳，下午为阴，午时在阴阳交界之时，上半夜属阴，下半夜属阳，子时亦为阴阳交界之时。因此子午两时，都是阴阳交替之候，而病人在这两个时辰出现痴迷并四肢不收之症，岳老以为属于厥证。张仲景《伤寒论》说："凡厥者，阴阳气不相顺接，便为厥。"因此，治疗应着眼于调和阴阳。因为足少阳有通达阴阳之功，所以可从少阳论治。少阳病主方乃小柴胡汤，小柴胡汤是调和阴阳之剂。故岳老姑且暂投小柴胡汤两帖试治，不意其父隔日来告，服药两剂，已霍然如常，明日拟上学读书（见《岳美中医话集》）。这一医案正体现了《黄帝内经》"十一脏取决于胆"，少阳为枢，通达阴阳的思想。

3. 胆主决断

十一脏的精神活动，取决断于胆。《黄帝内经》云："胆者中正之官，决断出焉。"此外，如程杏轩《医述》引《医参》说："勇者气行则止，怯者着而为病。《经》言最宜旁通。凡人之所不畏者，皆是也。遇大风不畏，则不为风伤。遇大寒大热不畏，则不为寒热中。饱餐非出于勉强，则必无留滞之患。气以胆壮，邪不能干。故曰十一脏皆取决于胆。"

4. 胆藏相火

相火寄于胆，布于三焦，少阳相火温煦全身。朱丹溪说："人非此火，不能由生。"（《格致余论·相火论》）故十一脏皆赖少阳相火以温煦。张景岳在《景岳全书·论虚损病源》中说："胆以中正之官，实少阳生气所居，故十一脏阳刚之气皆取决于胆。若或损之，则诸脏生气，因皆消索致败，其危立见。"冯兆张在《冯氏锦囊秘录·杂证大小合参》中说："夫人何以生？生于火也。人生于寅，寅者，火也。火，阳之体也。造化以阳为生之根，人生以火为命之门。"这个火就是少阳相火。《本草思辨录·诸说》说："相火关乎人身之重，犹国之重赖乎相。盖其秉东方甲木之气，人身得之，则四时皆春，生机不息。《经》之言少火即此火。"由此可见，各脏皆秉少阳相火，则各脏始有生生不息之机，因而各脏之气才会随之而生发。《推求师意·变蒸》说："少火运动，遂有生新推陈之功。"

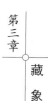

最后，"十一脏取决于胆"一节经文还提示我们，临床上许多疾病可以从（肝）胆入手进行治疗。《读医随笔·平肝者舒肝也非伐肝也》云："医者善于调肝，乃善治百病。"章楠《灵素节注类编·脏腑功用气血光华》说："胆为少阳始生之气，为一身之机括，故如其气或弱，或郁，或亢，或陷，则各脏腑气化皆失其度而生病。"所以临床上小柴胡汤方的运用是十分广泛和灵活的。小柴胡汤是一首运用广泛、加减灵活、效果显著的良方。

我再次强调，在阅读经典文本的过程中，与古人对话创造了意义。所以，我们阅读经文的目的不仅在于把经文的字面意思讲通，更重要的是看它对我们的生活、思想和工作等有没有意义，能不能帮助我们解决实际问题，能不能提高我们认识世界、改造世界的能力。

接下来我们学习和讨论《素问·五脏别论》中的有关内容。

黄帝问曰：余闻方士，或以脑髓为脏，或以肠胃为脏，或以为腑，敢问更相反，皆自谓是，不知其道，愿闻其说。

方士：在这里指医生。敢：冒昧。黄帝问道，我听一些医生说，有的人把脑髓称为脏，也有的人把肠胃称为脏，或又称为腑。如果冒昧地向他们提出彼此相反的意见，他们都认为自己的意见和看法是正确的（各执己见）。我不知道其中的道理，希望听听岐伯先师的意见。

从这段经文可以得出两层意思，一层意思是黄帝的问话引出岐伯的答语。另一层意思是，在《黄帝内经》成书之前，人们对脏与腑的命名和内涵的认识是混乱的。而自《黄帝内经》开始，对五脏、六腑、奇恒之腑等有了一个比较统一的认识。所以说，《黄帝内经》是中医学的理论渊源，即有此意。

第四节　奇恒之腑

岐伯对曰：脑、髓、骨、脉、胆、女子胞，此六者，地气之所生也，皆藏于阴而象于地，故藏而不泻，名曰奇恒之腑。

地气之所生：秉承大地的特性而生。意思是说脑、髓、骨、脉、胆、女子胞这六腑都有大地的特性，即藏蓄阴精，长养万物。

藏于阴而象于地：为什么要说"象于地"呢？我们先讨论一下这个"地"字。地，从土从也。也，根据小篆，像女阴之形。这个字，从造字构形本身来说，反映了上古先民对女性，特别是女性生殖器的崇拜。《说文解字》云："也，女阴也，象形。"这是本义，后来发展成为感叹词。如段玉裁《说文解字注》说："此篆女阴是本义，假借为语词。"蒙古族民间至今在表达惊喜情感时，还常常用女阴的称谓"乌特洛"作为感叹词，这与"也"字在汉语言中被借用为语气助词如出一辙。①"也"字为"女阴"的本义现在已经基本消失，也就是说"也"作为"女阴"这个意义在今天已经不再使用了，现在假借用为虚词，但是从它用作构字符号的字来分析，仍然可以看到它本义的影子。"女阴"主生殖、繁衍。所以，"地"字，表达的是可以生殖之土，故"地"字从土从也。

生殖崇拜，是古人出于对自然生殖现象和生命来源的疑惑、猜测和敬畏之心的表达而形成的礼仪和习俗。因此，"地"属阴，能够受纳包藏，可以长养万物。吴国盛教授说："一切生命从泥土里生长出来，一切生长来自大地。"②所以这节经文说"皆藏于阴而象于地"，就是希望借"地"的特性来说明奇恒之腑的功能——犹如大地一样，密藏精血津液等阴精，而精血津液等阴精是机体活动的源泉（图 11）。

脑：藏精液
髓：藏精髓液
骨：藏精髓液   } 密藏精气，长养身体，
脉：藏血（津）   是机体活动的物质源泉
胆：藏精汁
女子胞：藏精气血，孕育胎儿

图 11　奇恒之腑的功用

奇恒之腑所藏的精血津液必定应该充满，才能滋养机体。若精血津液外泄，则易亏损；若生成不足，也能致病。所以如《灵枢·决气》云："精脱者，耳聋；气脱者，目不明；津脱者，腠理开、汗大泄；液脱者，骨属屈伸不利，色夭，脑髓消，胫酸，耳数鸣；血脱者，色白，夭然不泽，其脉空虚，此其候也。"《灵枢·海论》云："髓海不足，则脑转耳鸣，胫酸眩冒，目无所见，懈怠安卧。"

第五节　传化之腑

夫胃、大肠、小肠、三焦、膀胱此五者，天气之所生也，

---

①　暴希明. 汉字文化论稿. 郑州：郑州大学出版社，2009
②　吴国盛. 时间的观念. 北京：北京大学出版社，2006

其气象天，故泻而不藏，此受五脏浊气，名曰传化之腑，此不能久留，输泻者也。

天气之所生：秉承天体运行的特性而生。意思是说胃、大肠、小肠、三焦、膀胱这五腑都具有天体运行、动而不居的特性。

其气象天：其，指胃、大肠、小肠、三焦、膀胱这五腑。气，这里指特性。其气象天，指其性象天。天在上为阳，阳主动，动而不居。古人观察到天体日月、季节等无时不在运动，故认为传化之腑具有"动"的特性。

传化之腑：传，传变；化，变化；腑，中空的脏器。胃、小肠、大肠、三焦、膀胱具有受纳和运化水谷、通行津液、排泄糟粕（尿与粪）的功能。胃受纳水谷、腐熟水谷，饮食五味经过胃的腐熟后，下传到小肠。小肠将胃转输下来的水谷进一步消化，分清泌浊，其浊者，下传至大肠。《素问·灵兰秘典论》说："小肠者，受盛之官，化物出焉。"大肠接受小肠下注之浊物，进一步消化吸收，余者成为粪便。《素问·灵兰秘典论》云："大肠者，传道之官，变化出焉。"三焦为气与水液运行的道路。《素问·灵兰秘典论》云："三焦者，决渎之官，水道出焉。"膀胱贮藏津液，一则化尿排溲，二则蒸津变汗。《素问·灵兰秘典论》云："膀胱者，州都之官，津液藏焉，气化则能出矣。"胃、肠、三焦、膀胱五腑，传送、转输水谷与糟粕，运动不息，不得停滞。一旦有停滞，就可以引起多种病证，如饮食停滞则饮食积滞，水饮停滞则水湿停滞，糟粕停滞可致腑气不通、癃闭等症。"传化"二字正是这五腑功能特点的写照，所以称之为传化之腑。

受五脏浊气，此不能久留，输泻者也。

我们要正确理解这节经文中的"浊气"，不要都理解成"糟粕"。所谓"受五脏浊气"，一是指接受经过五脏转输水谷精微以后剩下来的水谷之气。如水谷入胃，经过脾的运化，水谷精气的一部分上输于肺布达全身，而余下者下输于小肠，再经过小肠分清泌浊。这时候小肠所接受的就是五脏之浊气，但里面却不全是糟粕。二是指接受五脏消化吸收水谷之精气后剩下的糟粕，如小肠分清泌浊后，糟粕进入大肠。以上两者是贯通融合的，说明水谷和糟粕在五腑中应该时时被受纳、转输、运化和排出，因而不能久久停留在五腑中。传化之腑的功能是输泻，输泻是绝对的，所以水谷、糟粕等都不能久留于体内。后世在此基础上提出了"六腑以通为用"的学术思想，为临床治疗六腑的病变提供了基本原则。

那么传化之腑与六腑有无区别？异同点是什么？

传化之腑与六腑既有区别又无区别。不同之处在于传化之腑是五个，而六腑是六个，但是两者的功能却是一致的。《灵枢·本脏》说："六腑者，所以化水谷而行津液者也。"说明六腑的总体功能是运化水谷而输运津液的。在《素问·六节藏象论》说："脾与胃、大肠、小肠、三焦、膀胱，仓廪之本，营之居也，名曰器，能化糟粕，转味而入出者也。"说明脾、胃、大肠、小肠、三焦、膀胱五者，具有受纳、运化水谷、转输糟粕的功能，是水谷传送的道路。传化之腑的功能与六腑"化水谷而行津液"的总体功能是一致的。

传化之腑中没有"胆"，《素问·六节藏象论》中"脾与胃、大肠、小肠、三焦、膀胱……能化糟粕，转味而入出者也"，也未提到胆。胆，中空而内藏精汁，与传化之腑的特性和功能不同，与六腑的总体功能也不同，故谓之奇恒之腑。如果胆不算在六腑中，那么脏与腑的表里关系又应当怎样相配呢？肝不配胆又配什么呢？所以胆的归属至今仍存在着疑问。

第六节　魄门亦为五脏使

魄门亦为五脏使，水谷不得久藏。

我们从下面几点来讨论。

1. 魄门的命名与临床意义

魄门就是肛门。如张景岳注："魄门，肛门也。"为什么叫作魄门呢？从三个方面来讲：①魄通"粕"字，粕即糟粕。《庄子·天道篇》云："然则君之所读者，古人之糟魄已夫。"糟魄即糟粕。肛门是糟粕排出之门，故肛门为粕门。②肺藏魄。《难经·四十四难》云："下极为魄门。"魄门在人体的最下部。肛门上通大肠，大肠与肺互为表里，肺藏魄，故称大肠的尽头也就是肛门为魄门。《素问经注节解·五脏别论》说："谓肛之门也，内通于肺，故曰魄门……肛何以通于肺？肛为大肠之尽窍，而大肠与肺合故也。"③五神之一的魄与肛门有密切的关系。这种密切关系反映为：肛门是人在死的时候，"魄"离开人体时的门户，所以肛门称为魄门。《灵素节注类编·奇恒之府》说："盖常人死后，魂由顶出，魄从肛出，故称魄门。"民国刘本昌《脉诀新编·内景真传说》说："肛门又名魄门，人死魄从此则去。"魂从眼耳口鼻七窍而出，魄从肛门而出。魄门就是魄出之门。肛门能固守魄神。如果魄门功能正常，既可以固守魄神，也可以固守肺所主的一身之气。

根据这一点，其临床意义主要表现在诊断和治疗两个方面：

在诊断上，一定要审察魄门是否正常行使其固守之职，凭此可以预测死生，这是医生必备的功夫。如果肛门失守，大便失禁，魄由此出，五脏之气、五脏之神也由此而出，则生命垂危。张景岳说："肺藏魄而主气，肛门失守则气陷而神去，故曰魄门。"特别是对危重病人，要时常去查看一下肛门的启闭情况。如果见到肛门失守、大便失禁，常常预示着其人脏气下陷，肺魄将亡，得神者昌，失神者亡，预后多不良。张景岳在注《素问·阴阳别论》时说："胃气不留，魄门不禁，而阴阳虚者，脏气竭也，故死。"《备急千金要方·扁鹊华佗察声色要诀》说："病人卧遗屎不觉者死。"《备急千金要方·诊五脏六腑气绝证候》说："病人大肠绝不治，何以知之？泄利无度，利绝则死。"《皇汉医学丛书·证治摘要》说："肛门出粪者，难治。"《望诊遵经·大便望法提纲》说："谷道不闭，黄汁长流者，肠绝之征。"

在治疗上，对肛门失守、大便失禁的危重病人，应当急用固摄法密闭肛门以固脱，固守魄神与脏气。所以《素问·阴阳应象大论》有"其慓悍者，按而收之"（高士宗"病气慓悍，是当按收，恐正气之并脱也"）的治疗原则。徐之才十剂中有"涩可去脱"的治疗方法，临床上可用真人养脏汤、四神丸、桃花汤之类的收涩方药来固脱。唐容川《血证论·便脓》说："久痢不止，肺气下泄，则魄随之陷，而魄脱则死。肺藏魄，治宜调补肺气，人参清肺汤以固之。如寒滑者，桃花汤治之。仲景诃黎勒散，即是清肺固脱之方。四神丸、乌梅丸，皆是桃花汤之义。方难尽举，升提固涩，总须分寒热用药，斯无差爽。"

当我们真正明白了"魄门"的道理后，今后我们在抢救诸如上吊自杀者的时候，就会懂得应该怎样去实施抢救措施了。在清代医家鲍相璈的《验方新编·急救》一书中就记载有这样的抢救方法，"急以衣裹手紧抵粪门"，"裹衣紧抵粪门阴户，不使泄气"。

2. 魄门的生理功能

一般认为，肛门的功能就是排泄糟粕。仅此而已吗？我们借助于"门"的功能作用来分析。张志聪《侣山堂类辨·辨七门》说："不知所谓门者，有开有阖，有旋转之枢，神气之有出有入，皆由此门。"门有两大功能，一是主开，二是主阖。因此，魄门开则排泄，阖则约束。排泄与约束都很重要。不论是生理还是病理，魄门的启闭开阖，也就是排泄和约束的功能，都要协调适度。从经文"水谷不得久藏"的"藏"字来看，魄门有约束之义，所以水谷才能藏。《汤液本草·杏仁》云："魄门下主收闭。"但从"久"字来看，"藏"的时间又不能太长，需要定时排泄。所以说，一方面，魄门主排泄，能及时排出肠道内的污浊腐秽之物，不致蓄积为害；另一方面，魄门主约束，肠道内容物的排泄应当适时适度，在一定的时间、合适的场合下才能排泄，不宜任意自流，随来随排。这样就形成了一个既主排泄，又主约束，开阖得当的身体器官。

3. 魄门与五脏的关系

亦为五脏使：使，役使，在此解释为支配。"魄门亦为五脏使"中的"亦"字，表明了魄门自有启闭开阖的作用，但要受五脏的支配。于是明确指出了魄门与五脏有密切的关系，主要体现在两方面。一是魄门的启闭开阖取决于五脏。魄门的启闭开阖依赖心神的主宰、肝气的条达、脾气的升提、肺气的宣降、肾气的固摄。如每次大便时要闭口鼻屏气用力增加腹压及肠腔的内压，才能排出大便。如果肺气虚，无力挤压，则大便困难。遇到这种情况的便秘，治疗重在补肺气。二是魄门的启闭开阖能影响五脏的功能。魄门的正常开启与闭阖，能协调脏腑的气机升降。

由此，"魄门亦为五脏使"体现了如下临床意义：

（1）诊断学意义：魄门的启闭开阖正常与否可以反映五脏的盛衰。张景岳提出的问诊"十问歌"中第四问就是问便。大便通过魄门而排泄，故根据大便排泄的情况，可知魄门的启闭开阖是否正常，反映了脏腑的功能状态。所以临床上不论外感还是内伤，经常会审问病人大便的情况以了解脏腑的情况，这对诊断和治疗都有重要的意义。如肾开窍于二阴，肾阳虚，既可导致魄门约束太过而见便秘，用半硫丸等治疗；又可导致魄门排泄太过而见泄泻，用四神丸等治疗。

（2）治疗学意义：一是调理魄门的启闭开阖可以治疗五脏的病变。魄门的启闭开阖能协调脏腑气机。如哮喘证，大便不通、肺气壅塞者，通过开启魄门，使腑气通畅，有助于肺气的肃降。脏气亡脱者，可以闭密魄门，以固摄脏气。二是从五脏治魄门启闭开阖的异常。如肛门不固，脏气失守者，一方面补气以固脱，另一方面直用固涩药如益智仁、金樱子、桑螵蛸等。另外，据我观察，可能还要加用祛肠道内邪气的药，如黄柏、白头翁、秦皮等。这种异常可能是两方面原因所导致，一是正气的无能，失

第三章

藏象

去了固摄作用；二是邪气的破坏，失去了固摄作用。所以，治疗上既要扶正，又要祛邪。

（3）养生学意义：时时提举魄门有重要的养生学意义。孙思邈认为"谷道宜常撮"（参清·尤乘《寿世青编·修养余言》）。谷道即是魄门，撮谷道就是时时提举魄门。撮谷道，能强身、回春、防病和康复，可能是因为魄门与肺有密切关系的原因吧。因为肺藏魄主治节，肺与大肠为表里，故时时提举魄门，有助于肺气的治节作用，以调节脏腑气血阴阳。练气功时也要求紧闭魄门。古人说："天门常开，地户密闭。"（《古今医统大全·养生余录·总论养生篇》）"地户"有多种解释，有指肛门前后两个重要穴位会阴穴与长强穴的，有单指会阴穴的，也有指整个会阴区域包括肛门和阴部的。"地户密闭"的意思是说练气功时，一定要紧闭肛门，一则使精气不漏，二则促真气发生。有人称"谷道常撮"的方法为"回春术"。这个回春术是一个不动声色就能锻炼的方法。无论你是站着，还是坐着，只要有意识地做提肛这个动作，就是在提拉、紧闭会阴穴，可使散乱之气得以归元，强身健体。久练回春术，就能保持一个年轻态，不仅是心理上的年轻，更重要的是生理上的年轻。提肛是一种既简便又实用的肛门功能锻炼方法，具有预防和治疗肛门疾病的双重作用。国内外都提倡这个方法。世界公认的肛肠疾病权威医院英国圣马克医院还将提肛作为肛肠疾病术后调养的方法，要求病人在术后半月后开始做提肛运动，每天3组，早中晚各1组，每组100次。①

第七节　脏与腑的功能与区别

所谓五脏者，藏精气而不泻也，故满而不能实。六腑者，传化物而不藏，故实而不能满也。

满与实都表达了充满、充实的意思。满和实两者本来在字义上并无区别，但在《黄帝内经》中却有不同的意义。满指精气充满，实指水谷充实。由此可见，满与实在字义上虽然都是充满、充实，但区别在于其中的内容物不同，内装精气称为满，内装水谷称为实。王冰说："精气为满，水谷为实。"《素问·上古天真论》有"不知持满"，即不知保持精气的充满。五脏六腑在满与实上的区别，表达了五脏藏精气、六腑运化水谷功能的不同。

---

① 杨向东．黄济川肛肠病学．成都：四川科学技术出版社，2012

传化物有两种解释：①传是传导，化是变化。张景岳注："六腑主传、化物……水谷质浊，传化不藏。"②也有人将化物看作体内水谷、津液、清浊、糟粕等的总称。《素问经注节解·五脏别论》说："化物，水谷所化之物也。"水谷进入体内后，要经过咀嚼、腐熟、分清泌浊、传导、排泄等变化过程。我们来复习一下有关经文，《素问·灵兰秘典论》说："小肠者，受盛之官，化物出焉。""大肠者，传道之官，变化出焉。""膀胱者，州都之官，津液藏焉，气化则能出矣。"《灵枢·营卫生会》说："中焦如沤。"不论何种解释，都指明六腑对进入体内的水谷有传导下输、变化清浊的作用。所以姚止庵《素问经注节解》又将六腑称为"六化腑"。"所以然者，水谷入口，则胃实而肠虚；食下，则肠实而胃虚。故曰实而不满，满而不实也。"水谷入口，进入胃中，水谷饮食物充实于胃中称为胃实，而此时肠中未进水谷，故为空虚状态。如果此时肠中有精气的话，那么肠中就应该是充满的。胃中的水谷饮食物到达肠中后，肠中就充实了，而胃中又空虚了。如果此时胃中藏精气的话，就应该不会空虚。由此说明胃肠等六腑是受纳和运化水谷，而不是贮藏精气的。

关于五脏与六腑的区别，《黄帝内经》从两个方面进行了区别。

一是藏与泻的区别。所谓藏，指贮藏、贮存。泻，指转输、传送、排泄。藏与泻，从功能上可以区别脏与腑。藏而不泻者为脏，泻而不藏者为腑。所以本篇认为，"五脏者，藏精气而不泻"，"六腑者，传化物而不藏"。我们要注意以下三点。第一，五脏主藏，六腑主泻。一是以入为受，以出为泻；二是以受为藏，以予为泻①。第二，五脏藏精气，六腑泻水谷，二者内容物不一样。第三，藏与泻是相对的。五脏以藏为本，藏不可闭塞，藏中有泻；六腑以泻为用，泻不可滑脱，泻中有藏。否则，五脏只藏不泻，则精气神无以为用；六腑只泻不藏，则水谷糟粕无所依存。

二是满与实的区别。满指精气的盈满，实指水谷（包括糟粕）的充实。五脏贮藏精气，以藏为主，不得外泻，所以五脏以保持盈满充盛状态为正常生理状态。五脏不能有水谷（糟粕）等的积实。六腑主传导、消化水谷饮食物，以通为用，不得久久储留水谷饮食物。六腑为水谷所充实，则精气血津液化生有源，不应有精气血津液等营养物质。

---

① 马大正. 略论五脏的藏与泻. 吉林中医药，1984（4）：9

所以说"五脏者藏精气，当满而不当实"。倘若有下列情况者，即是病态：

（1）不满：如肾精不足、肺气虚弱、肝血不足。

（2）不藏：如脾不统血、肾气不固。

（3）不当实：糟粕邪气积实于五脏，如水湿困脾。

（4）不泻：精气血津液阻塞壅实，如肺气壅实、心血瘀血等。

"六腑者传化物，当实不当满"。倘若有下列情况者，即是病态：

（1）不实：水谷不入或者胃纳少，导致精气血等化生之源匮乏。

（2）不泻：化物过多而壅实，如食滞胃脘、食积肠道、阳明腑实。

（3）不当满：精气在六腑，如脾肾亏虚之白浊、糖尿病。

（4）不藏：如（水泉不止者）膀胱不藏、大肠滑脱等。

第八节　脾胃的生理与病理特征

现在学习《素问·太阴阳明论》，这是关于太阴与阳明、脾与胃有关内容的专门篇章。

黄帝问曰：太阴阳明为表里，脾胃脉也，生病而异者何也？

太阴，即足太阴经，脾脉，在里。阳明，即足阳明经，胃脉，在表。黄帝提问，脾与胃、太阴经与阳明经互为表里，但是为什么两者在生病时却有所不同呢？

岐伯对曰：阴阳异位，更虚更实，更逆更从，或从内，或从外，所从不同，故病异名也。

阴阳异位：阴，指脾、足太阴经。阳，指胃、足阳明经。位，时间与空间的位置。《易传·系辞下》曰："圣人之大宝曰位。"人贵知其位。在其位则谋其政。在其位成己成物，成为自身。在其位，必有其职责和功用。在这个位置上，要发挥其职能和功效。失位，就不能正常发挥和行使其职能。不在其位，不谋其政。所以要求守位、保位。故要守护脏腑、脾胃在其位而正常发挥、行使其职能。脾与胃，为后天之本，为气血生化之源，虽然有着共同的功能作用，但各在其位，因此，应该各谋其政，发挥各自的职能。所以这里讲"异位"，旨在表达脾与胃所居所处的位置有不同，其经脉循行的路线和部位有不同，各自的职能、功能、特性也有不同。所以这里的"阴阳异位"，一指脾与胃脏腑所在的部位、太阴经脉与阳明经脉的循行部位上有不同；二指脾与胃的特性、功能和重要性等有不同。如脾主升，胃主降；胃主受纳，脾主运化；脾喜燥恶湿，胃喜湿恶燥；等等（图12）。

异位 {
部位：足太阴与足阳明经脉循行部位不同，脾脏胃腑在体内的位置也不同
地位：足太阴与足阳明经脉所属脏腑的功能、在全身的
地位也不同，如特性、功能、重要性等 {
脾：阴，主运化，藏而不泻，喜燥恶湿，主升……
胃：阳，主受纳，泻而不藏，喜湿恶燥，主降……
}
}

图 12　太阴、阳明异位道理示意图

但是，脾与胃虽然有不同的功能和特性，但纳运相因、升降相合、燥湿相济，共同主水谷的运化。

更虚更实：更，是交替。虚、实，有生理与病理之分（图13）。

更虚更实 {
天人相应（生理） {
春夏养阳 {
阳明为实（阳明属阳）——振奋
太阴为虚（太阴属阴）——抑制
}
秋冬为阴 {
太阴为实（太阴属阴）——振奋
阳明为虚（阳明属阳）——抑制
}
}
病理特征 {
胃阳盛（实），则耗损脾阴（虚）
脾湿停聚（实），则损伤胃阳（虚）
}
}

图 13　太阴、阳明更虚更实道理示意图

更逆更从：逆，为不正常。从，为正常，也可理解为随从。脾病则胃随之而病，胃病则脾也随之而病。《素问悬解·太阴阳明论》云："盖脾胃虽皆属土，而阴阳既异其位，则阳实而阴必虚，阳虚而阴必实，阳从而阴必逆，阳逆而阴必从，更实更虚，更逆更从，是其常也。"（图14）

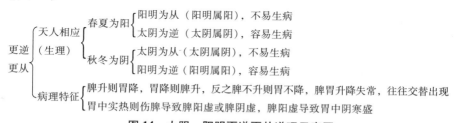

更逆更从 {
天人相应（生理） {
春夏为阳 {
阳明为从（阳明属阳），不易生病
太阴为逆（太阴属阴），容易生病
}
秋冬为阴 {
太阴为从（太阴属阴），不易生病
阳明为逆（阳明属阳），容易生病
}
}
病理特征 {
脾升则胃降，胃降则脾升，反之脾不升则胃不降，脾胃升降失常，往往交替出现
胃中实热则伤脾导致脾阳虚或脾阴虚，脾阳虚导致胃中阴寒盛
}
}

图 14　太阴、阳明更逆更从道理示意图

以上说明太阴与阳明的关系十分密切，因而在病理上相互影响。你虚我实，你实我虚；你逆我从，你从我逆。如《证治准绳·中风》说："是故胃阳虚，则内从于脾，内从于脾，则脾之阴盛。""胃之阳盛，则脾之阴虚。"在今后的临床中，我们面对脾胃病的诊治，一定要考虑到

这种脾与胃更虚更实、更逆更从的密切关系。在这方面，叶天士是很有见地的。如华岫云揭示道："脾胃之论，莫详于东垣。其所著补中益气、调中益气、升阳益胃等汤，诚补前人之未备。察其立方之意，因以内伤劳倦为主。又因脾乃太阴湿土，且世人胃阳衰者居多，故用参芪以补中，二术以温燥，升柴升下陷之清阳，陈皮、木香理中宫之气滞。脾胃合治，若用之得宜，诚效如桴鼓。盖东垣之法，不过详于治脾，而略于治胃耳。乃后人宗其意者，凡著书立说，竟将脾胃总论。即以治脾之药，笼统治胃，举世皆然。今观叶氏之书，始知脾胃当分析而论。盖胃属戊土，脾属己土，戊阳己阴，阴阳之性有别也。脏宜藏，腑宜通，脏腑之体用各殊也。若脾阳不足，胃有寒湿，一脏一腑皆宜于温燥升运者，自当恪遵东垣之法。若脾阳不亏，胃有燥火，则当遵叶氏养胃阴之法。观其立论云，纳食主胃，运化主脾。脾宜升则健，胃宜降则和。又云太阴湿土，得阳始运。阳明阳土，得阴自安。以脾喜刚燥，胃喜柔润也。仲景急下存津，其治在胃。东垣大升阳气，其治在脾。此种议论，实超出千古。故凡遇禀质木火之体，患燥热之症，或病后热伤肺胃津液，以致虚痞不食、舌绛咽干、烦渴不寐、肌燥熇热、便不通爽、此九窍不和，都属胃病也。岂可以芪术升柴治之乎？故先生必用降胃之法，所谓胃宜降则和者，非用辛开苦降，亦非苦寒下夺，以损胃气。不过甘平，或甘凉濡润，以养胃阴，则津液来复，使之通降而已矣。此义即宗《内经》所谓六腑者，传化物而不藏，以通为用之理也。今案中所分胃阴虚、胃阳虚、脾胃阳虚、中虚、饥伤、食伤，其种种治法，最易明悉，余不参赘。总之脾胃之病，虚实寒热，宜燥宜润，固当详辨。其于升降二字，尤为紧要。盖脾气下陷固病，即使不陷，而但不健运，已病矣。胃气上逆固病，即不上逆，但不通降，亦病矣。故脾胃之治法，与各门相兼者甚多。如呕吐肿胀泄泻，便闭不食，胃痛腹痛，木乘土诸门，尤宜并参，互相讨论，以明其理可也。"（《临证指南医案·脾胃》）

或从内，或从外，所从不同，故病异名也：或，有的。内伤饮食劳倦，多犯太阴脾经脾脏，太阴脾经在里，属阴，故病从内生，谓之从内。外感六淫，多犯阳明胃经胃腑，阳明胃经在表，属阳，故病从外入，谓之从外。由于病或者从内生，或者从外入，故发生的病证不同。

第九节　太阴阳明的致病特点

帝曰：愿闻其异状也。岐伯曰：阳者，天气也，主外；阴者，地气也，主内。

黄帝问，希望听听太阴和阳明两者生病后的不同情况。这是在前文基础上的进一步追问。阳，相当于天气，主外；阴，相当于地气，主内。由此提示脾胃的特性不同。

故阳道实，阴道虚。

道，指规律，具体而言指发病规律。阳经发病的规律多是实证，阴经发病的规律多是虚证。阳道实：阳经、属阳的腑，主表，外邪犯表，正邪相争，多为实证。阴道虚：阴经、属阴的脏，主里，饮食劳倦，耗损正气，多为虚证。而胃与脾的发病规律，也符合阳道实、阴道虚的总体规律。

下面进一步阐述其理。

1. 感邪途径与所伤部位

故犯贼风虚邪者，阳受之；食饮不节，起居不时者，阴受之。

贼风虚邪，指四时不正之邪气，乘人虚而侵袭。高士宗注："凡四时、不正之气，皆谓之虚邪贼风。"外感六淫侵入的途径和伤人的部位主要是阳经。饮食不节和起居失宜侵入的途径和伤人的部位主要是阴经。

2. 传变

阳受之则入六腑，阴受之则入五脏。

这节经文指出病变影响到经脉所属的脏和腑。阳经受邪后传入六腑，阴经受伤后影响五脏（图15）。

$$贼风虚邪 \xrightarrow{\text{伤人}} 阳 \xrightarrow{\text{传入}} 六腑$$

$$饮食不节、起居不时（劳倦过度）\xrightarrow{\text{伤人}} 阴 \xrightarrow{\text{影响}} 五脏$$

图15　伤人部位及传变示意图

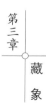

第三章

藏象

3. 表现的症状

入六腑则身热，不时卧，上为喘呼。入五脏则䐜满闭塞，下为飧泄，久为肠澼。

这里的六腑与五脏主要指胃与脾。其理有二：一是根据篇名和内容来看，本篇主要谈胃与脾；二是从症状来看，也与脾胃的病变有关（图16，图17）。

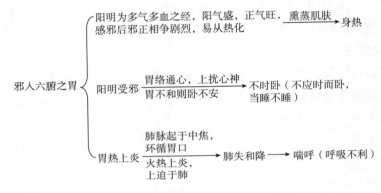

图16 邪气入胃的病理过程

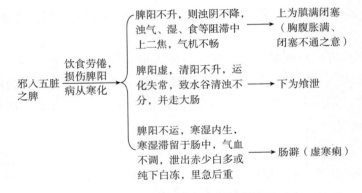

图17 邪气入脾的病理过程

关于肠澼，有多种称谓。如《三指禅·痢症脉论》说："《素问》谓之肠澼；《难经》谓之里急后重；汉谓之滞下；晋谓之秋燥；至唐方谓之痢。即其名而绎其义，便血曰霶，痛甚曰急，壅塞曰滞，皱裂曰燥，不利曰痢。"

我们讨论一下"阳明多实、太阴多虚"的机理及其临床意义。本篇提到，"阳道实，阴道虚"表达了阳明病多见实证、太阴病多见虚证的一般情况。那么，为什么阳明多实、太阴多虚呢？

我们先看"阳明多实"的机理与临床意义。病理的多实或者多虚，取决于生理的虚与实，所以先要分析阳明的生理特征。阳明的生理特征主要有：①阳明是多气多血之经，正气充盛。《素问·血气形志》云："阳明常多气多血。"胃为水谷之海、气血生化之源，故阳明经气血俱多，正气充盛。②阳明为二阳，二阳合明，故阳气盛大。③阳明经循行路径长，上达额颅，下抵胫足。循行路径长，预示着受邪的可能性大。④胃为阳，受纳水谷，主腐熟，喜润恶燥。基于上述生理特征，故阳明多实的机理有：①因为阳明经多气多血，阳气盛大，正气强盛，邪正相争剧烈，故多见热证、实证。②胃为阳，喜润恶燥，故感邪后邪入阳明，易从燥化、热化，故多见热证、实证。③阳明经长，易受外邪，外邪入侵，正邪相争，故多见实证。④阳明胃虽为水谷之海，受纳水谷，但又易成为藏污纳垢之处，瘀血、饮食、痰饮等易于积滞。⑤生理上的泻而不藏，在病理上就容易出现藏而不泻；生理上胃气主降，则水谷、糟粕等得下，病理时则易胃气不降，于是糟粕常留而不下，易成实证。阳明病的病变表现多见：①经脉病变，如邪犯阳明经成为阳明经证。②腑实之证，热与肠中糟粕互结（燥实互结）成为阳明腑证。③血分病变，如阳明蓄血证。④气分病变，如胃热证、胃火证等。

我们再来讨论太阴多虚的机理与临床意义。太阴的生理特征主要有：①太阴是多气少血之经。《素问·血气形志》云："太阴常多气少血。"多气，功在运化。说明太阴有输布运化的生理功能特点。②太阴者，阴盛而阳不足。③脾主运化，主升清，喜燥恶湿。基于上述生理特征，则太阴多虚的机理是：①太阴，气易耗，血本少，故病多虚。太阴，阴盛而阳不足，脾赖阳的运化作用，因此太阴为病，易致阳气不足。②饮食、劳倦等容易损伤脾气脾阳，导致脾之阳气虚寒。③寒湿易伤脾阳。太阴病的病变表现多见：①脾虚不运；②脾不统血；③脾阳不升等。

以下经文与前面所论内容关系不大，疑为衍文，但其他篇章中又未见到类似经文，只能放在此讲。

故喉主天气，咽主地气。

喉，内通于肺，外通于天空之气，故称喉主天气。咽，内通于胃，外与大地所产之物如水谷饮食物相通，故称咽主地气。所以现今之喉炎从肺治，咽炎从脾胃治。

第三章

藏象

189

故阳受风气，阴受湿气。

根据同气相求之理，风为阳邪，上为阳，故风邪易伤人上部。湿为阴邪，下为阴，故湿邪易伤人下部。正如《灵枢·百病始生》说："清湿袭虚，则病起于下，风雨袭虚，则病起于上。"

《素问吴注·太阴阳明论》注："喉咙为肺系，受气于鼻，故纳无形之天气。咽为胃系，受气于口，故纳有形之地气。故阳受风气，阴受湿气。风，阳气也，故阳受之。湿，阴气也，故阴受之。《易》曰：同气相求是也。"

故阴气从足上行至头，而下行循臂至指端；阳气从手上行至头，而下行至足。故阳病者上行极而下，阴病者下行极而上。故伤于风者，上先受之；伤于湿者，下先受之。

这是借经脉走向来论述疾病的传变。《素问吴注·太阴阳明论》说："故阴气从足上行至头，而下行循臂至指端；阳气从手上行至头，而下行至足。《灵枢》云：手之三阴从脏走手，手之三阳从手走头，足之三阳从头走足，足之三阴从足走腹，此之谓也。故曰阳病者上行极而下，阴病者下行极而上。此所谓更逆更从也。"阴经从足向上行至头，极而后下行至指端；阳经从手向上行到头，极而下行到足。这里表达了一层意思，即疾病传变、邪气传变既能由下而上，再由上而下；也能由上而下，再由下而上。因此，风为阳邪，先伤人上部，病久则传化，可向下行。湿为阴邪，先伤人下部，病久则传化，可向上行。如高士宗注："阳气在上，极则乃下；阴气在下，极则始上。故曰阳病者，上行极而下；阴病者，下行极而上。故伤于风者，上先受之，极乃下也；伤于湿者，下先受之，极乃上也。"最终影响全身。

这节经文讲了疾病的传变从下传上，或从上传下，最终可以传于全身。

第十节 脾病四肢不用

人是一种动物，如果人体四肢不能随意运动，那么生存质量就会很差。四肢不用与脾的运化功能有着密切的关系，所以脾在人体运动方面具有非常重要的地位。

有两段经文讨论的内容大致相同，所以我们把后一段经文提上来与本段经文结合起来一并学习。先看第一段经文：

帝曰：脾病而四支不用何也？岐伯曰：四支皆禀气于胃，而不得至经，必因于脾，乃得禀也。今脾病不能为胃行其津液，四支不得禀水谷气，气日以衰，脉道不利，筋骨肌肉，皆无气以生，故不用焉。

支，同"肢"。四支不用：指四肢不能随意运动。黄帝问，脾生病了，为什么导致四肢不能随意运动呢？禀：承受、接受。至经：到达诸经。津液：这里指水谷气。津液与水谷气是互文。岐伯回答说，四肢从胃中接受水谷之精气，但是水谷之精气不能自行到达四肢，必须依赖于脾的运化转输功能才能将水谷之精气运送到四肢，四肢得到水谷之精气的濡养后，就能任用，表现为四肢随意运动。如今脾病了，失去了运化的功能，不能转输水谷之精气到达全身，于是气逐渐虚衰，血脉运行不利，不能濡养筋骨肌肉，故而四肢不能随意运动。气，肺主气；脉，心主脉；筋，肝主筋；骨，肾主骨；肌肉，脾主肌肉。所以虽然这里说"气日以衰，脉道不利，筋骨肌肉，皆无气以生"，实际上说的是五脏无气以生，五脏主五体，五脏失养，则五体也失养，所以病在五脏，而表现在五体，故而引起肢体的痿废。

再来看第二段经文：

帝曰：脾与胃以膜相连耳，而能为之行其津液，何也？岐伯曰：足太阴者，三阴也，其脉贯胃属脾络嗌，故太阴为之行气于三阴。阳明者，表也，五脏六腑之海也，亦为之行气于三阳。脏腑各因其经而受气于阳明，故为胃行其津液。四支不得禀水谷气，日以益衰，阴道不利，筋骨肌肉无气以生，故不用焉。

黄帝说，脾与胃两者因为以膜相连，所以关系十分密切。《黄帝素问直解·本病论》说："脾与胃以膜相连，故论脾而兼言胃也。"脾为什么能为胃转输水谷之精气呢？足太阴为三阴，足少阴为二阴，足厥阴为一阴，三阴经脉之间有紧密联系。足太阴经脉贯胃经、属脾、络于嗌喉。《黄帝内经》从两点来阐述脾为什么能为胃转输水谷之精气到达三阴：①根据足太阴经与三阴经脉的关系；②根据嗌、胃、脾三者的联属关系。阳明，与太阴为表里，阳明为五脏六腑之海。"亦为之"，是指脾也能为胃转输水谷之精。《黄帝内经》也从两点来阐述脾为什么能为胃转输水谷之精气到达三阳：①脾与胃为表里关系；②胃为五脏六腑之海。"其经"指脾经。脏腑各自依赖于脾经而于胃中接受水谷之精气。如果脾病了，不能为胃转输水谷之精气了，则五脏失养，五体亦失养，所以导致四肢不能随意运动。

两段经文讲的都是五体失养的情况，上一段是"气日以衰，脉道不利，筋骨肌肉，皆无气以生"，这一段是"四支不得禀水谷气，日以益衰，阴道不利，筋骨肌肉无气以生"。这节经文中，"日以益衰"前面应该省略了一个"气"字，"阴道不利"的"阴道"在这里应该是指脉道。五脏主五体，所以脾病不能转输水谷之精气，五脏和五体失养，最终导致四肢不能随意运动。

我归纳这两段经文的道理如图 18 所示。

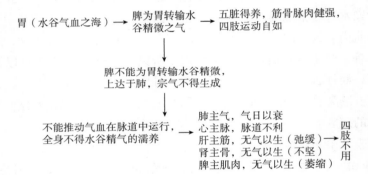

图 18　脾病而四肢不用示意图

胃受纳水谷，脾为胃转输水谷精微之气，五脏得养，则筋骨脉肉健强，四肢运动自如。如果脾病而不能为胃转输水谷精微，使之上达于肺，则宗气不得生成，一方面不能推动气血在脉道中运行，另一方面使全身得不到水谷精气的濡养，则五脏之气衰，五体亦失养。肺主气、心主脉、肝主筋、肾主骨、脾主肌肉，气日以衰，脉道不利，筋骨肌肉皆无气以生，则导致四肢不能随意运动。这两段经文强调了脾主运化的功能在四肢运动方面具有非常重要的作用。另外，还提示了治疗四肢不用的病症，健脾是首要的，所以《素问·痿论》中有"治痿独取阳明"的经文。但是治疗痿病又不能只考虑从脾论治，因为其他脏器也已受伤，五脏主五体，所以应当在健脾的基础上，进一步治疗五脏，治疗五体，治气血脉道，治筋骨肌肉。

关于"脾病而四肢不用"这个问题，因为《素问·痿论》中有"治痿独取阳明"，所以我将在那里一并详细讨论。

第十一节　脾不主时

帝曰：脾不主时，何也？

脾不主时，提示脾不单独主于某一个时辰。经文借此强调脾对全身都有濡养作用。下面我们来讨论这一学术思想。

岐伯曰：脾者，土也，治中央，常以四时长四脏，各十八日寄治，不得独主于时也。

脾者，土也，治中央：这里用天人相应的方法，借自然界土的特性和功能来认识人身中脾的特性和功能。从方位上来看，有东南西北中五方，以中为准，上南下北，左东右西。我们国家之所以叫中国，就是中央之国、中心之国的意思，古人将自己视为中央，周边的国家都视为蛮夷。所以"土"居中，溉四旁，治理四方，因此称为"治中央"。张志聪说："土位中央，灌溉于四脏。"（《黄帝内经素问集注·太阴阳明论》）自然界的土能化生万物，长养万物，因此人身中的脾能化生、转输水谷精微，以濡养全身脏腑。

常以四时长四脏，各十八日寄治，不得独主于时也：一年有多少天？在《黄帝内经》中有 360 天、365 天、366 天和 365.25 天等多种说法，这里采用的是 360 天的说法。一年分为春夏秋冬四季，每季 90 天，加起来合 360 天。如果这样分，脾就没有所主的时间了，于是又从每个季中取 18 天由脾所主，这样五脏各主 72 日，合起来为 360 天。

每季末的 18 天，由脾土所主，这样四时中皆有土气，以喻四脏皆得脾胃之气的濡养。张志聪说："是以四季月中，各王十八日，是四时之中皆有土气，而不独主于时也。五脏之气，各主七十二日，以成一岁。"（《黄帝内经素问集注·太阴阳明论》）脾不主时，却寄治于各季，说的是脾不单单主管一个季节、一个时辰，提示脾与四时都有关；推而广之，脾不单单主管一个脏腑、一个身体部位，提示脾与全身任何脏腑、任何部位都有关，实际上强调的是脾对全身脏腑组织都有重要作用。脾胃为气血生化之源，水谷之精气必须通过脾的转输作用才能运达于五脏，以濡养全身。《医学纲目·药性不同》说："脾不主时，于四季末各旺一十八日，乃坤土也，生化一十一脏，受胃之禀乃能生化。"

脾脏者，常著胃土之精也，

著：显明可见。胃中水谷精微，须得脾气的转输，才能在全身内外表里发挥出明显可见的作用。如果脾气虚，气虚不运，则面色苍白、脱发、倦怠乏力、气短懒言、肌肉瘦削等。所以说，如果没有脾气的运化和转输，身体就显现不出得到水谷之精气濡养后的表现。

土者，生万物而法天地，故上下至头足，不得主时也。

自然界的土，能化生万物、长养万物。人体的脾，效法自然界的土，也能运化水谷之精气，从而长养全身脏腑、形体百骸。所以全身上下，从头到足，内外表里各处，都需要得到脾所转输的水谷之精气的濡养，而不仅仅是身体的某一脏某一部位得到脾气的单独滋养。换言之，就是脾不会专门濡养身体的某一脏、某一部分，而是濡养全身各处。

在这里我再讨论一下"脾不主时"的问题和意义。

为什么称"脾不主时"？为什么说脾"常以四时长四脏，各十八日寄治"？这里有三层意思。

第一层意思是脾寄旺于四季，对全身各脏都有资助。每季都有18日由脾土所主，表明四季中皆有土气，借以明确脾对春（肝）、夏（心）、秋（肺）、冬（肾）四季（四脏）都有资助作用，由此得出脾不主时的认识。脾不主时，是指脾不单单主管某一个时辰，而是对四时、五脏（含脾本脏）、全身各处都有濡养和资助的作用。章楠《灵素节注类编·太阴阳明为后天之本》说："土旺四季，而脾脏常以四时旺气，长养四脏，故寄治于四季之末各十八日，而不专主一时，其功正是统主四时也。"

这个学术思想是说的最多的，我就不谈了。下面我还要再介绍两个学术思想，这是后世医家在《黄帝内经》理论基础上发展起来的，也很有意义。

第二层意思是脾调和四脏。调和之意就在于不要让诸脏之气偏胜。春夏秋冬四季、肝心肺肾四脏，各主其气，而有生长收藏之功，各有偏胜。每一个脏都有自身旺盛的作用，春季肝木之气旺盛而主生，夏季心火之气旺盛而主长，秋季肺金之气旺盛而主收，冬季肾水之气旺盛而主藏；每一个脏都有生下一个脏的作用，木生火，火生土，土生金，金生水，水生木；每一个脏都有克制另一个脏的作用，火克金，金克木，水克火等。那么，脾不主时、寄旺于四季、四脏，从而起到调和四季四脏，不使其偏胜的作用。章楠说："四时之气，金、木、水、火本相克制，肺、肝、心、肾亦然，全赖土气居中，通贯四气而调和之。"（《灵素节注类编·太阴阳明为后天之本》）再如章楠在《医门棒喝·太极五行发挥》中说："春夏秋冬，自成生长收藏之造化，然赖土之一行，融洽乎中，以成四行之功。故土旺于四季而为春夏秋冬交接之过脉也……所以水火木金，各偏一气，全赖土气通贯融洽，使之相生相制，以归于平，则无偏胜之害。"又说："水火木金，性各相反，以土居中，融洽四气，使五行相生。相生者，谓彼此和协其生气，若相养相助之意也。非谓木必从水生，火必从木生也。"冯兆张曰："夫脾胃属土，万类资生……土性和顺，故脉本缓，则参于四脏之中，故无专名，以为中和之主宰，则四脏四时，故不致独见之偏也。"（《冯氏锦囊秘录杂证大小合参·脉论》）这让我们能更加体会出《素问遗篇·刺法论》"脾为谏议之官，知周出焉"的道理，而《三因极一病证方论·内所因论》说的更为明确："脾者，谏议之官，公正出焉。"

请同学们思考一下，为什么很多方剂都要用到甘草呢？为什么称甘草为国老呢？因为甘入脾，代表和反映了脾有调和脏腑之气、调和药物五味偏胜的功能。《本草纲目》载："（甘草）调和众药有功，故有国老之号。"张景岳《本草正》说："其味至甘，得中和之性，有调补之功，故毒药得之解其毒，刚药得之和其性，表药得之助其升，下药得之缓其速。"

第三层意思是脾主运，为脏腑之枢纽，从而才有春夏秋冬、肝心肺肾的相生相成。正如章楠《医门棒喝·太极五行发挥》说："如亥子水也，贯以丑土，乃成寅卯木；贯以辰土，乃成巳午火；贯以未土，乃成申酉金；贯以戌土，乃成亥子水。故地支有十二也。以是见五行之相生相成，实由土之融贯使然，已不可执泥木从水生、火从木生之说，而况更有妙理具于中乎！"十二地支为子、丑、寅、卯、辰、巳、午、未、申、酉、戌、亥，其中寅卯属木（春、肝）、巳午属火（夏、心）、申酉属金（秋、肺）、亥子属水（冬、肾），丑、辰、未、戌属土（脾），而这丑、辰、未、戌分别位于木、火、金、水之间，所以，在脾土的运化、转输、枢纽作用下，每季（脏）才能正常地向另一季（脏）转化。我以图 19 来表示：

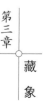

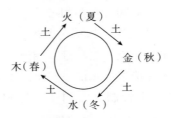

图 19　五季（五脏）转输示意图

另外，每季最后 18 天由脾所主，有了脾土的运化，才有了五行之间的相生。《弄丸心法·五行相生》说："木能生火，火能生土，土能生金，金能生水。生不自生，得土则生。生之不息，理气相通，土居四季，岁功乃成。人有胃气，五脏皆灵。"一是五脏相生，二是四季相生，都必须得土乃生。

我们再来复习一下上面所说的几点：①脾在每季中都有主时的 18 日，以此表明每季（每脏）都能得到脾气的濡养。②脾调和四脏之气。每脏（每季）都有气之偏胜，都需要脾（中、和、淡、甘）以平之。③在脾的运化、枢纽作用下，人体脏腑功能才能正常地从上一个脏过渡到下一个脏。④每一脏都有生和被生，如木生火、火生土、土生金、金生水、水生木，每一脏必须得土才能有生，也才能被生。根据这几点，请同学们再思考一些相关问题：①为什么脾脉为代脉？②为什么脾脉"善者不可见，恶者可见"？③什么是有胃气的脉？④为什么淡味不属五脏，但有时又要与甘合称而归属于脾？

第四章 精气神

下面我来讲讲《灵枢·营卫生会》的有关内容。其中，营指营气，卫指卫气，生是生成，会是交会。本篇着重讨论营卫之气的生成与交会。

第一节 营卫的来源、特性、循行与交会

黄帝问于岐伯曰：人焉受气？阴阳焉会？何气为营？何气为卫？营安从生？卫于焉会？老壮不同气，阴阳异位，愿闻其会。

黄帝问岐伯，人焉受气？焉，"在哪里"之意。人在哪里禀受气呢？阴阳焉会？阴，指营；阳，指卫；焉，怎样。营卫怎样交会呢？其过程、方式、地点等是怎样的呢？营安从生？安，哪里。营从哪里生成呢？卫于焉会？于，在的意思。卫在哪里与营交会呢？阴阳异位：阴阳，指昼夜；异位，指营气与卫气在白昼与黑夜所循行的表里部位不同。我们还可以参照前面讲《素问·太阴阳明论》中"阴阳异位"的道理，把这里的"阴阳异位"作为本篇的提纲来理解。因为本篇主要讲的是"营卫"，因此，这里的"阴"指营气，"阳"指卫气。"异位"，一是位置不同，指营气和卫气循行的部位和所在的部位不同；二是地位不同，指营气和卫气的功能、特性、重要性等都不同。这样理解会显得意义更深、更大、更明确。愿闻其会：会，《经籍纂诂》有"会，要也"，即要领的意思。

岐伯对这些问题进行了回答。

一、营卫的生成

人受气于谷，谷入于胃，以传与肺，五脏六腑，皆以受气，这是一个概括的说法。其过程如图 20：

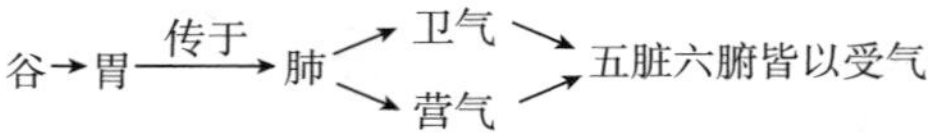

$$谷 \rightarrow 胃 \xrightarrow{传于} 肺 \begin{cases} 卫气 \\ 营气 \end{cases} \rightarrow 五脏六腑皆以受气$$

图20　人受水谷精气的过程

可见，人体从胃（脾）那里禀受水谷之精气，其间需赖肺的宣发敷布。因此，岐伯首先回答了黄帝的第一个问题：人焉受气？

二、营卫的特性

清者为营，浊者为卫。

这里的清、浊，指营卫的特性。唐容川说："清浊以刚柔言，阴气柔和为清，阳气刚悍为浊。"（《中西汇通医经精义·营卫生会》）再如张景岳《类经》注："清者属阴，其性精专。""浊者属阳，其性慓疾滑利。"

我们结合其他如《素问·痹论》等篇章的有关内容，可以更好地了解营卫之气的特性。营气的特性是：营属阴，柔顺。卫属阳，卫气的特性有两点，一是刚悍，二是慓疾滑利。正因为卫气刚悍，才能抗御邪气、护卫自己。之所以叫卫气，就是指能够护卫身体的气。唐容川说："御于外，如兵家之护卫，故曰卫。"（《中西汇通医经精义·营卫生会》）正因为卫气慓疾滑利，行动迅速，所以当邪气入侵机体后卫气能立即做出抗御外邪、护卫机体的反应。张景岳注："慓，急也。"（《类经·痹论》）

有人对"清者为营，浊者为卫"提出质疑，认为应改为"清者为卫，浊者为营"。这是根据"清阳发腠理，浊阴走五脏"，"营在脉中、卫在脉外"，"营者水谷之精气，卫者水谷之悍气、慓疾滑利"（质清行速、质稠行缓），"邪在卫表疗以清轻宣透，邪转营血处以重浊滋润之剂"等理，从阴阳、生化、性能、临床等方面而提出来的一种认识，认为清浊是指物质的清稀、浓稠的状态和程度，而不是指精微和废料之义。[①] 这种意见也有道理，但我还是认为，这里的"营清卫浊"指营卫的特性比较妥当。

下面我再结合《黄帝内经》的有关内容总结、讨论一下卫气的特性与功能。

1. 刚悍与固护

《灵枢·营卫生会》曰："其清者为营，浊者为卫。"唐容川在《中西汇通医经精义·营卫生会》中说："营者血也，卫者气也。血守于内，如

---

① 肖建峰. 营卫清浊辨. 湖南中医学院学报，1981（1）：23

兵家之安营，故曰营气。御于外，如兵家之护卫，故曰卫。……此篇清浊，以刚柔言，阴气柔和为清，阳气刚悍为浊，故曰清者为营，浊者为卫也。”从营卫之性能言，柔和者为营，刚悍者为卫。正因为卫气具有刚悍之性，所以才能卫护于外。《难经集注·营卫三焦第四》曰：“卫者，卫护之义也。”《黄帝八十一难经疏证》云：“卫者，护也。此是人之慓悍之气，行于经脉之外，昼行于身，夜行于脏，卫护人身，故曰卫气。”

卫气其性刚悍，具有抗御外邪、护卫机体的功能。孙一奎《医旨绪余·宗气营气卫气》说：“卫气者，为言护卫周身，温分肉，肥腠理，不使外邪侵犯也。”《风科专论·论卫气》说：“卫行脉外，《内经》所谓卫外而为固者也，《难经》名为守邪之神。”如果卫气虚弱，失去刚悍卫护之能，则人体必会招致邪气的侵害。

2. 慓疾滑利

《素问·痹论》曰：“卫者，水谷之悍气也，其气慓疾滑利，不能入于脉也，故循皮肤之中、分肉之间，熏于肓膜，散于胸腹。”卫气的运行特性是慓疾滑利。卫气这种慓疾滑利的特性，反映卫气能在邪气入侵时可以迅速做出反应，抗御外邪，护卫机体。

3. 温分肉、充皮肤

《灵枢·本脏》曰：“卫气者，所以温分肉，充皮肤，肥腠理。”温，即温煦、温暖。分肉，肌肉。此句言卫气有温煦肌肉、充养皮肤之功能。因卫气属阳，其性热，故有温煦之功。卫气如果不温，则可导致皮肤肌肉寒冷或生冻疮等。通常都采用当归四逆汤等治疗，取桂枝的温通卫阳之性。如《素问悬解·风论》说：“风气与太阳俱入，行诸脉俞（脏腑诸俞），散于周身分肉之间，与卫气干碍，其道路不通利，卫气梗阻，故使肌肉膹郁膜胀而发疮疡；卫气有所凝滞而不行，无以充养肌肉，故其肉有不仁也（麻木不知痛痒）。”《中风论·论卫气》说：“卫气又名人气，以其纲维群动，为知觉运动之主也。又名阳气，以其温养一身也。合而凝之则为卫阳，此受命养生之主也。”《黄帝内经太素·痹论》说：“营虚卫实，气至知觉，故犹仁也。若营实卫虚者，肉不仁也。”可见卫气实，则主知觉。如果卫气虚，则肌肉麻木不仁。《灵枢·刺节真邪》云：“卫气不行，则为不仁。”《类经·邪变无穷》说：“若卫气受伤，虚而不行，则不知痛痒，是为不仁。”《张氏医通·痹》说：“《灵枢》云：卫气不行，则为麻木。东垣治麻痹，必补卫气而行之。”或者卫气虚，或者卫气不行，都可以导致肌肉不仁。我个人认为，不仁与卫气、肺有关，但最重要的可能与肺藏之魄有关。因此治疗不仁，一则补卫气，二则行卫气，三则行肺气。

4. 推动

这是气的一般功能特性。俗言"气行则血行"，叶天士《景岳全书发挥·痰饮》亦云"气行则津液流行"。推之于卫气亦然。《灵素节注类编·诸风病证》曰："邪气内结，卫气留滞，津液不输，与邪合而结成肠瘤，久者，数岁乃成。初起按之尚柔，已有所结，则气日以归，而津液留之，邪气中之，故凝结日易而成昔瘤，谓由宿昔渐结，故云数岁乃成，于是按之坚矣。"又如《灵枢·卫气失常》云："卫气之留于腹中，蓄积不行，苑蕴不得常所，使人支胁，胃中满，喘呼逆息。"《奇效良方·积聚门》说："夫肠者，大肠也；覃者，延也。大肠以传道为事，乃肺之府。肺主卫，卫为气。气者，炅则泄，寒则凝。今寒气客于大肠，故卫气不荣，有所系止，而结瘕在内贴著，其延久不已，是名肠覃也。"卫气不行，则津液血等停积，形成癥瘕积聚。

5. 司开阖

卫气司开阖的作用表现为调节汗液排泄，司掌皮肤玄府毛孔的开阖。如《望诊遵经·腠理望法提纲》曰："察腠理之开闭，视汗液之有无一也。……且夫腠理之开阖，非腠理之自为开阖也。有温分肉、充皮肤、肥腠理、司开阖者焉，盖卫气也。……卫气和，则分肉解利，皮肤调柔，腠理致密矣。……腠理之开阖，卫气之虚实也。"

《黄帝内经》指出，有多种因素与卫气司开阖的功能有关。

（1）阳气盛衰：人体阳气正常，卫气卫外固密，皮肤、腠理、毛窍开阖正常。若人体阳气衰，卫气虚，则皮肤、腠理、毛窍开阖失常。张景岳《类经·约方关格之刺》说："卫气者，阳气也，卫外而为固者也。阳气不固，则卫气失常，而邪从卫入，乃生疾病，故为百病母。"平旦人气生，日中阳气隆，日西阳气已虚，阳气一日三时有盛衰的变化。卫气运行，白昼行于阳，夜行于阴，因此白昼卫阳之气相对充盛，致皮肤、腠理、毛窍开阖有度；夜晚卫阳之气入于里行于阴，在外卫气少，司掌皮肤、腠理、毛窍开阖之力减弱，此时最易感邪。如《医学指要·脏腑验于形体括略》说："盖人身八万四千九毛窍，应呼吸为开阖而风邪随处可入。"故而人体代之以"气门乃闭"以护卫，且要求"无见雾露""无扰筋骨"以防病。

卫气虚，则卫外不固，当实其卫以固表，如玉屏风散中用黄芪。但卫阳之气过于强盛，也会失去正常司开阖的作用，导致汗液外泄。如《素问·生气通天论》云："阳强不能密，阴气乃绝。"张景岳《类经·生气邪气皆本于阴阳》注："强，亢也。孤阳独用，不能固密，则阴气耗而竭绝矣。"《伤寒论注》云："太阳病发热汗出者，此为营弱卫强，故使汗出。欲救邪风者，宜桂枝汤主之。此释中风汗出之义，见桂枝汤为调和营卫而设。营者阴也，卫者阳也，阴弱不能藏，阳强不能密，故汗出。"

（2）外邪性质：风、火、暑邪之性开泄，可令卫气开，毛孔张，汗出；寒邪之性收引凝滞，可令卫气合，毛孔闭，汗不出。《黄帝内经》有"因于暑，汗"，"炅则腠理开，汗大泄"，"寒则腠理闭，汗不出"等论述。诸种邪气侵袭人体，无论表现为有汗还是无汗，都是邪气迫于卫气，导致卫气司开阖的功能状态发生了改变的结果。其有汗者，多为邪气搏于皮肤之间，其气外发，腠理开，毫毛起（《灵枢·刺节真邪》）；其无汗者，多为"使人毫毛毕直，皮肤闭而为热"（《素问·玉机真脏论》）。因此风、火、暑侵袭人体易形成卫气开，出现"风以外入令人振寒，汗出头痛"（《素问·骨空论》），"炅则腠理开，荣卫通，汗大泄"（《素问·举痛论》），"暑则皮肤缓而腠理开"（《灵枢·岁露》）的汗出或多汗；寒侵袭人体易形成卫气合，出现"寒则皮肤急而腠理闭"（《灵枢·岁露》），"天寒则腠理闭"（《灵枢·五癃津液别》）的无汗。

（3）药食气味：辛味可使卫气开，酸味可使卫气合。辛味性走窜，"气味辛甘发散为阳"（《素问·阴阳应象大论》），药食辛味发散之品可助卫气之开。辛味与卫气皆属阳性，其剽悍之性亦相通，"辛与气俱行，故辛入而与汗俱出"（《灵枢·五味论》），"急食辛以润之，开腠理，致津液，通气也"（《素问·脏气法时论》），因而在临床上治疗以卫气开阖失常为主要病理改变的表证时，无论其属寒、属热，常以辛味发腠理、开玄府、散邪气。辛味发散开宣卫气，适用于卫气阖多开少的郁闭之证。若为卫气虚弱，开多阖少之时，则应慎用，正如《素问·宣明五气》所言"辛走气，气病无多食辛"。酸味性收敛，药食"酸苦涌泄为阴"（《素问·阴阳应象大论》），酸味之品可助卫气之阖。肺气亏虚，多伴有卫气不固的自汗现象，所以应补肺气，以固卫气、收腠理、合玄府。"肺欲收，急食酸以收之，用酸补之"（《素问·脏气法时论》），故临床上补肺气之虚，多辅助酸收之味，以利卫气之阖而制肺气的耗散。临床常见的以五味子相佐收敛肺气，即是取其利卫气之阖的作用。

对于卫气开阖失常的时而有汗、时而无汗之症，常以辛酸并用而调之。《伤寒论》第54条论"病人无他病，时发热、自汗出而不愈者，此卫气不和也，先其时发汗则愈，宜桂枝汤"。桂枝汤治疗此证，正是取用了桂枝之辛、芍药之酸，以调和卫气开阖的异常状况。

（4）运动、饮食：《灵枢·邪气脏腑病形》曰："新用力，若饮食，汗出腠理开，而中于邪。"动则生阳，故运动、饮食等可使卫气偏亢，阳强不能密，卫气司开阖作用异常，导致腠理、毛孔开张而汗出。

三、营卫的运行

营在脉中，卫在脉外，营周不休。

营在脉中运行，为什么营气能在脉中运行呢？因其性柔顺精专，所以营气能循行、运行于经脉之中，正如《灵枢·卫气》所云"其精气之行于经者，为营气"。

营气的运行路径是怎样的呢？营气是按照十四经脉（十二经脉、任脉、督脉）流注的次序而运行的（图21）。

营气起于手太阴肺经，止于手太阴肺经。

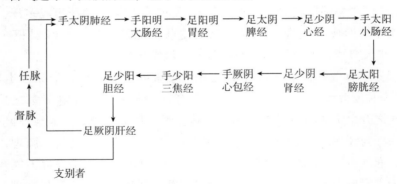

图21　营气运行示意图

卫在脉外运行，为什么卫气在脉外运行呢？卫气能不能在脉内运行呢？不能。因为卫气的特性是慓疾滑利，运动速度快，流利不受约束，所以不能循于经脉之中而运行。《灵枢·卫气》云："其浮气之不循经者，为卫气。"

我们主要介绍三种卫气运行与分布的方式。

第一种是常然并脉。《灵枢·胀论》曰："卫气之在身也，常然并脉。"张志聪注："盖卫气与脉内之营气，相逆顺而行也。"营卫并脉有两种方式，一则言营在脉中，卫在脉外，沿循十二经运行；二则言脉中有营也有卫。如喻昌《医门法律·营卫论》有"营中有卫，卫中有营"，"营卫同行经脉中"。卫气常与营气俱行于周身，如《灵枢·营卫生会》云（卫气）"常与营俱行于阳二十五度，行于阴亦二十五度一周也，故五十度而复大会于手太阴矣"。《难经·三十难》云："营气之行，常与卫气相随。"

第二种是遍行全身各处。如《素问·痹论》曰："卫者，水谷之悍气也，其气慓悍滑利，不能入于脉也，故循皮肤之中、分肉之间，熏于肓膜，散于胸腹。"卫气遍行全身各处，所以全身各处都有卫气的运行。如果卫气运行逆乱，可以见到全身多种病症。如卫气不能温养于身，可见肌肉麻木不仁。仲景《伤寒杂病论》中少阳病的主脉是"弦"，《金匮要略·腹满寒疝宿食病脉证治》曰："弦则卫气不行。"少阳为枢，枢转不利，营卫郁而不伸，结于胁下，故胸胁苦满。营卫欲行于外而势不能达，肤表失温而恶寒；蓄极而暂通，卫盛于外又发热；通而不能和，复归于郁，郁而又通，通而又郁，如此寒热往来。营卫内迫于胃，胃滞则少食，胃逆则呕，呕而不畅，则反复作呕。卫扰于心则烦，卫乱于肺则咳，营不上潮则渴，营不下通则小便不利。[①] 本病病机的关键是营卫枢机不利，临床表现具有症状复杂多变的特点，当用小柴胡汤加减治疗。

第三种是昼行于阳、夜行于阴。如《灵枢·邪客》曰："卫气者，昼行于阳，夜行于阴。"其具体运行方式如《灵枢·卫气行》所云："阳主昼，阴主夜。故卫气之行，一日一夜五十周于身，昼日行于阳二十五周，夜行于阴二十五周，周于五脏。是故平旦阴尽，阳气出于目，目张则气上行于头，循项下足太阳，循背下至小指之端。其散者，别于目锐眦，下手太阳，下至手小指之间外侧。其散者，别于目锐眦，下足少阳，注小指次指之间。以上循手少阳之分侧，下至小指之间，别者以上至耳前，合于颔脉，注足阳明，以下行至跗上，入五指之间。其散者，从耳下下手阳明，入大指之间，入掌中。其至于足也，入足心，出内踝下，行阴分，复合于目，故为一周。""阳尽于阴，阴受气矣。其始入于阴，常从足少阴注于肾，肾注于心，心注于肺，肺注于肝，肝注于脾，脾复注于肾为周。"一般而言，卫气于早晨自足太阳膀胱经睛明穴而出，白昼行于手足三阳经，

① 周东浩，周明爱. 营卫倾移论. 山东中医药大学学报，2005（2）：109

夜晚卫气始入于肾，次行于手足三阴经。翌日复出于肾与膀胱。我画一个简单的图示：

卫气出于足太阳膀胱经的睛明穴，白天行于手足三阳经，晚上行于五脏，首先进入肾经，按五行相克的方式进行传变，到第二天早上，从肾经出来，又出于睛明穴。起于足太阳膀胱经，终于足太阳膀胱经。所以各位，早晨一般会有三种情况，①清早，有时虽然我们的眼睛还没有睁开，但能听到走廊过道上或者是房间里有同学起床走动的声音，这表明卫气在A点；②如果我们睡得很熟，没有听到声音，甚至连闹钟的声响都没有听到，这表明卫气在B点；③眼睛睁开，表明卫气出于睛明穴，于是我们就醒了，就开始新的一天的生活了（图22）。

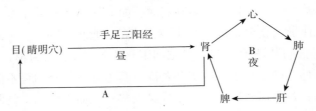

图22　卫气昼夜运行示意图

《素问·生气通天论》曰："故阳气者，一日而主外，平旦人气生，日中而阳气隆，日西而阳气已虚，气门乃闭。"卫气的这种昼夜盛衰变化表现在人体的生命现象中，则是这样的：白昼体表卫气偏盛，则视物精明、体表温热、色泽红润、活动灵活、反应灵敏；夜间卫气入于里，体表卫气少，则视物瞑瞑、体表温度下降、色泽苍白、抗外邪能力下降。人的呼吸、脉息白昼快于夜晚，唾液、涕泣、小便白昼多于夜晚，这种明显的昼夜节律，与卫气运行的昼夜变化规律有着密切的关系。

营，营运。周，周流。营气与卫气的运行，循环往复，周流不息。

四、五十而复大会

五十而复大会。

五十，指营卫之气一昼夜循行五十周（圈）。复：又；会：会聚。大会：除了卫气或者营气自身的交会以外，还有营气与卫气两者之间的交会，所以称之为大会。

卫气的循行很好讲，昼行于阳二十五度（周），夜行于阴二十五度（周），合为五十周。

那么营气的循行呢?《黄帝内经》中有很多相关的说明。这里我们选取有关篇章的内容放在一起来讲。

营气一昼夜循行五十周。《灵枢》中有一篇篇名就叫"五十营",张景岳说:"五十营者,即营气运行之数,昼夜凡五十度也。"在这里要用数学的方法给予计算。《黄帝内经》先给出了计算的条件。

经脉:要参加计算的经脉是 28 条。其中有 12 条正经,分布左右,加起来就是 24 条;任脉、督脉各有 1 条,加起来就是 26 条;跷脉有阴跷和阳跷,左右各一,共有四条。可是这样加起来就超过了 28 条,怎么办呢?《灵枢·脉度》说:"男子数其阳,女子数其阴。"也就是说男子计算阳跷,女子计算阴跷,合起来就是 28 条经脉。

经脉长度:每一条经脉的长度都在《黄帝内经》中有体现。如《灵枢·脉度》说:"手之六阳,从手走头,长五尺,五六三丈。手之六阴,从手至胸中,三尺五寸,三六一丈八尺,五六三尺,合二丈一尺。足之六阳,从足上至头八尺,六八四丈八尺。足之六阴,从足至胸中,六尺五寸,六六三丈六尺,五六三尺,合三丈九尺。跷脉从足至目,七尺五寸,二七一丈四尺,二五一尺,合一丈五尺。督脉、任脉,各四尺五寸,二四八尺,二五一尺,合九尺。凡都合一十六丈二尺。"所以我们记住 28 条经脉的总长度就够了。

时间:经脉循行的时间是漏水下百刻,也就是一个昼夜。如《灵枢·五十营》云:"日行二十八宿,人经脉上下左右前后二十八脉,周身十六丈二尺,以应二十八宿,漏水下百刻,以分昼夜。"

呼吸次数及气行长度:《灵枢·五十营》云:"故人一呼脉再动,气行三寸,一吸脉亦再动,气行三寸,呼吸定息,气行六寸。十息气行六尺,日行二分。二百七十息,气行十六丈二尺,气行交通于中,一周于身,下水二刻,日行二十五分。""一万三千五百息,气行五十营于身,水下百刻,日行二十八宿,漏水皆尽,脉终矣。"据此,人一个昼夜呼吸的次数是 13500 息。人一呼脉行 3 寸,一吸脉行 3 寸,一呼一吸谓之一息,呼吸定息脉行 6 寸。

在这里要说明的是,古人说一昼夜人的呼吸次数是 13500 息,这个次数少于现在人的呼吸次数。现今成人在静息状态下,一分钟是 12～20 次,这样一日的呼吸次数是 17000～24000 次。为什么古人的呼吸次数少于现代人呢?我觉得可能有两种解释:一是古人善于修身养性,所以呼吸次数慢;二是为了计算出"五十周"的需要。

计算"五十周"有多种方法：

1. 人呼吸 270 息，即气行于身一周 16.2（丈）÷0.06＝270（息）。13500（息）÷270（息）＝50。

公式：13500÷（16.2÷0.06）＝50（周）

2. 13500 息×6 寸（一息脉行长度）÷16 丈 2 尺（经脉总长度）＝50 周。

公式：$\dfrac{13500\times0.06}{16.2}=50$（周）

这里我要提个问题，请问：营气与卫气交会的地点在什么地方呢？

根据后文"故五十度而复大会于手太阴矣"，我们可以知道，卫气白天行于阳，夜晚行于阴，行五十周；营气循行于二十八脉，行五十周；然后营气与卫气两者还要交会一次，而它们交会的地点就在手太阴肺经。这有什么道理，有什么意义吗？有，这就为今后讨论寸口诊脉提供了理论依据。营气行五十周，卫气行五十周，然后交会于手太阴肺经，再变化显现在寸口上。作为医生，在寸口处诊脉，就能了解全身脏腑营卫气血的盛衰情况。这就是寸口诊脉的原理。

五、气至阳而起，至阴而止

阴阳相贯，如环无端。卫气行于阴二十五度，行于阳二十五度，分为昼夜，故气至阳而起，至阴而止。故曰：日中而阳陇为重阳，夜半而阴陇为重阴。故太阴主内，太阳主外，各行二十五度，分为昼夜。夜半为阴陇，夜半后而为阴衰，平旦阴尽而阳受气矣。日中为阳陇，日西而阳衰，日入阳尽而阴受气矣。夜半而大会，万民皆卧，命曰合阴，平旦阴尽而阳受气，如是无已，与天地同纪。

阴阳指阴经、阳经。阴经与阳经相互连接贯通，终而复始，无有尽头。营气与卫气在阴经与阳经之中周而复始地运行，营气行于十二经，一表一里，一阴一阳，相接贯通；卫气昼行于手足三阳经二十五度，夜行于手足三阴经二十五度，昼行于阳，夜行于阴，阴阳相贯通。度：周。如《灵素节注类编·营卫生会》说："卫气昼行于阳二十五周，夜行于阴二十五周。"起：寤，醒，起床；止：寐，睡眠。卫气行于阳分则人醒，行于阴分则人卧（眠）。陇：隆盛。重阳：阳中之阳。重阴：阴中之阴。日中阳气隆盛为阳中之阳，夜半阴气隆盛为阴中之阴。太阴主内，太阳主外：太阴，指手太阴。内，指营，营在脉内。太阳，指足太阳。外，指卫，卫在脉外。营始于手太阴而终于手太阴，故曰太阴主内。卫始于足太阳而终于足太阳，故曰太阳主外。这节经文指明了营和卫各自循行的起点和终点。

在这里我们讨论一下"卫气行于阳则起，行于阴则止"的临床意义。《灵枢·营卫生会》云："气至阳而起，至阴而止。"这里的起指寤，止指寐。也就是说，卫气不能入于阴则不寐，不能出于阳则嗜睡。

1. 失眠（不寐）

我们先来看失眠（不寐）的机理和治疗原理。

卫气由阳入阴则寐，不能由阳入阴则不寐。细究其中的道理，阳不入于阴分为两种，一种是阳分有病，一种是阴分有病。如果是阳分有病，多为阳热亢盛或者阴虚阳亢，阳气亢奋，卫阳之气不能由阳入于阴，一般临床表现为入睡困难。如果是阴分有病，多为痰、湿、瘀、食、气郁、血热、血虚精亏等，阴分有邪把位置占了，阳虽然可以入于阴，但不能久留，所以一般临床表现为可以入睡，但容易醒，或者睡眠较浅，迷迷糊糊。

许多老师临床上喜用黄连温胆汤治疗失眠。盖因温胆汤除阴分中的邪气，黄连清阳分之热，从而引阳入于阴。

《黄帝内经》总共只有十二三个方，其中有一个方就是专门为治疗不寐而设的，叫半夏秫米汤。《灵枢·邪客》曰："今厥气客于五脏六腑，则卫气独卫其外，行于阳，不得入于阴。行于阳则阳气盛，阳气盛则阳跷陷。不得入于阴，阴虚，故目不瞑。"《灵枢·大惑论》也有类似的论述，"黄帝曰：病而不得卧者，何气使然？此言因病而不得卧者也。岐伯曰：卫气不得入于阴，常留于阳。留于阳则阳气满，阳气满则阳跷盛，不得入于阴则阴气虚，故目不瞑矣"。卫气循行有昼夜阴阳之分，白天行于阳，夜晚行于阴。若卫气滞留于阳分，不能入于阴分，就会出现不寐。如果五脏六腑（阴分）中有邪气，会使卫气不得入于阴而致不寐。《灵素节注类编·不寐》说："卫气昼行于阳，如日行天；夜行于阴，如日入地，此人身阴阳应天地之阴阳而流行也。今厥逆之气客于脏腑，与卫气格拒，卫气不得入阴，则阴阳不交，而阳独盛于外，阴分之气虚，阴虚阳盛，故目不瞑也。厥气者，或因外邪，或因内伤，致阴阳厥逆不和，通名厥气。故凡内伤、外感之病，皆有不寐者，必审其因而治之，方能见效也。"不寐的治疗原则是，"补其不足，泻其有余，调其虚实，以通其道，而去其邪。饮以半夏汤一剂，阴阳以通，其卧立至"。补其阴气之不足，泻其阳气之有余，调和病变脏腑的虚实，除去邪气，使卫气昼行于阳、夜行于阴的道路通畅，阴阳调和，所以能"其卧立至"。用半夏秫米汤的目的，就是"决渎壅塞"，使"经络大通，阴阳和得者也"。半夏，宣通阴阳，引阳入阴。《本经疏证》云："半夏能使人身正气自阳入阴。"秫米，有三种说法，一是小米，如张景岳注："秫米，糯小米也，即黍米之类而粒小于黍，可以作酒，北人呼为小黄米，其性味甘黏微凉，能养营补阴。"二是高粱，如张锡纯《医学衷中参西录·安魂汤》说："秫米即芦稷之米，俗名高粱。"三是糯米，如《医学纲目·多卧不得卧》说："《本草》秫米即所谓糯米是也。"我用的是小黄米。秫米，泄阳益阴，调和阴阳。方中还有一味是水，这水也有两方面。一是用流水千里以外者。李时珍说："流水者，大而江河，小而溪涧，皆流水也。其外动而性静，其质柔而气刚。"二是扬之万遍。李时珍曰：劳水即扬泛水，张仲景谓之甘澜水。用流水二斗，置大盆中，以杓高扬之千遍，有沸珠相逐，乃取煎药（《本草纲目·流水》）。即扬之至水面上起连续小水泡时就行了，功以调和阴阳，引阳入阴。所以本方治疗的总原则是：决渎壅塞，通其道，阴阳平和，其卧立至。

由此可知，治疗失眠的基本思路就是如何让阳入于阴。我们来看一些验方。有人取其法，用茶叶合酸枣仁治不寐，有较好疗效。方法是每天清晨8时前，将绿茶15 g用开水冲泡两次饮服。8时后忌饮茶水。晚上就寝前冲服酸枣仁粉10 g。李时珍《本草纲目》说："茶苦而寒，阴中之阴，沉也，降也，最能降火。火为百病，火降则上清矣。"清上者，清头目也。降火以去阳盛，使阳能入阴。茶叶含咖啡因，能使大脑兴奋，血流加快，消化液增多。早晨饮茶，可助白天阳气的活动，能除去失眠造成的头昏脑涨、神疲乏力、健忘纳呆、口苦欲饮等症。8时后忌茶，使咖啡因的作用由强渐弱，以利于晚上阳交于阴。酸枣仁，甘酸入心肝，养心阴补血、宁心安神，晚上冲服有助于补充阴的不足。两药合用，调和阴阳，使阳入阴。[①]

桂枝汤能调和阴阳。邓铁涛教授用桂枝汤加减，临卧前浸足半小时

---

① 许大贤．茶叶合酸枣仁治不寐症．上海中医药杂志，1984（10）：30

许，有安神之功，对于心脾两虚或阳气虚弱的失眠有较好疗效。这是邓老从《灵枢·营卫生会篇》和《伤寒论》中悟出来的治法。《灵枢》认为人的寤寐与营卫运行正常与否有关，卫气昼行于阳二十五度，夜行于阴二十五度，行于阳则寤，行于阴则寐。营卫出于中焦，中焦虚则营卫俱不足，营不足则卫气失于所附而悍疾；卫气虚则营失推动而运行失畅，故造成营卫运行失谐，卫气入夜不能正常入于阴，即造成"卫气不共营气谐和"和"卫强营弱"的病理状态。桂枝汤调和营卫、燮理阴阳，为辛甘温之剂，用于浴足，作用于身体下部，"上病下取"，使心火不亢，心神潜静，契合病机，故可治不寐证。我们还可以这样认识，足底有涌泉穴，为肾经穴位，卫气由阳入阴，最先入的是肾经，所以用能调和阴阳的桂枝汤浴足，有助于卫气通畅地入于肾经，卫气由阳入于阴，从而达到治疗失眠的目的。邓老曾治一老年女性，右侧脑梗死，左侧偏瘫，头晕头痛，半年多来苦于失眠，服多种镇静剂、中药安神剂无效。邓老诊其舌淡嫩、脉细尺弱，除内服补气活血剂外，另予桂枝汤加川芎、桃仁、地龙以活血，桑寄生、川续断以益肾，煎成热汤泡脚，每晚8时开始泡脚20分钟左右。病人连用3天后睡眠时间增加，半月后睡眠基本正常。[1]

2. 嗜睡

我们再来看看嗜睡的机理和治疗原理。

卫气由阴出阳则寤，不能由阴出阳则嗜睡。嗜睡也分阴阳两端。如果是阳分有病，多为阳气亏虚，不能出于阳。如《伤寒论》少阴病提纲证：少阴之为病，脉微细，但欲寐。《伤寒溯源集·少阴见证》云："今但欲寐者，阴邪盛而阳气弱，卫气不能上出于阳故也。又云卫气留于阴，不得行于阳，留于阴则阴气盛，阴气盛则阴跷满，不得入于阳，则阳气虚，故目闭，即此义也。"如果是阴分有病，多为痰湿、阴寒内盛。《灵枢·大惑论》曰："邪气留于上焦，上焦闭而不通，已食若饮汤，卫气留久于阴而不行，故卒然多卧。"如果邪伤上焦，肺气壅塞不利，致使卫气久留于阴分而不能行于阳分，就会嗜睡。如许氏[2]治一陈姓病人，男，46岁，工人，1981年9月21日初诊。自诉1980年夏季淋雨后又食冷饮，继患腹泻，全身乏力，筋骨疼痛，食欲不佳，头重如裹。约1月后，睡意愈增，早睡晚起，白天静坐十几分钟或活动量较小时亦能入睡，并伴有鼾声，曾

---

① 杨利. 邓铁涛和任继学教授应用经方举隅. 广州中医药大学学报，2004（1）：63
② 许继劭. 嗜睡一例治验. 河南中医，1984（5）：30

第四章 精气神

有两次因骑自行车入睡而跌跤。多次服西药兴奋剂无效。病人肥胖高大，精神不振，面色晦黄，语言低沉，舌质淡体胖，苔白腻，脉濡缓。处方为苍术、白术、厚朴、石菖蒲、陈皮、草果、茯苓、续断、杜仲、附子、干姜、黄芪、甘草，服20剂恢复正常。该患者因湿邪困阻，阳气不振，阴邪内盛，卫气留于阴而不得出于阳。因此治疗上，首重除湿，其次助阳。一方面助阳化湿，另一方面助阳气能出于阴，振奋阳气。由于肾藏命火，卫气根本于肾，肾阳虚则卫阳亦虚，不得出于阴，因而嗜睡，故治从肾着手。

第二节　营卫与三焦的关系

卫出于下焦。

关于"卫出于下焦"，历代医家争议很多，下面我介绍四种意见。

一、卫出于下焦

其依据如下：

1. 这种说法有文献与版本的依据。宋·史崧校《灵枢经》以及《针灸甲乙经》等书记载的都是"卫出于下焦"。

2. 下焦是卫气的重要发源地。卫气属阳，乃根于肾中元阳。肾藏命门之火、元阳之气，故藏纳于肾中命门的元气、元阳是卫气的本源。清代医家周学海在《读医随笔·气血精神论》中说："卫气者，本于命门，达于三焦。"清代医家熊笏《中风论·论卫气》曰："卫气之根也，其根在肾，《内经》谓卫气出于下焦，常从足少阴之分，间行于脏腑者是也。《难经》称为肾间动气，后世称为丹田真阳，即此卫气。"若先天禀赋不足，或后天失于调养，或久病损伤肾中元气，均可导致肾阳亏虚，卫气亦因之而虚弱，失去温煦固表的作用，抗邪无力，从而发生种种疾病。张仲景《伤寒论》第20条云："太阳病，发汗，遂漏不止，其人恶风，桂枝加附子汤主之。"太阳病误汗，遂漏不止，故用桂枝汤疏风解肌以和荣卫；卫阳之气根于肾阳之气，卫气虚衰，则当温肾补阳，故加附子温阳固表。《黄帝内经》还借自然界之理以喻"卫出下焦"之理。如《灵枢·邪客》曰："地有泉脉，人有卫气。"水自地出谓泉，水可化气，气腾于天，故《黄帝内经》取象比类，用水出于地下脉泉以喻卫气出自于下焦。

3. 卫气循行从肾而出。卫气的循行是昼行于阳、夜行于阴。平旦之时，卫气从肾经而出达于足太阳之睛明，再行于手足三阳经。所以《素问·生气通天论》云："是故阳因而上，卫外者也。"

二、卫出于上焦

其依据如下：

1. 这种说法有文献与版本的依据。《华氏中藏经》《黄帝内经太素》《千金要方》《外台秘要》等书中的记载都为"卫出于上焦"。如《华氏中藏经·论三焦虚实寒热生死逆顺脉证之法》曰："三焦者，人之三元之气也……而卫出于上，荣出于中。"在历代医学文献中，记载"卫出于上焦"者最多。

2. 卫气赖肺气而生成与宣发敷布。卫气为气之一种，而人身诸气皆禀于肺，即"肺为气之主"。《中西汇通医经精义·诸病所属》云："五脏六腑之气，无不总统于肺，以肺为气之总管也。故凡治气，皆当治肺。"肺所主之气，自然也包括卫气。李东垣《内外伤辨惑论》言："肺主卫。"《素问悬解·痹论》说："肺主卫，宗气在胸，卫之根本。"肺是卫气的又一发源地。卫气也来源于肺中之天气。如果肺病呼吸不利，天气吸入少，则形成宗气不足，导致卫气虚。所以常见肺病之人卫外多不固，经常感冒。

卫气与肺气的关系，一则卫气根源于天空之气，二则卫气依赖于肺气的宣发敷布以达全身。《素问悬解·痹论》说："肺主卫，宗气在胸，卫之根本。"《素问·调经论》云："阳受气于上焦，以温皮肤分肉之间。"又说："上焦不通利，则皮肤致密，腠理闭塞，玄府不通，卫气不得泄越。"这从生理与病理两方面指出了卫气与上焦有关。临床上常见风寒束肺，肺气不宣，卫气不得行于肌表，汗孔闭塞，则见恶寒、发热、无汗等症。也有因久病而肺气虚衰，卫气不得固密于肌表，汗孔闭合无力，腠理疏松，见动则汗出的自汗症状。

3. 卫气的运行依赖于上焦的布散。卫气赖上焦敷布以行周身而司卫外之功。《灵枢·决气》云："上焦开发，宣五谷味，熏肤充身泽毛，若雾露之溉，是谓气。"《灵枢·痈疽》云："上焦出气，以温分肉。"肺主宣发，卫气得以输布全身。又《难经·三十五难》说："心荣，肺卫，通行阳气。"肺主气、司呼吸，心主血脉，二者为气血运行之动力。通过上焦心、肺的共同作用，能使卫气像雾露一样从经脉内外散布全身，内溉脏腑，外濡腠理（《灵枢·脉度》）。

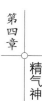

若上焦之气宣发失职，则卫气布散异常，功能降低，开阖失度，易招致邪气的侵袭。如果上焦闭而不通，则卫气久留于阴，可见嗜睡。《灵素节注类编·卒然多卧》说："因邪气在上焦，上焦闭不通，又加食饮浊阴壅之，使卫气不得外行于阳，而久留于阴，故卒然多卧也。"

三、卫出于中焦

虽然古代文献资料中没有见到"卫出于中焦"的直接表述，但是中焦脾胃化生的水谷之精气也是卫气的重要来源之一。从《黄帝内经》的许多篇章中都可以见到这种认识。如《灵枢·营卫生会》曰："人受气于谷。谷入于胃，以传于肺，五脏六腑皆以受气，其清者为营，浊者为卫。营在脉中，卫在脉外。"指出营卫之气皆由中焦脾胃的水谷之精气所化生而成。

水谷之精气的化生与脾胃的运化功能有密切的关系。脾的运化功能正常，水谷之精气得以正常化生和转输，则能为卫气的化生提供足够的物质基础，使卫气化生有源。卫气充足，则可"出其悍气之疾，而先行于四末分肉皮肤之间"（《灵枢·邪客》），使人体"分肉解利，皮肤调柔，腠理致密"（《灵枢·本脏》），从而正常发挥卫护人体的功能，使病邪不易侵入人体，即使侵袭人体，也易被驱除。反之，若脾气虚弱，运化失健，则卫气亦化生乏源，卫气亏虚，卫护人体的机能减退，人体易于患病。如《内外伤辨惑论·辨阴证阳证》说："卫者，卫护周身于皮毛之间也，饮食内伤，亦恶风寒，是荣卫失守，皮肤间无阳以滋养，不能任风寒也。"《成方便读·补中益气汤》也说："脾胃一虚，则阳气生化之源衰少，且所以为之敷布而运行者，亦失其权，于是阳气下陷，卫气不固，则外邪易感。"故治疗此类疾病，应当从脾入手，补脾气以益卫气化生之源。

四、卫气与上中下三焦皆有关

第四种意见认为，上述三种意见都有一定的道理，但都不全面，所以综合以上三种意见，提出卫气与上中下三焦都有关。一则认为卫气来源于上中下三焦、即肺、脾、肾三脏。二则认为卫气根源于下焦，敷布于上焦，来源于中焦。我觉得这个意见是全面的，可取的。依据卫气与下焦肾、上焦肺、中焦脾之间都有密切关系的认识，因而在临床上，如果诊断为卫气虚，除了考虑卫气本身是否"过用"外，还需要考察卫气的源泉有无问题，即应仔细分析，或者下焦肾阳之气，或者上焦肺气，或者中焦脾胃之气，究竟是哪一方面出现了问题，从而有针对性地进行治疗。

上述几种不同意见，皆因认识的角度不同而致。所以我常说，有很多认识实际上是没有对错之分的，只有合理与不合理、全面和不全面的问题。有可能这一认识现在是对的，但是过了很多年又发现它是错的。相反，有的认识一度认为是错的，过了一段时间又发现它是对的。这是一个人类认识发展过程的问题，是一个相对来说是否全面、合理的问题。大家都熟悉盲人摸象的故事，应该说每个盲人对所摸到结果的认识都是对的，但从全局上看却是不全面、不合理的。我们对"卫气所出"的认识也是一样的，要经过多年的努力和发展，我们的认识才会更加全面、合理。

卫气与上中下三焦相应的脏腑都有关系，除了上面涉及的肺肾脾外，我们再讨论一下与其他脏腑的关系。

1. 卫气与心的关系：心主神，神驭气。心神功能正常，则一身之气的运行有序，功能得以正常发挥。卫气自然也不例外。情志活动与心主神和肝主疏泄的功能尤为密切。适度的情志活动有助于卫气的正常运行。如果人的情志活动失常，则可伤及相应之脏，从而影响到卫气的运行而发病。如《素问·汤液醪醴论》说："嗜欲无穷，而忧患不止，精神弛坏，荣泣卫除，故神去之而病不愈也。"《素问·举痛论》说："喜则气和志达，荣卫通利，故气缓矣。悲则心系急，肺布叶举，而上焦不通，荣卫不散，热气在中，故气消矣。恐则精却，却则上焦闭，闭则气还，还则下焦胀，故气不行矣。"《灵枢·口问》也说："大惊卒恐，则血气分离，阴阳破散，经络厥绝，脉道不通，阴阳相逆，卫气稽留，经脉虚空，血气不次，乃失其常。"故卫气功能的实现与心藏神的功能密切相关。此外，卫气的运行也有赖于心之阳气的推动。

2. 卫气与膀胱的关系：足太阳膀胱经阳气盛，藏津液。太阳统摄营卫。《素问·热论》曰："巨阳者，诸阳之属也，其脉连于风府，故为诸阳主气也。"属，有统领、统属和汇聚之义。足太阳膀胱经为六经之长，统摄阳分；督脉主诸阳经，阳维脉维系一身之阳经，督脉、阳维脉与膀胱经相会，故膀胱经为诸阳之属也。太阳统主一身表卫阳气，寒为阴邪，易伤人阳气，故先伤太阳。太阳受邪，肌表闭固，卫阳之气不得泄越，故见发热、恶寒、无汗等卫分病症。《血证论·脏腑病机论》说："经所谓气化则能出者，谓膀胱之气，载津液上行外达，出而为汗，则有云行雨施之象，故膀胱称为太阳经。谓水中之阳，达于外以为卫气，乃阳之最大者也，外感则伤其卫阳，发热恶寒。"有人说卫气是津液之气，卫津一体。

我认为有一定的道理。膀胱经藏津液，气化则能出焉，所以才能汗出。汗出需要两个条件，一是阳气，二是阴精。阳气是动力，阴精是材料。《伤寒经解·少阴经全篇》说："汗乃太阳津液所化。"故卫气与膀胱密切相关。

另外，卫气与自然界日月的运行也有密切关系。如《素问·八正神明论》言："月始生，则血气始精，卫气始行；月廓满，则血气实，肌肉坚；月廓空，则肌肉减，经络虚，卫气去。"《素问·生气通天论》曰："阳气者，一日而主外，平旦人气生，日中阳气隆，日西阳气已虚，气门乃闭。"说明卫气与日月有密切的关系，日月的运行可以引起卫气周期性的盛衰变化，从而影响卫气的循行和分布。

由上可以推知，卫气与三焦之气都有关。

卫气的运行主要依赖：①肺气的宣发敷布；②心阳的推动；③肾阳的蒸腾；④自身的能力，因其属阳，阳性主动。

卫气的生成主要依赖：①中焦水谷之精气；②天空之大气；③肾阳命门之火。

第三节　汗与血的关系

黄帝曰：夫血之与气，异名同类，何谓也？岐伯答曰：营卫者精气也，血者神气也，故血之与气，异名同类焉。

异名同类，是指名称虽不同，但其中某一点相同，可以归属于同一类。这里讲血与气虽然名称不同，特性和功能也不同，但来源一致，即都来源于水谷之精气，因此两者关系非常密切，犹如"一奶同胞"的关系。张景岳注："营卫之气，虽分清浊，然皆水谷之精华，故曰营卫者精气也。血由化而赤，莫测其妙，故曰血者神气也。然血化于液，液化于气，是血之与气，本为同类。"张志聪注："营卫生于水谷之精，皆由气之宣发。营卫者，水谷之精气也。血者，中焦之精汁，奉心神而化赤，神气之所化也。血与营卫皆生于精，故异名而同类焉。"

故夺血者无汗，夺汗者无血，故人生有两死而无两生。

有两死而无两生：既夺血又夺汗，既伤血又伤气，既伤阴又伤阳，均预后不良。如果只见一种，或者夺血或者夺汗，或者伤气或者伤血，或者伤阴或者伤阳，恐有一线生机。张景岳注："是血之与气，本为同类，而血之与汗，亦非两种。但血主营，为阴为里，汗属卫，为阳为表，一表一里，无可并攻，故夺血者无取其汗，夺汗者无取其血。若表里俱夺，则不脱于阴，必脱于阳，脱阳亦死，脱阴亦死，故曰人生有两死。然而人之生也，阴阳之气皆不可无，未有孤阳能生者，亦未有孤阴能生者，故曰无两生也。"

关于"夺血者无汗，夺汗者无血"这节经文，我介绍三种认识。

前两种认识均把"夺血者""夺汗者"理解为"失血的人""失汗的人"，夺，作"失"讲。无血、无汗：一作治法讲，无即不要用，血即放血法，汗即发汗法。如已失血的人（如亡血家、衄家）就不要再发其汗；已发汗或汗出的人就不要再用放血的方法了，以免重亡津液。其理在于汗血同源于津液。而张景岳更重视的是营卫、气血、阴阳之间的关系。汗为卫属阳，血为营属阴，阴阳互根，孤阴不长，独阳不生。故失汗的人不要再放其血；失血的人不要再发其汗，否则阴阳俱亡。二作病理结果讲。无血，即血虚；无汗，即汗液少。亡血的人必然津液不足而汗液匮乏，汗液耗散的人必然津液不足而营血衰少。失血过多则耗津液而汗液少，汗出过多则伤阴血而营血衰少。其理亦在于汗血同源于津液。

从这节经文的上下文联系上来看，这几种认识都有参考意义，而且这些认识在临床上也用得较广，如《伤寒论》有"衄家不可发汗""亡血家不可发汗"等，即是基于此理。

此外，我在读后世医家的医书时，还发现了第三种适合于临床治疗的解释。即把两句中的前三字解作治法，后两字解作预期的治疗结果。"夺"作"强取也""去也"。"夺汗"和"夺血"是治法，如发汗法和活血化瘀法。"无血""无汗"是预期的治疗目的，即不再出汗和不再出血。前者针对汗证而言，后者针对血证而言。

如"夺汗者无血"一句，可解释为用发汗的方法治疗血证，使其不再出血。如《伤寒论》第55条云："伤寒脉浮紧，不发汗，因致衄者，麻黄汤主之。"清·罗定昌《脏腑图说症治要言合璧》说："太阳伤寒，身痛发热而致衄。仲景先师仍用麻黄汤以发汗，衄血随汗而解。"可知，夺汗是治疗手段，无血是治疗目的。

《医贯·血证论》说："六淫中虽俱能病血，其中独寒气致病者居多，何也？盖寒伤荣，风伤卫，自然之理。又太阳寒水少阴肾水，俱易以感寒。一有所感，皮毛先入，肺主皮毛，水冷金寒，肺经先受，血亦水也，故经中之水与血一得寒气，皆凝滞而不行，咳嗽带痰而出，问其人必恶寒，切其脉必紧，视其血中间，必有或紫或黑数点，此皆寒浮之验也。医者不详审其证，便以为阴虚火动，而概用滋阴降火之剂，病日深而死日迫矣。余尝用麻黄桂枝汤而愈者数人，皆一服得微汗而愈，盖汗与血一物也，夺血者无汗，夺汗者无血。余读《兰室秘藏》而得此意，因备记以广其传。"当然用发汗法治疗血证并非适用于所有的血证。其辨证要点是所出之血或紫或黑，其人必恶寒、脉必紧，这是外寒闭郁之象。

《何氏虚劳心传·仲淳验方》说："余曾治一贫人，冬天居大室中，卧大热坑而得吐血。余谓贫人冬居大室，衣盖单薄，表感微寒，壅遏里热，火邪不得舒伸，故血出于口。忆仲景于太阳伤寒，当发汗而不发，因致衄血者，用麻黄汤。遂仿其法以微汗之，一服而愈。盖汗与血一物也，夺血者无汗，夺汗者无血，自然之理也。"寒邪壅遏于外，里热不得舒伸，用麻黄汤微汗以发越外寒，一服而达到治疗吐血的目的。

今人也多有用麻黄汤发汗法治疗血证的报道。

席某，男，57岁，已婚，教师，住院号32535。初诊日期：1982年3月25日。

病历摘要：左侧鼻孔出血5天。素有高血压病史10余年，近来因工作繁忙，常感疲劳，体力不支。发病前患感冒，经治疗后，症状略有减轻，20日晚在睡觉时突然左侧鼻孔出血，出血量约200mL，湿透枕巾，遂到本校医务室肌注止血药物无效，即来我院门诊急诊。经用纱布填塞，压迫止血后，收入住院。住院后经用止血药（安络血、止血敏）及填塞压迫止血法，曾一度好转，于22日取出填塞之纱布。但取出后立即又出血，随即又用干棉球配"肾上腺素"填塞止血，填塞后血仍从口中渗出不止，共出血约50mL。连日来病人虽经药物止血及填塞压迫，但效果不彰。病人恐惧不安，家属要求服中药治疗，故邀中医会诊。

刻诊：病人面色无华，鼻腔以纱布填塞，口腔仍有渗出之血迹，情绪不安，恐惧，夜间失眠，血压160/80 mmHg，微感恶寒，但不易汗出，体温37℃，大小便正常。脉浮紧稍感有力，舌质淡嫩体胖，苔薄白。张恺彬医生分析认为，病人初患感冒，本应辛温发散使邪从汗解，由于治疗失当，汗出不彻，邪未尽除。寒邪束表，表实而无汗，邪不能从汗得解，随血上行，从鼻腔而出，并发为衄。治疗仍以温经解表，使邪从汗解，以期邪去血止，不止血则血自止耳。

处方：麻黄10g，桂枝10g，杏仁10g，薄荷10g，麦冬15g，茅根30g，生姜3片，大枣3枚，2剂。

3月27日二诊：上药服两剂后，鼻腔已不再出血，后又用镇咳祛痰、降压之剂治疗观察 10 天，病情稳定，于 4 月 6 日痊愈出院。[1]

再如"夺血者无汗"一句，可以解释为用活血化瘀的方法来治疗汗证，使其不再异常出汗。夺血是治疗手段，无汗是治疗目的。如《医林改错·天亮出汗》曰："不知血瘀亦令人自汗、盗汗，用血府逐瘀汤，一两副而汗止。"《杂病源流犀烛·诸汗源流》说："若头汗出，齐颈而还，则为血证，宜四物汤加减。"

今人也多有用血府逐瘀汤活血化瘀法治疗汗证的报道。

管某，35 岁，女，农民，1984 年 6 月 28 日就诊。病人做绝育手术后出现抑郁寡欢，胸闷叹息，少食不饥，头痛少寐，四肢拘急 2 月余，渐至胸闷如塞，头汗出 10 天。近来竟至汗出如油，白天换衣五六次，晚间汗出较少，并大渴引饮，凉热不拘，四肢麻木不温等。西医诊为植物神经功能紊乱，用阿托品肌注只能暂时止汗。前医曾用桂枝加龙骨牡蛎汤、玉屏风散、参附汤等治疗罔效。诊见病人阵发性大汗淋漓，衣如水浸，大汗过后细汗不断，每天发作五六次不等，心情焦急，善太息，胸闷如塞，肢体湿冷，小腹胀痛，经闭，舌质黯，苔薄白而干，脉弦。证属肝气郁结，气机不畅，血瘀胸中，津液输布失常。治拟活血行气，疏肝解郁，宣畅肺脉，固表止汗。方用血府逐瘀汤加味。药用：柴胡 10g、赤芍 10g、桃仁 10g、红花 6g、地龙 10g、当归 12g、川芎 10g、桔梗 10g、枳壳 6g、川牛膝 15g、锻龙骨、煅牡蛎各 30g（先煎）、浮小麦 20g、甘草 6g、生地 10g。日 1 剂，水煎服。3 剂大汗止，时有细汗，他症减轻。后用逍遥散合桃红四物汤加减调治，服 6 剂，月经来潮，诸恙悉除。[2]

历代医家将发汗法治血证、活血化瘀法治汗证的这种认识应用在临床实践中，的确有一定的临床指导价值。虽然这种认识脱离了经文的上下文联系，属于断章取义读书法，但对临床治疗疑难病症却有参考意义。所以也将这一认识附录于此。

第四节　三焦的主要功能

黄帝曰：善。余闻上焦如雾，中焦如沤，下焦如渎，此之谓也。

---

① 张恺彬．运用经方麻黄汤治疗衄血．黑龙江中医药，1985（3）：17
② 陈华章．活血化瘀法治自汗证．中医杂志，1993（10）：633

本段经文指出了三焦的主要功能。

上焦如雾：指上焦宣散水谷精气，犹如雾露一般，均匀地敷布于全身。可以结合《灵枢·决气》篇中的经文"上焦开发，宣五谷味，熏肤、充身、泽毛，若雾露之溉"一起来领会。

中焦如沤：沤，指用水将物质长时间浸泡。这里形容中焦腐熟消化饮食物的状况。

下焦如渎：渎，指沟渠。这里形容下焦排泄水液、糟粕的状况。

我用以下三个图来表示（图23，图24，图25）：

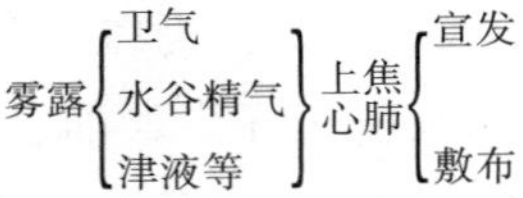

雾露 { 卫气、水谷精气、津液等 } 上焦心肺 { 宣发、敷布 }

图23　上焦如雾

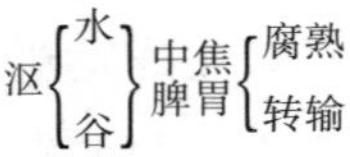

沤 { 水谷 } 中焦脾胃 { 腐熟、转输 }

图24　中焦如沤

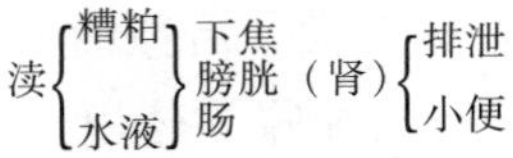

渎 { 糟粕、水液 } 下焦膀胱（肾）肠 { 排泄、小便 }

图25　下焦如渎

上焦以布散为主，中焦以化生为主，下焦以排泄为主。这是上中下三焦的一般功能特点。

第五节　决　气

今天我们学习《灵枢·决气》。什么叫决气？决，判别、区别。气，根据正文所指，当泛指精、气、津、液、血、脉六者而言。也就是说，虽然精、气、津、液、血、脉六者的名称、性质、生理功能、病理变化都有不同，但都由气所化，将一气分为六名，故而名篇，正如张志聪所说"决气，谓气之分判为六，而合为一也"。中医学认为，气是构成人体的基本的物质，而又依其形态和作用的不同有不同的名称。因此，本篇认为，精、气、津、液、血、脉六者，均不过是一气的变化而已，区别这些物质，就叫决气。

一、六气的概念和生理功能

黄帝曰：余闻人有精、气、津、液、血、脉，余意以为一气耳，今乃辨为六名，余不知其所以然。

黄帝首先提问，我听说人有精、气、津、液、血、脉，我以为是一气，如今分别为六种名称，我不知其所以然。可见，黄帝希望得到的是"为什么"的解释，即希望揭示出一气分别为六名的道理。在这里我们应该向黄帝学习，凡事都要问个"为什么"。下面岐伯分述了六气的一般概念和生理功能。

1. 精

岐伯曰：两神相搏，合而成形，常先身生，是谓精。

两神，指男女两性。正如杨上善注："雄雌二灵之别，故曰两神。"灵，指生灵、生命，有生命的物体。搏，交合。杨上善注："阴阳两神相得，故谓之搏。"从杨上善的注文可知，成形（怀孕）有两点值得注意，一是男女交合的形式（时间、地点、情境等）；二是男女交合后要有结果（如果有交合但没有结果，表明男女一方或双方有某些问题），当然并不是说只要男女交合了就一定会有孕、有得，要协调，才会有孕。男女交合而有得，才会形成新的形体，新形体孕育着新生命。生命是抽象的，身体是具体的。一个人的一生就是他的身体的一生。身体寄寓着一个人的生命，身体的诞生就是生命的诞生，身体的死亡就是生命的死亡。生命，就是活着的身体。

在新形体形成之前就产生的物质，换言之，能构成新生命、新形体的物质，叫作精。

从这句经文看，这里的精是指生殖之精，其生理功能是构成新的形体，繁衍新的生命。在新形体中，谓之先天之精。

2. 气

何谓气？岐伯曰：上焦开发，宣五谷味，熏肤、充身、泽毛，若雾露之溉，是谓气。

开发，指通达，舒展。上焦开发，指肺气的宣发敷布。宣，指宣发，布散。五谷味，说明这种物质是由中焦脾胃转输而来的水谷精气。熏肤，熏，犹蒸也，有温煦的意思。

这种由上焦宣发，来源于中焦水谷，具有温煦皮肤、充养形身、濡润毛发的生理功能并好像雾露状的物质，称为气。气的生理功能是温煦、充养和濡润皮肤、形体和毛发。

3. 津

何谓津？岐伯曰：腠理发泄，汗出溱溱，是谓津。

溱溱：《辞海》云"溱溱，众盛貌"，这里形容汗出多的样子。从腠理发散宣泄所出的汗，叫津。汗亦称为津，汗津关系非常密切。我记得曾看过一本古代小说，说一位少女被强盗追赶奔跑而出汗，小说在这儿描写道出了一身"香津"。看看，男子出汗叫"臭汗"，少女出汗就叫"香津"。我们且不去管这汗是"香"还是"臭"，单看这里就知道"津"与"汗"表达的是一个意思，可见津与汗两者的关系十分密切。汗液实际上只是津外泄的一部分。当津液行至皮肤肌腠之间，在某些条件下，如阳加于阴（阳气作用于津），使玄府腠理开张，这部分津液从玄府腠理溱溱而出，就叫作津。

津的生理作用在本篇中并不明确。结合其他篇章，可知其作用有二：一是散布周身，以濡润、充养脏腑、肌肉、经脉、皮肤等组织。如《灵枢·五癃津液别》云："温肌肉，充皮肤，为其津。"二是组成血液，不断补充血中的水分。《灵枢·痈疽》云："津液和调，变化而赤为血。"

4. 液

何谓液？岐伯曰：谷入气满，淖泽注于骨，骨属屈伸，泄泽补益脑髓，皮肤润泽，是谓液。

谷入气满：水谷入胃，其精微之气充满全身。淖泽：淖，《说文》云"泥也"，浓稠之意。泽，指滑腻润泽的精微物质。淖泽，指水谷精微中滑腻浓厚的精微物质。骨属：骨指骨骼，属指两骨相交的关节部分。丹波元简《灵枢识·卫气失常》说："属者……两骨相交之处，十二关节皆是。"泄泽：泄，散发，舒散。泽，同淖泽的"泽"，指滑腻润泽的精微物质。

水谷入胃，精微之气充满全身。其中浓稠滑腻的部分，渗入骨腔中，以补益骨髓，润滑关节，则骨骼关节屈伸自如。再进一步发散这些精微物质，在上则补益脑髓，在外则润泽皮肤。

液注于脑，补益脑髓的途径是怎样的呢？是直接注于脑中，还是先渗注于骨而后注于脑中呢？实际上，《黄帝内经》认为是先注于骨，而后再入于脑的。我举两节经文为例，《灵枢·五癃津液别》云"五谷之津液，和合而为膏者，内渗于骨空，补益脑髓"，即先渗注于骨腔，而后上补脑髓；《灵枢·卫气失常》云"骨空之所以受液而益脑髓者也"。

可见，这种由水谷饮食所生，较为浓稠滑腻的液体，称为液。其生理作用，是注于骨腔中以补益骨髓，注于脑中以补益脑髓，注于关节腔中以润滑关节，也可行皮肤以润泽皮肤（图26）。

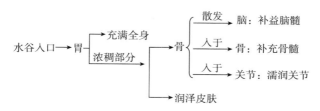

图26　液的分布关系图

5. 血

何谓血？岐伯曰：中焦受气，取汁变化而赤，是谓血。

受气：受，接受，受纳；气指水谷。取汁：取，摄取。汁，《辞海》云："含有某些物质的液体。"这里指水谷精微中较为清稀的那一部分，也就是津。变化：指事物在形态上或本质上产生新的状况。我的理解是，在胃、小肠、脾、肺、肝、肾、心等多脏腑的生理功能下，将有关物质，如津、营气、精等，制造成为血的过程。

血，是中焦摄取的水谷精微，通过机体复杂的生理变化后，所产生的赤色的液体。这是从血液的来源阐述血的概念。关于血的生理作用，本篇未予交代，但从"中焦受气，取汁"一句看，即中焦接受水谷，取其精微物质，说明血是有营养作用的。结合其他篇章，如《灵枢·营卫生会》中"以奉生身，莫贵于此"，以及《灵枢·本脏》中"血和则经脉流行，营复阴阳，筋骨劲强，关节清利矣"，等等，说明血有濡养人体全身的作用。

6. 脉

何谓脉？岐伯曰：壅遏营气，令无所避，是谓脉。

壅遏：限制和约束的意思，犹如江河的堤防一样。避：去也，逃也，引申为外溢。

约束营血，使其行于一定的道路而不外溢的物质，称为脉。这是根据脉的生理作用来阐述脉的概念的。结合其他篇章，如《灵枢·营卫生会》

中"营在脉中"，《素问·脉要精微论》中"脉者，血之府也"，更能体会出脉的概念和生理功能。

后世医家从"脉"字的字形上悟出其中的微妙含义。"脉"字主要有两种字形，一种写作"脈"，另一种写作"脉"，因而就有了两层意义。先看"脈"，又作"衇"，从血从辰，表示分流。《诊家正眼·脉之名义》说："古之脈字，从血从辰，谓气血流行，各有分派而寻经络也。"《本草品汇精要·血脉隧道第一》说："脉乃血泒（泒音派，水的支流），气血之先，血之隧道，气息应焉。首言脉之源流，水自源而分流曰泒，合分起伏，道各井然。人身之血，犹夫水也；血中之脉，犹夫泒也。泒通则水源活，脉通则气血行。……血之流行于经络之中，如水分流之象，故谓脉乃血泒。"《说文》云："（衇）血理之分，衺行体者。"《正字通》云："五脏六腑之气分流四支也。"再看"脉"，从肉从永，《诊家正眼·脉之名义》说："今之脉字，从肉从永。谓胃主肌肉，气血资生而永其天年也。"《医学入门·诊脉》说："从月从永，谓得此可永岁月也。"《韵会》云："毛氏曰：字从月从辰。今从永者，误也。永，古'詠'字。反永为辰。辰音普拜切，水之邪流也。从辰，取邪流义，不当从永，但相承已久，不敢废也。"可知脉是身体里各种相互关联的分支结构，关联的目的是将气血分流到全身各处，通过脉中气血持续地灌注，一刻也不停滞，生命可以存活。故脉有约束、联络、分流、灌注、持续营养的功能。

这里我们要稍做解说。从本篇看，《黄帝内经》对六气的概念和生理作用只是从某一角度、某一方面进行叙述。如对于精，只论述了具有构成新形体、繁衍新生命作用的生殖之精，对后天之精则未涉及。因此，为了对六气的概念和生理作用有一个完整、全面的认识，我们还需要结合其他篇章的内容一起来学习。请同学们自己来做这件事情，因为士者事也。

二、六气的病症

黄帝曰：六气者，有余不足，气之多少，脑髓之虚实，血脉之清浊，何以知之？

黄帝问，怎样才能知道六气的有余和不足呢？这是一个总的提问，后面"气之多少，脑髓之虚实，血脉之清浊"等，是为了使人们更加明确所提出的问题而举的例子。

由于人是一个有机联系的整体，"有诸内必形诸外"，因此，观察外在的皮肉筋骨、五官九窍等组织的变化，可以测知体内脏腑气血的盛衰状况。《黄帝内经》称这种方法为"以表知里"（《素问·阴阳应象大论》），"司外揣内"（《灵枢·外揣》）。司，察也。揣，推测。意思是通过审察外在的变化情况以测知内在脏腑气血的盛衰情况。本篇也认为，怎样才能知道精、气、津、液、血、脉六气的有余和不足呢？答案是通过观察机体外在的表现，从而测知内在六气的有余和不足情况。

岐伯曰：精脱者，耳聋；

脱，在此是亏虚之义，下同。耳聋，耳无闻曰聋。精藏于肾，肾开窍于耳。耳的听觉有赖于肾中精气的充养，精充则耳聪。如果肾精不足，耳失其养，则常见耳聋。故通过耳聋可知精亏，临床常用补精的方法治疗耳聋。

气脱者，目不明；

《素问·脉要精微论》说："夫精明五色者，气之华也。"《素问·阴阳应象大论》云："清阳出上窍。"《灵枢·大惑论》云："五脏六腑之精气皆上注于目。"说明眼睛之所以能够视万物，主要是由于五脏六腑之精气的充养。气虚，则目不明。目不明，包括不能视、不能辨、无光明。杨上善注："气脱则目暗。"

津脱者，腠理开，汗大泄；

这一节与上两节经文不同的是，"腠理开，汗大泄"不是津脱导致的症状，而是引起津脱的原因。当然，"汗大泄"也不是造成津脱的唯一原因，其他如大失血、大吐泻、燥热灼津等也能造成津脱。我们可以从"汗大泄"这一外在表现的描述上来推测其津伤的程度有多严重。引起"汗大泄"而致"津亏"者，一般有两种情况。一是火热所致。如《素问·举痛论》云："炅则腠理开，营卫通，汗大泄。"因为火热，导致腠理开，汗大泄，因而津亏津脱，出现口渴、唇裂、尿短赤、皮肤干燥、枯瘪脱屑等。二是阳气亏虚，卫外不固，腠理开，汗大泄，造成津亏。汗大泄的结果，一是导致津脱，二是导致亡阳。张景岳注："汗，阳津也。汗大泄者，津必脱，故曰亡阳。"

液脱者，骨属屈伸不利，色夭，脑髓消，胫酸，耳数鸣；

消：减削、消耗、耗损之意。胫：小腿。酸：微痛无力。液有充养骨髓、补益脑髓、滑利关节、润泽皮肤的作用。所以液亏虚后，不能充养骨腔，骨无所养则见骨骼酸痛无力；不能滑利关节则骨与关节屈伸不利；不能补益脑髓，则脑髓减耗，脑髓不足，所以引起耳鸣；不能润泽皮肤，所以皮肤枯槁无华。在《何氏虚劳心传》中载有一首方叫坤髓膏，药有三味，黄牛骨髓、山药、白蜜。其云："补中填骨髓，润肺泽肌肤。"可知水谷之液与骨髓、皮肤有密切关系。

血脱者，色白，夭然不泽，其脉空虚，此其候也。

夭：通"杳"，昏暗。《说文通训定声》云："夭，借为杳。"张景岳注："夭，晦恶也。不泽，枯焦也。"夭然不泽，就是面色枯槁无华。因为气血虚不能上荣于面，故而面色苍白、枯槁无华。张景岳注："色白而如盐。"《素问·脉要精微论》说："白欲如鹅羽，不欲如盐。"面色白但要有光泽。盐，表示色白但无光泽，是气血虚不能荣养的缘故。《脉经》说："血虚脉虚。"血虚不能充盈脉管，故脉象空虚。

我在这里简要地讨论一个问题，就是关于"脉脱"的问题。在上述病症中，只有精、气、津、液、血五脱，并没有脉脱。这就出现了两种意见。一种认为应该加上"脉脱"，才能与前面黄帝提出的"六气者，有余不足"的问题相吻合。因此，《针灸甲乙经》在"其脉空虚"前加上了"脉脱者"三字。丹波元简也说："本经脱'脉脱者'三字，当补。若不然，则六脱之候不备。"另一种意见则认为，脉是气血运行的通道，血虚必然导致脉空虚。如杨上善说："脉中无血，故空虚。"因此，文中无"脉脱者"三字，也与临床相符。所以我认为，"脉脱者"三字也可以不加。

三、六气的化源

黄帝曰：六气者，贵贱何如？岐伯曰：六气者，各有部主也，其贵贱善恶，可为常主，然五谷与胃为大海也。

我们要好好理解这节经文里面几个重要的词，如部主、贵贱、善恶、常主。

各有部主：部，部位、区域，指六气主要所荣的部位。如精之藏于肾，血之主于心，气之主于皮肤，津之发于腠理，液之淖于骨、资于脑，脉之行于脏腑、形身。主，主宰。六气各有被主宰的脏器，如肾主精、肺主气、脾主津液、肝主血、心主脉。

贵贱：意为主次，与《素问·灵兰秘典论》"愿闻十二脏之相使，贵贱何如？"中的"贵贱"同义，表示主次。六气在全身各部都存在，只是各部之中有主次、多少的不同，如阳明经多气多血、太阳经多血少气等。而且，对于主宰六气的五脏，主要是说某一气由某一脏所主宰，并不是说只有这一个脏才主这一个气，如肾主藏精，但五脏也都藏精，所以说"五脏者，藏精气而不泻也"。因此，为了区别其中的不同，则肾藏精为贵、为主，他脏藏精则为贱、为次。

善恶：善为正常，恶为不正常。这与《素问·玉机真脏论》中"脾善恶可得见之乎？岐伯曰：善者不可得见，恶者可见"的"善恶"同义。六气正常，称为善，则能发挥各自的生理功能。如液正常，则能濡养筋骨、补益脑髓、滑利关节、润泽皮肤。如果不正常，称为恶，则见相应的病状。如液脱，则骨属屈伸不利、色夭、脑髓消、胫酸、耳数鸣。六气不正常时，一般为不及与太过两类病症，但本篇只谈到了六气不足的病症。

常主：常，恒、一般；主，专、独自。常主的意思是六气在一般情况下各自独有的情况。六气有独自的名称、生理作用、所主荣的部位、所主宰的脏器、所具有的病理表现，这都是专，是各自独具的状况，这也是常，是一般的情况。最后，一针见血地指出了关键：都以"五谷与胃为大海"也。

我们再来回顾一下本篇全篇的内容。篇首，黄帝问："人有精、气、津、液、血、脉六者，余意以为一气耳，今乃辨为六名，余不知其所以然。"首先提出了"一气辨为六名"道理何在的问题。通过全篇的学习，我们可以认为，本篇从三个方面回答了"辨为六名"的问题。第一是六气的概念和生理作用，第二是六气的病理变化，第三是六气有各自所荣的部位、所主的脏腑。这三个方面都论述了六气的不同，这就是篇名所说的"决气"的意思。区别、判别、辨别这六气，就是决气，而最后，又归结到"一气"与"六气"关系的问题上，以"五谷与胃为大海"说明了"一气辨为六名"的道理。

六气，指精、气、津、液、血、脉六者。"一气"有两层意思。第一层：根据"五谷与胃为大海"，可知一气就是水谷之精气。由于水谷精微由脾胃受纳、腐熟、运化、转输后，根据其不同的性质、作用，分布到不同的部位，因而化生出精、气、津、液、血、脉六种不同的物质，故六气名称虽然不同，却都源于水谷之精气。例如，"气"有"宣五谷味"。"液"有"谷入气满"。"津"也源于水谷，如《素问·评热病论》有"人所以汗出者，皆生于谷，谷生于精"。"血"有"中焦受气取汁"。"精"，虽然本篇所说的"精"是先天之精，但先天之精也需后天之精的不断充养，因而也概括于"一气"中。这都说明了六气与水谷之精气之间有密切的关系，六气都由水谷之精气所化生。这是从物质转化角度来论述一气与六气关系的。如果水谷摄入少，则会引起六气的化生不足。如果饮食不节、劳倦过度、七情过激，则会损伤脾胃，导致脾胃亏虚，运化功能失常，也能引起六气的化生不足。女士们最爱做的一件事，就是与"胸胸"（胸胸：gǎgǎ，四川方言中肉的意思）斗，也就是减肥。如果你在减肥，控制饮食的摄入，水谷摄入少，则水谷之精气就少，身体又拿什么来化生精、气、血、津、液呢？所以要合理膳食。如果由于饮食、七情、劳倦等病因损伤脾胃，那就应该健脾补胃。

第二层：六气分而为六，合而为一。一，就是一个整体。正因为六气的化源同一，因而具备了同一性。因此在临床上，由于六气之间非常密切的关系，病理上常常会相互影响。任何一气发生损耗时，都有可能会影响到其他五气。如津与血关系密切，有"津血同源""汗血同源"之说。若大汗出后，多有津虚，故而血不足，出现心悸、气短、脉细等症。反过来，血虚或吐血、亡血亦能致津亏，见口干、口渴、尿少、便结、皮肤干燥等症。所以《灵枢·营卫生会》有"夺汗者无血，夺血者无汗"的原则，《伤寒论》有"亡血家不可发汗"的禁例，后世还有"保津即保血"的说法。所以说六气的病理可以相互影响，因此临床上要详察细辨，分清标本主次。

下面我们以营卫关系为例来讨论一下。营卫之间有着非常密切的关系。从阴阳气血来讲，卫隶属于阳、气，营隶属于阴、血；卫气从卫护之义说，营气从营养之义说。所以《冯氏锦囊秘录·营卫论》云："夫人之一身，本乎荣卫。卫者阳气，所以开阖橐籥，运动枢机者也。荣者，阴血所以充溢脏腑，灌溉肢体者也。"

在运行方面，卫气与营气俱行于身。《难经·三十难》云："营气之行，常与卫气相随。"营在脉中，卫在脉外，或者言脉中有营也有卫，如喻昌《医门法律·营卫论》曰："营卫同行经脉中。"卫气常与营气俱行于周身。

在生成方面，营气与卫气俱源于水谷之精微。水谷精气上于肺，与肺从自然界吸入的清气相合而为宗气，宗气别出两行则为营卫二气，营属阴，卫属阳。

在关系方面，阳在外，阴之使也，阴在内，阳之守也。卫在外，固护于外，为营之使也。营在内，为卫之守也。"孤阴不生，独阳不长"，无营，则卫无所依而外泄；无卫，则营阴无法敷布肌肤、腠理滋润全身。卫所不固，营气不守，则致自汗出。

营卫二气常结伴运行于脏腑、经络、肌肤、腠理、孙络、溪谷之中，以营养周身。故《难经·三十二难》云："心者血，肺者气，血为荣，气为卫，相随上下，谓之荣卫，通行经络，营周于外。"正因为生理上的密切关系，决定了病理上的相互影响。例如《素问·气穴论》之"邪溢气壅，脉热肉腐，荣卫不行，必将为脓"，《灵枢·痈疽》之"营卫稽留于经脉之中，则血涩而不行"。那么营卫不和导致汗出的原因是在"营"还是在"卫"？《伤寒论》教材中解释因营卫不和所致的"汗出"时常以"营阴不守"来说明，《伤寒论》给出了明确的说法："病常自汗出者，此为荣气和，荣气和者外不谐，以卫气不共荣气谐和故耳。"其实"营阴不守""卫气不共荣气谐和"的真正根源还是缘于卫气"司开阖"功能的失职。表虚不固，并非是营自身之病。我个人认为，外有风邪，其性开泄，致卫气外泄而不固，毛孔开张且外不固而又引发营阴内不守，故致汗出。所以《尚论后篇·太阳经寒伤营方》说："夫寒伤营，营血内涩，不能外通于卫，卫气闭固，津液不行，故无汗、发热而憎寒。夫风伤卫，卫气外泄，不能内护于营，营气虚弱，津液不固，故有汗、发热而恶风。"这也说明营卫之间的关系非常密切，所以常常共同为病。

正因为"六气"之间的关系非常密切，所以在临床上，治疗"六气"中的任何"一气"，都有可能从多方面、多途径入手。例如治疗血不足，是不是只能单纯地使用四物汤来补血呢？不是。你当然可以用补血药来补血，这是常法；但是，除此之外，你还可以加用生津药，因为津生血；还可以加用补精药，因为精化为血；还可以补气，因为气生血；另外还可以考虑"心肾之阳"的作用，因为"奉心化赤"，所以归脾汤中用远志，十全大补丸、炙甘草汤中用肉桂（桂枝）等；最后还应该考虑补益后天脾胃，因为"胃为水谷之海"啊！

我在临床上治疗生育期妇女月经量少，常常采用上述方法组方用药，疗效不错。但有的时候治疗效果也不理想，追究其因，原来是病人在控制饮食。如果你每天的饮食都没有摄入够，水谷之精气不足，经血又怎么会增多呢？正如章楠在《灵素节注类编·虚实病证》中说："水浆且不入，何有谷气以生血气哉！"汪缵功说："盖精生于谷，饮食多自能生血化精。"（《吴医汇讲·虚劳论》）我以前有个病人，月经量很少。前几天刚巧碰上，我问她，这几年都没见，身体可好？她说现在身体很好。我问她怎么治疗的。她说，没有吃药，就是听了你的劝告，我现在身体可好了，我现在终于真正明白了你当年对我说的话，"好好吃饭""好好睡觉"！

第六节 本 神

我们现在学习《灵枢·本神》的有关内容。我先对篇名进行解释，这样对了解和掌握本篇的思想有很大的帮助。

什么叫本神？就是以神为本。为什么要以神为根本呢？为什么要以神为本源呢？

本篇从以下几个方面具体回答了"本神"这个问题。

第一，提出了神的来源、分类、概念、功能和彼此的关系。

第二，阐述了情志失调能够损伤五脏精气，所以主张要在病因上重视神。

第三，五脏藏神。若五脏不和，能够影响神，从而表现出一些神志的症状。在诊断上，通过观察病人的各种表现，尤其是精、神、魂、魄、志、意的存亡情况，即可测知五脏精气的盛衰，所以要在诊断上重视神。

第四，五脏藏血、脉、营、气、精，也藏神、魂、魄、意、志。五脏精气是神的物质基础，因此也成为调神的根本。若五脏精气损伤，则治疗效果差，故治疗上要重视神，更要重视神的物质基础即五脏精气。

第五，平时注重养生调神，以保五脏精气充盛。

由此可见，《黄帝内经》很重视神，从生理、病理、诊断、治疗、养生等方面都强调要注重神，要以神为本，但同时又很重视神的物质基础——五脏精气。这里所体现的正是《素问·上古天真论》所谓"形与神俱"的思想。形充则神充，形衰则神衰，形亡则神亡，所以以"本神"名篇。

我们节选《灵枢·本神》中与神有关的一部分内容来讲解。

一、治要本神

黄帝问于岐伯曰：凡刺之法，先必本于神。

先必，在《针灸甲乙经》，以及马莳、张志聪等的注本中为"必先"。本节经文强调针刺的法则，一定要先"本于神"。本，根本的意思。神，指生命力及精神意志。本于神，即以神为根本。一般而言，据《灵枢·本神》道："是故用针者，察观病人之态，以知精神魂魄之存亡得失之意，五者已伤，针不可以治之也。"说明针刺时必先本于神有两种含义：一是心理，二是正气。前者谓心理效应，指精神意志等。如《素问·汤液醪醴论》说："针石，道也。精神不进，志意不治，故病不可愈。"高世栻《素问直解》注："针石之为道也，工之精神与病之精神，工之志意与病之志意，两相合也。"滑寿注："针石之道，精神进，志意治，则病可愈；若精神越，志意散，虽用针石，病亦不愈。"后者谓正气的反应，因"神者，正气也"（《灵枢·小针解》）。正气充实，能帮助药物发挥作用叫行药。正气充实，针刺时才能得神、得气，才能取得治疗效果。正气虚则不能帮助药物、针灸等发挥功效。服药、针刺后，没有机体正气的反应，则预后不良。《素问·汤液醪醴论》说："帝曰：形弊血尽而功不立者何？岐伯曰：神不使也。"张景岳注："凡治病之道，攻邪在乎针药，行药在乎神气，故治施于外，则神应于中，使之升则升，使之降则降，是其神之可使也。若以药剂治其内而脏气不应，针艾治其外而经气不应，此其神气已去，而无可使矣。虽竭力治之，终成虚废已尔，是即所谓不使也。"《弄丸心法·制方和剂治疗大法》说："然药虽有大力之品，终属草木之华，必借人之正气为倚附，方得运行而获效。如中气绥极，虽投硝黄，不能迅下也；荣阴枯槁，虽投羌麻，不能得汗也。"

血、脉、营、气、精、神，此五脏之所藏也，至其淫泆离脏则精失，魂魄飞扬、志意恍乱、智虑去身者，何因而然乎？天之罪与？人之过乎？何谓德、气生精、神、魂、魄、心、意、志、思、智、虑？请问其故。

血、脉、营、气、精是五脏之所藏，这很好理解，因为肝藏血、心藏脉、脾藏营、肺藏气、肾藏精。为何最后还有一个"神"字呢？所以有人认为这是一个多余的词，如孙鼎宜《内经章句》就认为"神"字是衍文，而多数注家不注。我认为，依据下文，这里的神，是指五脏之神，是广义之神，涵盖了神、魂、魄、意、志五神，而神、魂、魄、意、志五神由五脏所藏，如心藏神、肝藏魂、肺藏魄、脾藏意、肾藏志。故"血、脉、营、气、精、神，此五脏之所藏也"是对的，心藏脉、藏神，肝藏血、藏魂，肺藏气、藏魄，脾藏营、藏意，肾藏精、藏志、

至其：至，若、如果；其，代词，指五脏。淫泆：淫，溢也；泆，逸也。离脏：脱离五脏，五脏失守而不藏。淫泆离藏，是说五脏因某些不正常的因素失去了藏的功能。精失：精气耗散。魂魄飞扬、志意恍乱、智虑去身：古人说话为避免重复，故这三句是一个意思，统指五脏之气耗散后，五脏所藏的神也随之离散的状况。

这段经文指出，如果五脏失守而不藏，则五脏精气耗散，而五脏所藏的神亦随之耗散，这是什么原因导致的呢？

经文在这里提出了两大问题。第一，引起五脏失守，导致精失神去的原因何在？也就是说，五脏因某些不正常的因素导致失去了藏的功能，从而引起精失神去，那么这些不正常的因素是什么呢？第二，什么是德、气生精、神、魂、魄、心、意、志、思、智、虑？下面岐伯先回答的是第二个问题。关于第一个问题，我们在这里没有节选经文来讲解。但阅读全篇后，你就会知道，引起五脏失藏的不正常的因素就是不善于养生。关于养生的内容，我们将在第五章中去讲。

二、对神的认识

岐伯答曰：天之在我者德也，地之在我者气也，德流气薄而生者也，

天：自然界，主要指环绕地球的天空。德：得也。陈淳《北溪字义》说："德便是就人做工夫处论。德是行是道而实有得于吾心者，故谓之德。何谓行是道而实有得于吾心？如实能事亲，便是此心实得这孝。实能事兄，便是此心实得这悌。大概德之一字，是就人做工夫已到处论，乃是做工夫实有得于己了，不是就方做工夫时说。大概德者，得也，不能离于一个得字。……其道流行赋予，为物所得，亦谓之天德。"德：具体指气候、日光、雨露等。天作用于有生命的东西，而且是真实得到的，就是这气候、日光、雨露等。在：赋予。我：指生命。气：大地上的一切产物。

天之阴阳五行正常运行，赋予人生命，人在生长过程中得之于天德而生，天德有天理、太阳、大气、阴阳五行等。形体形成后，赖大地上的产物才能生存。如《黄帝内经太素·脏腑之一》云："未形之分，授与我身，谓之德者，天之道也。故《庄子》曰：未形之分，物得之以生，谓之德也。阴阳和气，质成我身者，地之道也。德中之分流动，阴阳之气和亭，遂使天道无形之分，动气和亭，物得生也。"《类经·本神》云："人禀天地之气以生。天地者，阴阳之道也。自太极而生两仪，则清阳为天，浊阴为地；自两仪而生万物，则乾知大始，坤作成物。故《易》曰：天地之大德曰生。'宝命全形论'曰：人生于地，悬命于天。然则阳先阴后，阳施阴受，肇生之德本乎天，成形之气本乎地，故天之在我者德也，地之在我者气也。德流气薄而生者，言理赋形全，而生成之道斯备矣。"《内经知要·藏象》云："理赋于天者，德也；形成于地者，气也；天地

氤氲，德下流而气上薄，人乃生焉。"古人说天赋予了生命的道、理，地赋予了生命的形。

薄：搏，交合。天德下流，地气上交，阴阳相错，升降相因，于是产生生命。《素问·宝命全形论》说："夫人生于地，悬命于天，天地合气，命之曰人。"杨上善注："天与之气，地与之形，二气合之为人也。故形从地生，命从天与。"《素问·天元纪大论》云："在天为气，在地成形，形气相感而化生万物矣。"

"德流气薄而生者也"这句经文，细细体会应该有两层意思。第一，指通过天地之气的交合搏结作用，从而产生新的生命。第二，生物的生存必有赖于天地之气的升降运动。前者讲生命的起源，后者讲生命的维持。

可否用现代科学理论来看待天地之气相交可以产生新生命呢？我们知道，恩格斯说过："生命是蛋白体存在的方式。"蛋白体的现代概念是指包括蛋白质和核酸两大类生物大分子的复杂体系。蛋白质是由许多氨基酸分子组成的高分子化合物，是构成生物体的基本材料。1953 年，美国学者米勒设计了一个别出心裁的实验。[1] 他模拟了原始还原性大气条件下氨基酸产生的过程。米勒设计了一个特殊的玻璃仪器，先抽成真空，再用130℃的高温消毒 18 小时，然后通入甲烷、氨、水、氢。在这里说明一下，科学家们认为，原始大气与现代大气的成分绝然不同，现在大多数学者认为，原始大气由二氧化碳、甲烷、氮、氨、水蒸气、硫化氢、氧、氢等组成，故而通入上述几种物质成分。继而米勒又模拟原始地球的自然条件，连续进行火花放电 8 天 8 夜，最后在完全无生命的体系中，得到了多种氨基酸和其他有机物，其中有 4 种氨基酸与天然蛋白质中的氨基酸相同（甘氨酸、丙氨酸、谷氨酸、天门冬氨酸）。当然，关于生命的起源有很多学说。但无论如何，我相信，生命来源于天地相交，即"德流气薄而生者也"，《黄帝内经》认为天地合气产生生命的思想是伟大的。

人的生命诞生后，就要延续，进而才有以下论述。

故生之来谓之精，

《内经知要·藏象》说："来者，所从来也。生之来，即有生之初也。阴阳二气各有其精；精者即天一生水，地六成之，为五行之最初，故万物初生，其来皆水。《易》曰男女媾精，万物化生是也。"构成生命的原始物质是精，伴随新生命而来的也是精。

---

① 彭奕欣. 生命起源问题的新争论. 生物学通报, 1997 (5)：7

两精相搏谓之神，

两精：指父母之精。可以联系《灵枢·决气》的"两神相搏，合而成形，常先身生，是谓精"一起来学习。构成新生命的物质是精。精在身之先，形是后天而成。父母之精交合，可以形成新的生命。这里的神指生命，神以形精为物质基础。精在后代形体之前就有了，成形即是后天，正如《医贯·玄元肤论》说："男女合，此二气交聚，然后成形。成形俱属后天矣。"生命是形体的生命，生命是抽象的，身体是具体的。一个人的一生就是他的身体的一生。身体寄寓着一个人的生命，身体的诞生就是生命的诞生，身体的死亡就是生命的死亡。人的生命以父母的生殖之精为基础，经过男女生殖之精的结合可以形成新的生命。

随神往来者谓之魂，

魂在神的支配下活动，魂是神的一部分。孔颖达注《左传》时说，魂"谓精神性识，渐有所知"，即认识、思维活动逐渐发展起来。魂是辅佐神的，在神的支配下活动。魂单独活动，会出现说梦话、梦游及许多虚构幻觉。如张景岳说："魂之为言，如梦寐恍惚、变幻游行之境皆是也。"中医认为，人卧血归于肝，血舍魂，故魂也归于肝，若因七情、六淫、劳倦、脏腑之气乘侮等病因，导致魂不藏于肝，可出现多梦等病症。如"明州董生患神气不宁，每卧觉身在床，而神离体，惊悸多魇，通夕无寐。许叔微为之诊视，询诸医作何证，曰：心病也。许曰：是肝经受邪，非心病也。肝藏魂者也，游魂为变，平人肝不受邪，故魂宿于肝，神静而得寐，今肝经因虚邪气袭之，魂不归舍，是以卧则扬扬若去体，肝主怒，故小怒辄剧。董喜曰：前此未之闻，虽未服药，已觉沉疴去体矣。愿求药法。"许乃"处真珠丸、独活汤二方，以赠服一月而病悉除。其方大体以珠母为君，龙齿佐之，珠入肝经为第一，龙齿与肝同类故也"（《普济本事方·独活汤》）。

并精而出入者谓之魄，

精是人体生命的物质基础，人只要有生命基础、有形体，就会有本能活动。人的本能活动是与生命之精同时产生的。魄指生命的本能活动。孔颖达说："初生之识，耳目心识，手足运动，啼哭为声，此则魄之灵也。"张景岳注："魄之为用，能动能作，痛痒由之觉也。"魄附气而藏于肺，肺气盛，魄强，则痛痒、寒热、听、嗅等感觉，以及动作等活动很灵敏。反之，如肺气虚，魄衰，则耳目昏聩、反应迟钝、感觉麻木、动作迟缓等。如《灵枢·天年》说："八十岁，肺气衰，魄离，故言善误。"肺气虚，魄离，则言语说话会有差错，答非所问（听力障碍），或口齿不清（口舌活动障碍）。

有精才有神，有神才有魄和魂，有了神、魂、魄，才能进一步有心、意、志、思、虑、智这一连贯的认识事物、处理事物的能力和过程。

　　所以任物者谓之心，

任物的意思是接受、担当。任物者是心，心主神明，心与天地自然相通应，知天地自然万事万物及其道理的是心。所以《黄帝内经》中有"目者，心之使也"，"心开窍于耳"，"心主舌，舌和能知五味"等。张景岳说："心为君主之官，统神灵而参天地，故万物皆其所任。"《国语》曰："耳目者，心之枢机也。"《灵枢·经水》云："黄帝曰：余闻之快于耳，不解于心，愿卒闻。"杨上善注："快于耳，浅知也；解于心，深识也。"

　　心有所忆谓之意，

陈淳《北溪字义》说："意者，心之所发也，有思量运用之义。""意是心上发起一念，思量运用要凭地底。""意是就起一念处论。"《类经》说："忆，思忆也。谓一念之生，心有所向而未定者，曰意。"张景岳说的"思忆"，可能就是起一念而要思量。心中产生了一个念头，而且不断思量，这叫意。

　　意之所存谓之志，

张景岳《类经》说："谓意已决而卓有所立者，曰志。"陈淳《北溪字义》云："志者，心之所之。之，犹向也，谓心之正面全向那里去。如志于道，是心全向于道；志于学，是心全向于学。一直去求讨要，必得这个物事，便是志。若中间有作辍或退转底意，便不得谓之志。志有趋向、期必之意。心趋向那里去，期料要凭地，决然必欲得之，便是志。""须是立志，以圣贤自期，便能卓然挺出于流俗之中，不至随波逐浪，为碌碌庸庸之辈。"有了想法后，立下决心去做，叫志。

　　因志而存变谓之思，

《黄帝内经太素》说："专存之志，变转异求，谓之思也。"《类经》说："谓意志虽定，而复有反复计度者，曰思。"针对目标，反复思量计度，称为思。

　　因思而远慕谓之虑，

《类经》说："深思远慕，必生忧疑，故曰虑。"《说文》云："虑，谋思也。"俗话说："人无远虑，必有近忧。"虑比思，谋得更深，而在这谋虑之中还有一份担忧怀疑。所以说，思考有近有远，不断否定又肯定，称为虑。

因虑而处物谓之智。

《类经》说："疑虑既生，而处得其善者，曰智。"最后择其善而处之，这是智。

现今之人根据人类认识事物的思维活动从低级阶段到高级阶段发展的这一过程来理解这段经文。首先，心接受外界事物传来的信息（心）；引起人们对外界事物的感知和回忆，从而产生了初步的印象（意）；这种初步的印象积存多次、重复多次，就可以形成一定的概念或认识（志）；这些认识经过人们的综合分析（存变就是反复思考），就产生了一定的思想（思）；在一定思想的指导下经过多方面的思考（慕，图也、思念），而后形成一定的方案或计划，这个过程叫"虑"；按照这个方案或计划对外界事物做出恰当的处理，这就是"智"。所以"任物—存变—处物"，就是人们对客观外界事物进行认识和做出应答反应的过程。

第五章　养　生

接下来我们学习《素问·上古天真论》的有关内容。

第一节　天真与养生原则

一、"上古天真论"之命名

上古，就今天而言，是指远古。杨上善说："伏羲以上名曰上古，伏羲以下名曰中古，黄帝之时称曰当今。"在当今，黄帝都称之为上古，可想那是一个多么遥远的时代啊。所以南怀瑾先生讲："黄帝距离我们四千多年，他讲的上古、中古，距离我们已有很多万年。"① 为什么要提到上古和远古呢？我想，可能一是怀旧，人们都有怀旧情结，喜欢提及想当年怎么样怎么样。二是上古、远古是伏羲、神农、黄帝等这些圣贤帝王在位当朝的时代，这是治世，人们想象和憧憬着那是一个人民能够幸福美满生活的时代。所以在以下的经文中有多处这种对比描述。

天真，《庄子·天地》说："无为为之之为天。"天，即自然无为，不加修饰之义。《庄子·渔父》说："真者，所以受于天也，自然不可易也。故圣人法天贵真，不拘于俗，愚者反此。"真，即本真、本性。天真，就是天然之本性，是人的真诚淳朴的本性。高世宗注："上古者，黄帝之时追溯混沌初开，鸿蒙始辟也。天真者，天性自然之真，毫无人欲之杂也。"本篇强调保存自然本真之本性的重要性，所以名篇。

二、学医者的素质和要求

昔在黄帝，生而神灵，弱而能言，幼而徇齐，长而敦敏，成而登天，

---

① 南怀瑾. 小言《黄帝内经》与生命科学. 北京：东方出版社，2013

神灵：据张景岳注，为"聪明之至"。神灵就是非常聪明，聪慧灵通的意思。弱而能言：1～6岁为幼，比幼还小为弱。吴崑注："弱，始生百日之称。"黄帝禀性异常，年纪很小就能说话，而其他小孩都不会。因为言为心声，年纪小就会说话表明其人心智很高。徇齐：徇，周遍。齐，迅速。黄帝知识渊博，思维敏捷，并且处理事物全面、周到而果断。敦敏：敦，忠厚诚实；敏，聪明而通达事理。登天：登基，登天子之位。成：成年。

这段经文连起来的意思是：从前时的黄帝，生下来就异常聪明，很小就会说话。幼年时黄帝就有了广博的知识，思维敏捷，处理事物周到、果断。长大后，他忠厚诚实，聪明通达，对事物有高度的理解和分析能力。成年时，登上了天子位。

以上简单地述说了黄帝由生、长、成年到登天子位的情况，尤其强调了黄帝聪明过人，与众不同。张景岳《类经》说："此节乃群臣纪圣德禀赋之异，发言之早。方其幼也，能顺而正；及其长也，既敦且敏。故其垂拱致治，教化大行。其于广制度以利天下，垂法象以教后世，自古帝王，无出其右者。"

乃问于天师。

乃者，承上之词。天师：这里是黄帝对岐伯的尊称。《类经》注："《内经》一书，乃黄帝与岐伯、鬼臾区、伯高、少师、少俞、雷公等六臣平素讲求而成。六臣之中，惟岐伯之功独多，而爵位隆重，故尊称之为天师。"问于天师：即黄帝向岐伯问医学之道。我们从这段经文中可以知道，黄帝禀赋、秉性、能力异常，所以才能问道于天师。

我们从以上经文可以得出下面几个关键词，由此告知人们想要学中医应该具备哪几项基本条件。

第一是聪慧。汪蕴谷《杂症会心录》说："聪慧灵通，神也。"学中医的人必须聪慧灵通，因为"其理精妙入神，非聪明敏哲之人不可学也"（《医学源流论·医非人人可学论》）。古代名医大家都很聪慧，似有通灵之性。《杂病源流犀烛》说："秦越人视病，洞见人脏腑癥结，能烛幽也。能本通灵之性，以烛乎至幽也。夫医何能尽如秦越人，然切脉辨证，就症合脉，反复推究，从流溯源，纵不能洞见癥结，当必求昭悉于皮毛、肌肉、经络、脏腑之间，或为七情所伤，或为六淫所犯，知其由来，审其变迁，夫而后表里不相蒙，寒热不相混，虚实不相淆，阴阳不相蔽，皆通灵之为用也。"

第二是能言。言为心声，能言表示语言表达能力强，反映了心智高，思维能力强。言分两种，一是口头语言，即能言善辩。学中医的人要善于与病人沟通，善于运用理论解释其病症的形成机理及治病用药的道理。二是书面语言，即写作能力、文字运用能力、语言表达能力要强。学中医的人要揭示医学理论，总结老师和自己的诊病治病经验，善于用书面语言文字表达出来。吴鞠通讲，"夫立德、立功、立言，圣贤事也"（《温病条辨·自序》）。华岫云说："良医处世，不矜名，不计利，此其立德也；挽回造化，立起沉疴，此其立功也；阐发蕴奥，聿著方书，此其立言也。一艺而三善咸备，医道之有关于世，岂不重且大耶！"（《临证指南医案·华序》）

第三是徇齐。大约有三义：一是全面周到。考虑问题、处理问题要全面周到，不要只顾一面。如《素问·方盛衰论》说："知丑知善，知病知不病，知高知下，知坐知起，知行知止，用之有纪，诊道乃具，万世不殆。是以切阴不得阳，诊消亡，得阳不得阴，守学不湛，知左不知右，知右不知左，知上不知下，知先不知后，故治不久。"二是无我，即无私心无私欲。《素问吴注》注："徇，从善无我也；齐，与善为人也。"三是循而正，即作风正派，端庄大方。《齐氏医案·凡例》说："宜行止端方。凡诊妇女及孀尼，必俟侍者在旁，然后诊视，既可杜邪念，亦可远嫌疑。即娼妓家，亦必视如良人子女，不可存一些儿戏，以取不正之名，致获邪淫之报。""宜衣冠整饬，儒雅端庄。"

第四是敦敏，即忠厚诚实，明达事理。对病人、同行，要忠厚诚信，不谋私利；对事业要忠诚。诊治疾病，要思维敏捷，反应迅速，处事果断。

第五是成而登天。要独立思考，择善处物，独当一面，具有鲜明的个性学术特征。

为什么要专门提出这一点呢？因为历朝历代都有医家对中医学习者提出过一些特殊要求和必要规定。徐灵胎在《医学源流论》中提出了要学中医必须具备的基本要求："医之为道，乃古圣人所以泄天地之秘，夺造化之权，以救人之死。其理精妙入神，非聪明敏哲之人不可学也；黄帝、神农、越人、仲景之书，文词古奥，披罗广远，非渊博通达之人不可学也；凡病情之传变，在于顷刻，真伪一时难辨，一或执滞，生死立判，非虚怀灵变之人不可学也；病名以千计，病证以万计，脏腑经络，内服外治，方药之书，数年不能竟其说，非勤读善记之人不可学也；又《内经》

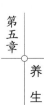

以后，支分派别，人自为师，不无偏驳；更有怪僻之论、鄙俚之说，纷陈错立，淆惑百端，一或误信，终身不返，非精鉴确识之人不可学也。故为此道者，必具过人之资，通人之识；又能屏去俗事，专心数年，更得师之传授，方能与古圣人之心潜通默契。"总的来说，学中医的人，要聪明有智慧，有通灵之性，有很好的语言表达能力，有善心、无私、仁义、公正，思考问题要周详，思维敏捷，处理问题要果断，要敦厚诚实、忠诚守信等。所以徐灵胎提出"医非人人可学论"。《幼科铁镜·十三不可学》中提出了 13 种人不可学医："残忍之人必不恻怛，不可学；驰骛之人必无静气，不可学；愚下之人必无慧思，不可学；鲁莽之人必不思索，不可学；犹豫之人必无定见，不可学；固执之人必不融通，不可学；轻浮之人必多忽略，不可学；急遽之人必期速效，不可学；怠缓之人必多逡巡，不可学；宿怨之人借此报复，不可学；自是之人必以非为是，不可学；悭吝之人必以此居奇，不可学；贪婪之人必以此网利，不可学。予以此十三种人为不可学，非外之以为必不可学也。苟绝此病，先能自医，又何不可学之有？"

最后一节经文"乃问于天师"，提示在学医的道路上，第一，要具备学医的素质和能力才有资格跟师学医，教师才会传授医学理论。《素问·金匮真言论》说："非其人勿教，非其真勿传，是谓得道。"《灵枢·官能》说："得其人乃传，非其人勿言。"第二，学医者必须要有名师的指导。古代，老师传授时一般都没有"书"，往往靠口传心授，学生必须亲炙师教才能学到东西。古人最重"师说"（老师之说）和"家法"（授受源流）。[1] 在中国传统文化中，许多技艺都需要跟随师傅学习，在师傅的口传心授下才能获得。如学书法，明·解缙《春雨杂述·评书》云："学书之法，非口传心授，不得其精。"

古代对教师也是有要求的。第一，教师要有良好的教学方法，善于传授知识和经验，培养和提高学生的能力。汪机在为《推求师意》作序时说，学习是学者与导师两方面努力的结果。导师是"指引之功"，"必须学者随事精察，真积力久。而于师之引而不发者，始得见其跃如者焉"，"苟或不然，师者未必能引进，学者未必能起予"。第二，教师没有真功夫，就莫去传授。张景岳说："义理通明，而藏之心意，则我之心合乎精妙之理，方可任司命之职，而称善为脉者。若非其人，勿妄教之，彼必不

---

① 李零. 中国方术正考. 北京：中华书局，2006

能明；若非真道，勿妄授之。或非其人，或非真道，而滥充医职者，皆致遗害于世也。如择之善而授之真，方为得道，而有济于世。乃观近世医道之失传，如仲景所云各承家技、终始顺旧者，可胜慨哉！"高士宗说："众人不知，已独知之，可以藏之心意，而合心于精。藏之心意，谓其理至微，难以语人也。""非其人勿教，人难得也；非其真勿授，真难遇也。得人得真，自古难之；勿教勿授，自古秘之。《金匮》真言，此之谓也。"

从经文来看，黄帝的资质是足够的，在智力、品德、能力等方面都是够格的，所以才会"成而登天，乃问于天师"。《素问·气穴论》说："岐伯曰：此所谓圣人易语，良马易御也。"而作为教师的岐伯，其资质和水平那是相当够格，其所传乃是真传。

《素问·气交变大论》曰："得其人不教，是谓失道。传非其人，漫泄天宝。"该传不传、该教不教是谓失道，不该传而传、不该教而教是谓漫泄天宝。这里还引申出一个问题，就是学生"问"的技巧、策略、时间、场合等。"问"是有讲究的，如问与不问、什么时候问、问什么、问的对象是谁等。《黄帝内经》就是由黄帝的提问、岐伯的回答汇编而成的著作。我们既要学习黄帝提问的技巧、方式、策略和针对性，也要学习岐伯回答问题的技巧、方式、策略、针对性以及思想、观点和理论等。

三、古今之人的寿命与养生方法不同

曰：余闻上古之人，春秋皆度百岁，而动作不衰；今时之人，年半百而动作皆衰者，时世异耶？人将失之耶？

春秋：在此指年龄。百岁：大约的数字。古人认为人的自然寿命是一百二十岁。张志聪注："度百岁者，百二十岁也。"动作不衰：指人的生活、行动、思维等方面都比较灵活，未见衰退。古人对长寿者的要求，不仅要求寿命长，而且还要求在生活、行动、思维等方面都比较灵活。这是对生存质量的要求，《灵枢·本神》所说的"长生久视"也是这个意思。人将失之耶：应作"将人失之耶"。将，抑也，还是的意思。失之：违背了养生之道。《素问经注节解》云："失，谓失养生之道。"

这段经文说，听说上古时代的人，大多能活到一百岁以上，而且在生活、行走、活动、感觉、思维等方面没有衰退的表现。但现在的人，只活到 50 岁左右，在生活、行走、感觉、思维等方面便衰退了，这是时代不同了呢？还是人们失去了、违背了什么呢？

这是黄帝的问话。他发现上古之人与今世之人在寿命长短和动作衰退

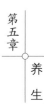

第五章

养生

与否上存在着差异，于是提出问题：是时代不同了呢？还是人们失去了、违背了什么呢？《素问经注节解》云："失，谓失养生之道。"其实注家们都径直告知读者，这是违背了养生之道而造成的。

这段经文有两层意思，第一，一般的人特别是中老年人大多有一种怀旧情结，总以为今世不如古往。所以这段经文从古今对比来说，认为古代较现今好。第二，这是一种追求和向往。以古为鉴，将古代的事例作为今天的行为准则，所以提出以上古之人的长寿健康为追求目标，并成为今人社会生活的行为规范。

岐伯对曰：上古之人，其知道者，法于阴阳，和于术数，食饮有节，起居有常，不妄作劳，故能形与神俱，而尽终其天年，度百岁乃去。

其知道者中的"道"是指养生之道、养生的原则。"其知道者"，一般是指懂得并认真奉行养生法则、养生之道的人。关于"知道"，我想再详细地说一下。"知道"有两种认识。一是了解。这是最常用的一个认识。贡华南认为，这个"知道"即初步知道之"有"，了解有"道"这样的东西，但它毕竟还只是外在于已的。二是得道。"知道"的意义与"得道"相关联，"知道"是以我进入大道、大道进入我这种交融关系为特征的。此外，还有"味道""行道"等意思。"味道是品味、体味道与己的关系，是努力建立道与己的关联，让道与己互相融摄，道来到自身，己进入道。当道进入自身，道包含着的力量会使自身以其存在来展开道、演绎道，此即'行道'。"① 这里的"知道"，是指第二种认识。因此，"其知道者"，是讲在上古之人中，那些真正善于、勤于并切实奉行修身养生之道的人，是进入大道并大道入体者。

所以从岐伯回答的这句话来说，并非上古所有的人都能度百岁乃去，只有那些真正善于养生的人才能度百岁乃去。所以说《黄帝内经》是实事求是的，不会说太偏激的话，非常注重中和。

法，效法、取法、模仿、遵循。法于阴阳，即遵循四时阴阳消长盛衰的变化规律。这是"道法自然"在养生方面的具体体现。《春秋繁露·循天之道》云："循天之道以养其身，谓之道也。"

和于术数：和，调也、平也，指运用适当、适宜；术数，也作数术，术是方法，数是理。中国古代数术门类很多，《汉书·数术略》中分为六

---

① 贡华南．味与味道．上海：上海人民出版社，2008

类，李零先生认为主要有三大类。①占卜：以推算为主，又分星算类，包括天文历算、占星候气、式法选择等术，卜筮类和杂占类，如占梦、占目䀮（眼睛跳）等。②相术：古代的"数"和"象"有关，天有天象，地有地形，人有面相、手相，宅墓、六畜、刀剑也都各有各的"相"。古人于推算之外，也使用"观"或"相"。③厌劾祠禳：厌是镇压之义，劾是驱除之义。厌劾是镇压驱除鬼怪邪魅。祠禳是祷祠祈禳，祷祠是求告神祖，祈禳是禳除凶祟。① 所以这里的术数统指各种修身养性的方法，是趋利避害、锻炼身体、调摄精神的一些养生方法。《国家标准·中医基础理论术语》提出，和于术数，指合理实施修身养性方法的养生原则，旨在调摄精神，畅达气血，和谐阴阳，提高健康水平。

不妄作劳：妄，胡乱，违背自然规律；作劳，即劳作，不仅包括体力、脑力、房事，还包括各种养生活动、服用药物等。《素问经注节解》说："不妄者，循理而动，不为分外之事。"动作有节制，无太过与不及，遵循自然规律，即是不妄。据此，告诫我们不要不遵循自然规律，不依据个体差异过度施行身体锻炼活动，不遵循自然规律、医学原则、身体状况等而每天大量服用各种药物（如营养品、补益剂）等。《医贯·阴阳论》说："生之门，死之户，不生则不死。上根顿悟无生，其次莫若寡欲，未必长生，亦可却病。反而求之，人之死，由于生；人之病，由于欲。上工治未病，下工治已病。已病矣，绎其致病之根，由于不谨。急远房帏，绝嗜欲，庶几得之。世人服食以图长生，惑矣。甚者，日服补药以资纵欲，则惑之甚也。"所以，是药三分毒，不吃药可为中等医生。张洁古指出，"无疾服药，此无事生事"（《养生四要·却病第四》）。《卫生宝鉴·无病服药辨》说："谚曰：无病服药，如壁里安柱。此无稽之说，为害甚大。……夫药以攻疾，无疾不可饵。故昌黎伯铭李子之墓曰：余不知服食说自何世起，杀人不可计，而世慕尚之益至，此其惑也。"西方医学之父希波克拉底也有一句名言："让食物成为你的药物，而不要让药物成为你的食物。"中外医家讲的都是一个道理。

形与神俱：形，指形体；神，指精神；俱，皆也，有共存、协调之义。这句话的意思是形体壮实，精力充沛，并且二者相互协调。形是神的物质基础，神生于形，无形则神无以生。形健则神旺，形衰则神惫。形体受损，则神也受损。神是生命活动的主宰，人体脏腑、经络、气血、津液

---

① 李零.中国方术续考.北京：中华书局，2006

的运行、功能活动等，都受神的控制、支配和调节。《素问·移精变气论》说："得神者昌，失神者亡。"形神健旺协调则健康，形神相离则死亡。有形无神，行尸走肉；有神无形，神无所依；形神分离，阴阳消亡。汉代司马谈《论六家要旨》说："凡人所生者神也，所托者形也。神大用则竭，形大劳则敝，形神离则死……由是观之，神者生之本也，形者生之具也。"生命是形与神的结合，精神是生命的根本，形体是生命的工具。《素问经注节解》说："形者神所依，神者形所根。神形相离，行尸而已。故惟知道者，为能形与神俱。""形与神俱"反映地就是体格与精神两方面协调的健康状态。古希腊学者柏拉图在《蒂迈欧篇》中说："人防止疾病的最有效的办法是保持精神与肉体之间的平衡。"

天年：天，自然；年，寿命。天年指自然寿命。《类经》注："天年者，天界之全。百岁者，天年之概。"天年是一个人应该活到的自然寿数。人类的自然寿数大约是一百二十岁（王冰《玄珠密语序》"可尽天年，一百二十岁矣"）。每个人的自然寿数可以是不一样的，但都应该在百岁以上。王充《论衡·气寿》说："百岁之命，是其正也。"但是事实上，"得百岁者，千无一焉"（《列子·杨朱》）。另外，如晋代葛洪说："百年之寿，三万余日耳。幼弱则未有所知，衰迈则欢乐并废，童蒙昏耄，除数十年，而险隘忧病，相寻代有，居世之年，略消其半，计定得百年者，喜笑平和，则不过五六十年，咄嗟灭尽，哀忧昏耄，六七千日耳，顾眄已尽矣，况于全百年者，万未有一乎？"（《抱朴子内篇·勤求》）这段话的意思是一百年的寿命也不过三万来天罢了，幼弱的时候什么都不懂，衰老年迈的时候又废弃了欢乐的事。童年的蒙昧和老年的昏乱就除掉了几十年，而生命的坎坷、忧患疾病又相继接踵而至，时时存在。就算的确能活到一百岁的人，欢喜嬉笑，平安和泰，也不过五六十年，叹息之间就过去了。后面的经文中有女子七岁至七七，男子八岁至八八，可能就是过得比较好的那几十年吧。何况能够完满活到一百岁的人，一万个人中也没有一个。因此，我们要好好珍惜这短暂的人生。庄子说："人生天地之间，若白驹过隙，忽然而已。"

这段经文是说，上古时代，那些通晓并切实奉行养生之道的人，能够适应自然界阴阳的规律，适当运用各种养生方法，节制饮食，常规起居，适宜劳动，遵循自然规律而生活，所以形体与精神健旺而协调，故能活到他们应该活到的自然寿限，即一百多岁以后才去世。

今时之人不然也，以酒为浆，以妄为常，醉以入房，以欲竭其精，以耗散其真，不知持满，不时御神，务快其心，逆于生乐，起居无节，故半百而衰也。

这是今人与古人的对比。

浆，汤水，泛指饮料。以酒为浆，即把酒当作饮料来喝，意指不知养生之人嗜酒无度。少量饮酒本有益处，此指饮酒太过。妄，即乱、不正常之意。以妄为常是指把不正常的生活方式当作自己的生活习惯。经常熬夜、嗜酒无度、房事不节、过度追求名利、过度减肥整容等，这些都是不正常的生活方式。可怕又可悲的是，这些人把不正常的当作正常的来做，一是无知愚昧，二是已成恶习且恶习难改。醉以入房：一般多解释为酒醉后肆行房事。还有人认为，醉是沉酣、耽乐之意，即沉溺于女色。第一种情况对身体的损害更为严重些。第二种情况则是持久性损害。《松峰说疫·善后》曰："凡人房事，必撮周身之精华以泄，气血未充，七日未能来复，欲事频数，势必积损成劳，尪羸损寿。"耗，作好，即嗜好，与前面的"欲"相对应。以耗散其真是指因为饮酒、房事、思想愿望等嗜好而损伤真元之气。持：保持。满：在《素问·五脏别论》中有"实而不满，满而不实"，注曰：精气为满，水谷为实。此处的"满"同样是指精气充满。不知持满，即不知道保持精气的充满，如纵欲妄泄而伤精等。不时御神有两种解释。第一种解释中，不时，即经常；御，用；神，精神。指经常过分地使用精神，如思虑、欲望无穷。②第二种解释中，时，作善；御，作统、用解。指不善于调摄和使用精神。人总是要思考的，但注意要有度，有节制，不能太过。不知持满、不时御神，都表达了一个重要的养生思想，那就是要少耗精、少耗神，提倡一个"啬"字。《医灯续焰·尊生十二鉴》曰："老子曰：事天治人莫如啬。是为深根固蒂、长生久视之道。"上海中医药大学裘沛然教授明确提出，"养生要坚持一个'啬'字。人的精神气血是有限的，要处处注意摄养爱护，使之多贮存而少消耗。所谓'啬'，就是要摄神、葆精、爱气、养形"（《壶天散墨》）。务，追求、贪图。逆，违背。生乐：指生命长久之乐趣。务快其心，逆于生乐是指贪图一时的欢快，如饮酒、房事等，而违背了养生之道。

《黄帝内经》在这里揭示了一个非常现实而又难以改变的状况。我们常常在面对诸如酒、美食、美色、官职、财富、名誉、权力等诱惑的时候，容易缺失自我控制能力，贪图一时的欢快，最终违背了养生原则。明知不对，却难以克制。古人云："我命在我，不在于天。"（《养性延年录·教诫篇》）什么是养生？我认为就是要通过主观意识，自觉的、带有

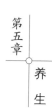

第五章

养生

· 243 ·

一定强制行为的保养和调养。它是有毅力、有自我控制能力的意识和行为。人最大的敌人正是自己。所以养生不仅需要讲，在明白养生原则后，就应该认真切实地去实行。正如《素问·四气调神大论》所说，"道者，圣人行之，愚者佩之"。《冯氏锦囊秘录·阴阳论》说："生而老，老而病，病而死，人所不能免，但其间有寿夭长短之差，此岐黄之道所由始。"岐黄医学的道理，让我们能够正确养生，从而获得幸福人生。

这段经文说，现在的人与古代不同，把酒当作水浆饮料一样贪饮不止，把不正常的生活方式当作生活习惯，沉溺于房事，纵情色欲而竭尽精气，嗜欲无穷而耗散真元，不知保持精气的充满，不善于调摄精神，贪图一时欢快而违背了生命长久之乐，起居没有规律，所以五十岁左右便在形体与精神等方面就衰老了。

在不违背人之天真本性的情况下，可以活到天年，度百岁乃去。但若不善于养生，过于人为，"为"可以理解"违"，违背自然，违背人之天真本性，就会生病。《灵枢·岁露》云："乘年之衰，逢月之空，失时之和，因为贼风所伤，是谓三虚。"张景岳注："三虚在天，又必因人之虚，气有失守，乃易犯之，故为贼风所伤，而致暴死暴病。使知调摄避忌，则邪不能害。故曰乘、曰逢、曰失者，盖兼人事为言也。"意思是自然界固然存在着种种致病因素，如果不善于养生就会因此而致人虚，故为贼风所伤。所以乘、逢、失者，不仅是因为天虚的原因，更重要的还在人违。谭光辉说："疾病是使生命加速走向终点的过程。""疾病是对自然的违背。"[1] 病邪侵入机体后，耗伤精气神，导致气机失调，升降出入不得正常进行，阴阳偏倾，从而增加生命历程中的痛苦和负担，降低生命的生存质量，加速生命走向终点的进程。"病来如山倒，病去如抽丝"，疾病会让人意识到庄子所说的"吾身非吾有也"，苏东坡的"此身非我有"（《临江仙》），我的身体并不属于我，而是属于路过自己身体的生死之神。所谓的"我"只不过是暂时寄居于肉体中的一段生命，这段生命的长短就连寄居者本人也不清楚，他只是在肉体中暂住而已。[2] 那么我们应该怎样对待我们的身体，对待我们的生命呢？

夫上古圣人之教下也，皆谓之：虚邪贼风，避之有时，恬惔虚无，真气从之，精神内守，病安从来？

---

① 谭光辉. 症状的症状：疾病隐喻与中国现代小说. 北京：中国社会科学出版社，2007
② 肖学周. 中国人的身体观念. 兰州：敦煌文艺出版社，2008

圣人：《辞源》指出，"修养人格造于至极之地谓之圣"。这里指对养生之道有高度修养的人。

虚邪贼风：虚邪与贼风在《黄帝内经》中本是两个词。两者相同之处在于：一是乘正虚而入，二是属于四时不正常的邪气。两者不同之处在于：贼风发无定位，发无定期；虚风发有定位，发有定期。在《黄帝内经》中只有少许篇章谈到两者有区别，所以区分两者的临床意义不大。两者统言之，泛指乘虚而入的四时不正之气，如高士宗注："凡四时不正之气，皆谓之虚邪贼风。"

避之有时：这里有两个关键词，第一个关键词是避。我们一方面要提高自身的抗病能力，正气存内，邪不可干；另一方面不要与有害因素相接触。《灵枢·九宫八风》说："谨候虚风而避之，故圣人日避虚邪之道，如避矢石然，邪弗能害，此之谓也。"张景岳说："此上古圣人之教民远害也。虚邪，谓风从冲后来者，主杀主害。故圣人之畏虚邪，如避矢石然，此治外之道也。"（《类经·摄生》）第二个关键词是时。时有两义，一是日，如昼夜；二是四时，如春夏秋冬。避之有时，一方面要因时而避免虚邪的侵袭；另一方面人要善于顺应昼夜和四时阴阳消长变化的规律以养生，如平旦人气生、日中阳气隆、日西阳气已虚，春生夏长、秋收冬藏，《素问·生气通天论》谓之"此因时之序也"，那么此时外界即使有"大风苛毒"，仍然"弗能害之"。

恬惔：《素问》及许多注本都作"憺"，《类经》作"憺"。高士宗注："惔、憺同。"《素问识》说："盖惔、澹、淡、倓通用。"恬，静也（《广雅》）；惔、憺，安也（《说文》）。恬惔，即清静安闲。

真气从之：真气指正气。杨上善在《太素·真脏脉形》中说："当是秦皇名正，故改为真耳。真、正义同也。"此因为避讳而引起真与正有差异，实则一致。马莳在《灵枢·天年》"真邪相攻"下注云"真为正气"。从，即正常。"真气从之"应该是下文"精神内守"的结果。

精神内守：精气充盛，神不外泄。气血正常流通，正气充盛，于是能御外邪。

这段经文说，上古时代那些精通养生之道的人教导人们说，对四时不正之气要及时回避（如调摄衣物、隔离躲避、迁徙移居、阴居以避暑、动作以避寒等）。此外，还必须保持思想上的清静安闲，心无杂念，使精力充沛、守持于内，达到和顺协调正气的目的。我们从两个方面来看，一是对人与外环境言，要"虚邪贼风，避之有时"；二是对人的内环境言，

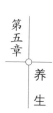

要"恬惔虚无，精神内守"。只有这样，才能使人"真气从之"，也就是说正气在物质、功能、运行等方面都正常，如此才能避免邪气的侵入、阴阳的失和、疾病的发生，使人健康无病。

国医大师裘沛然为了让大家澄心息虑，达到全神之境界，曾开出一张精妙方剂"一花四叶汤"。一花，即指身体健康长寿之花；四叶，即豁达、潇洒、宽容、厚道。豁达：裘老认为，"荣华富贵有什么好稀罕的，即使你多活几十年，也只是一刹那，任其自然，何必强求"。人们只有具备了裘老这样"富贵于我如浮云"的豁达胸襟，才能看淡得失、心平气和、形神康泰。潇洒：裘老意为轻松、舒畅，即充满生机、超越自我、身心愉悦，从而有利于健康。宽容：裘老认为，宽容待人是一种美德，也是处理和改善人际关系的润滑剂。宽容不但能使人心宽体胖、气血调和，而且对社会的和谐也有重要意义。厚道：裘老强调，厚道对维护和培养人身元气有重要作用。厚道最为重要的就是做人要仁厚、乐于助人、扶危救困，同时要常怀感恩与报恩之心，多帮助他人。①

是以志闲而少欲，心安而不惧，形劳而不倦，气从以顺，各从其欲，皆得所愿。故美其食，任其服，乐其俗，高下不相慕，其民故曰朴。是以嗜欲不能劳其目，淫邪不能惑其心，愚智贤不肖，不惧于物，故合于道，所以能年皆度百岁而动作不衰者，以其德全不危也。

志：志向。张景岳说："谓意已决而卓有所立者，曰志。"心向往之是志。志闲而少欲，即是思想清静安闲而很少有贪欲。

心安而不惧：心境安宁没有恐惧的感觉。司马承祯说："心不受外，名曰虚心；心不逐外，名曰安心。"（《坐忘论》）《盘山栖云王真人语录》说："心不逐物，谓之安心。心不爱物，谓之虚心。"恐惧感来自于内心的顾虑，如对已经拥有的东西（如官职、财富等）害怕失去，对未得到的东西（如官职、财富等）想要谋求又唯恐得不到。美国心理学大师罗洛·梅在其所著的《焦虑的意义》一书中说："焦虑是因为某种价值受到威胁时所引发的不安，而这个价值则被个人视为是他存在的根本。"如果无欲无求，无患得患失之心，则会心境安宁而无恐惧之感。

劳：活动。形体要活动，但不要使它疲倦。据天人相应之理，天之日

---

① 王庆其，李孝刚．裘沛然先生谈中华文化与养生之道．上海中医药杂志，2007（9）：1

月运行不止，故人的生命在于运动，因此要求形体要运动，但又不可太过。倦就是度，形体运动要以未到疲倦为宜。生命在于运动与休息的辩证统一。中医认为，运动对养生有重要的、积极的意义。《吕氏春秋·尽数篇》云："流水不腐，户枢不蝼，形气亦然。形不动则精不流，精不流则气郁。"《黄帝内经》十分强调气血流通，认为气血瘀滞或者不通，则会导致多种病证，而引起气血瘀滞或气血不通的主要原因之一就是形体的不运动，故有"久卧伤气""久坐伤肉"等说。华佗说："人体欲得劳动，但不当使极耳。动摇则谷气得消，血脉流通，病不得生，譬犹户枢，终不朽也。"（见《后汉书》）对于运动，要辩证地看待，既要运动，又不能太过，"不当使极耳"，当以"不倦"为标准。

气从以顺：以，而也，即气从而顺。气机保持顺畅，正气调和正常。

各从其欲，皆得所愿：都能顺从他的愿望，满足他的心愿。因其人无欲无愿，所以很容易得到满足。

美其食：以得食为甘美。为了健康，并不过分讲究味道的甘美。如果一味追求滋味甘美，就会违背自然，就是人为。所以讲"美其食"，是要求做到以食为美。只要有利于健康，什么食物都可以吃，都应该吃；在摄取食物时，都觉得食物味道甘美，心情愉悦，进餐环境舒适。

任其服：穿着衣物以舒适暖和、健康得体为度。如果一味追求服饰外在的华丽光鲜，而不以保暖健康为目的，就会违背自然，就是人为。

乐其俗：在任何风俗习惯中生活都觉得快乐。老子讲水无形，见方成方、见圆成圆。人在地球上生活，应该有如水一样的适应性。地球之大，各地风俗习惯不一样，但都有与当地气候、地理、生活等相适应的风俗习惯，"乐其俗"强调要适应当地的风土人情。

这段经文与《道德经》第八十章中"甘其食，美其服，安其居，乐其俗"非常相似。由身体的舒适，达至心灵的舒适和满足。肖学周说："所有的美其实都源于自身与世界的和谐，以及身心之间的和谐。这种和谐可以使肉体安眠、心灵满足，让拥有身体的人感到快乐和幸福。由此可见，幸福其实是个身体概念。幸福首先需要拥有身体，其次是让身体感觉舒适。"[1] 美其食、任其服、乐其俗，都先有身体的舒适，再达至心灵的舒适与满足。

国学大师文怀沙老先生活了100多岁。银髯飘拂、满面红光的文怀沙

① 肖学周. 中国人的身体观念. 兰州：敦煌文艺出版社，2008

先生，不仅外貌显得年轻，而且始终保持着年轻的心理状态，热爱一切美好的东西。他爱美如痴，对他来说，美文、美人就是健康的动力。美好的东西对身心都有重要的影响。据 2003 年 4 月 1 日《美容时尚报》报道，美国芝加哥大学一个研究小组把年龄在 18 至 36 岁的男人分成两组，其中一组看今年时尚媒体封面上年轻的魅力女性的照片，另一组看的则是 50 岁以上妇女的照片。45 秒钟之后，看了年轻女性照片的男人都夸口说自己"更雄心勃勃、在公司里希望处于更高的职位、收入更高而且声望更好"，约有 36％的男人评价自己是外向型性格；另一组看中老年女性照片的则只有 16％的男人如此评价自己。约 80％看了年轻女性照片的男人的睾丸激素水平都提高了，并列出了至少一样与年轻女性有关的个性特征；另一组则只有 18％的男人具有以上特征。一个男人只需要对着一张魅力迷人的美女照片看上 45 秒钟，就足以让这个男人的体内发生强烈的化学变化，虚荣心和好胜心戏剧性地膨胀起来。所以看美女，可能是男性生命的动力。

高下不相慕：高下，指地位之高下。高指地位尊贵者，下指地位卑贱者。上对下不鄙视，下对上不贪念。告诫人们不要贪念官职，不要追求富贵，否则会因谋虑不得而生情志病变（羡慕、嫉妒、恨），所以应各自安分守己、安于现状。

其民故曰朴：朴，朴素、质朴，即无为而自然。成为自然纯朴、敦厚朴实的人，不违背自然规律，不做力不从心的事。

是以嗜欲不能劳其目：《灵枢·大惑论》中有"目者，心之使也"。嗜欲所劳伤的不仅是目，更重要的是心神。虽然外界有许多嗜好和欲望，但都不能受到扰动、诱惑，要视而不见。这句话主要强调的是内心的安宁。

淫邪不能惑其心：男女不以礼交谓之淫。邪，不正。淫乱之事不能惑乱心神。要不被色欲所诱惑，要坐怀不乱，这句话强调的也是内心的平静和安宁。老子为了消泯欲望，曾提出两条建议。第一，他劝人们要知足，所谓"故知足之足，常足矣"。第二，他建议人们不要和自己想要的东西接触，以防止因得不到而感到痛苦，"不见可欲，使心不乱"。庄子更是强调绝圣去智，无知无欲。①

愚智贤不肖：愚，蒙昧无知笨拙的人；智，深明事理的人；贤，德才

---

① 肖学周 . 中国人的身体观念 . 兰州：敦煌文艺出版社，2008

兼优的人；不肖，肖即似也，不肖，与"贤"相对而言，即没有德行与才能的人。由此可见，不论其人是否聪明，是否有才能，只要懂得养生之道，并善于养生，切实奉行养生之道，都能年度百岁而动作不衰。

不惧于物：不为外物所惊扰。

合于道：符合于养生之道。

德全不危：全面实行养生之道谓之德全。没有早衰的危害谓之不危。德者，得也。德全，指修身养性有得于心者。德全不危必须是切实实行了修身养性之人，并且是有得于心之人，才能没有早衰的危害。

这段经文说，人的思想要清静安闲，少有贪欲。无欲无求，无患得患失，则会心境安宁而无恐惧之感。形体要运动，但又不可太过。生命在于运动与休息的辩证统一。只要有利于健康，什么食物都可以吃，都应该吃；在摄取食物时，要觉得食物味道甘美，心情愉悦，而且进餐环境舒适。穿着衣物，以舒适暖和、健康得体为度。在任何风俗习惯中生活都觉得快乐。从身体的舒适，达至心灵的舒适和满足。不要贪念官职，不要追求富贵，否则会因谋虑不得而生病变。成为自然纯朴的人，不违背自然规律，不做力不从心的事。只要是懂得养生之道，并切实奉行养生之道的人，都能年度百岁而动作不衰。

在汉语里，"欲"是个会意字，由"谷"和"欠"两部分组成。"谷"泛指食物，"欠"就是缺乏的意思，所以，"欲"的意思就是由于缺乏食物而引起的需要。由于食物是维持生命的基本元素，人人都离不开它，因此，食物就成了人的第一需要，也就是说，饮食成为人的最大欲望之一。如果说饮食是保存自身的需要，那么，婚姻就是延续种族的需要。所以《礼记·礼运》中说："饮食男女，人之大欲存焉。"也就是说，在人所有的欲望中，最重要的两种欲望是对食物的需要和对异性的需要。告子所说的"食色，性也"也是这个意思。欲望是肉体与精神的复合体。既然欲望是个身体概念，它就会伴随身体一生。所以，任何一次欲望的满足都是暂时的，过一段时间它就会再次出现，而且反复出现，直到生命终止才会停息下来。所以《说文解字》把"欲"解释为"贪欲"。"贪得无厌"是欲望的共同特点。欲望的本质是缺失以及由缺失导致的无尽需要。欲望自身包含着一种原始性的缺失感，一种空缺的艺术。只有出现缺失的时候，欲望才成其为欲望。欲望之内永远蕴涵着这颗缺失性的种子。

"欲望"是和身、心这两个元素密切相关的概念，它既不是一个单纯的肉体概念，也不是一个单纯的精神概念，而是介于肉体和精神之间。欲望发源于肉体，但是本质上从属于人的精神。因此，欲望就把身心紧密联系了起来，一般情况下，欲望都处在精神的控制下。也就是说，人们可以调节欲望，使它得到极度满足，或者竭力把它压抑下去。但是，无论怎么做都不能把欲望完全消除或彻底泯灭。因此，欲望是每一个活着的人时刻都无法躲避的问题。人生一世无非是处理自己和欲望的关系，顺从它、压抑它、满足它，或者禁止它，如此等等。①

养生要求对精神与肉体两方面进行正确调养，以达到形与神俱。欲望不可止，但要节制，要有规律，以达到平和状态。

四、人体生长壮老的过程

帝曰：人年老而无子者，材力尽邪？将天数然也？岐伯曰：女子七岁，肾气盛，齿更发长；二七而天癸至，任脉通，太冲脉盛，月事以时下，故有子；三七，肾气平均，故真牙生而长极；四七，筋骨坚，发长极，身体盛壮；五七，阳明脉衰，面始焦，发始堕；六七，三阳脉衰于上，面皆焦，发始白；七七，任脉虚，太冲脉衰少，天癸竭，地道不通，故形坏而无子也。

材力：精力。天数：杨上善注为"天命之数也"，张景岳注为"天赋之限数也"。黄帝首先提出这样一个问题：人年龄大了就不能生育了，这是人体的精气衰退了呢，还是人自然生长衰老的限数所致呢？

这段经文从男女形体外观、有子无子的生殖能力等方面描述了人体生长壮老的过程。下面我们先解释词语。

齿更：即乳齿更换。一般来说，人的一生总共有两副牙列。第一副牙列称为乳牙列，是由20颗乳牙排列而成。从出生6个月左右开始萌出第一颗乳牙，到2岁半左右20颗乳牙萌出完毕。自6～13岁，乳牙逐渐脱落被恒牙所替代。恒牙是继乳牙脱落后的第二副牙列。一般人的恒牙数为28～32。乳牙脱落的顺序和年龄大约是：乳中切牙7岁，乳侧切牙8岁，乳尖牙12岁，第1乳磨牙10岁，第2乳磨牙11～12岁。更换乳齿、头发长长是肾精濡养的结果。因为肾主骨，齿为骨之余；肾藏精，精血同源，发为血之余。女子年龄至7岁左右，肾精开始充盛，表现在外就有头发长长，乳齿更换等。

---

① 肖学周 . 中国人的身体观念 . 兰州：敦煌文艺出版社，2008

天癸：天，先天；癸，癸水。天癸与肾精有关，是肾中精气化生的、能促进生殖机能作用的一种物质。至：极也，有充盛成熟、发挥作用的意思。任脉通，太冲脉盛：这是互文，即任脉和冲脉都需通畅和满盈。太冲脉，又称伏冲脉。新校正云："按全元起本及《太素》《甲乙经》俱作伏冲之脉。"俞樾《内经辨言》分析了伏与太的演变关系："按汉人书'太'字或作'伏'，汉太尉公墓中画像有'伏尉公'字，《隶续》云字书有'伏'与'大'同音。此碑所云'伏尉公'，盖是用'伏'为'大'，即'大尉公'也。然则全本及《太素》《甲乙经》当作'伏冲'，即'太冲'也。后人不识'伏'字，加点作'伏'，遂成异字。"月事以时下：冲脉、任脉具备了通与盛的条件，则血海有余，所以月事按时来潮。时，一般指一月，所以谓之月，但也有二月一行，三月一行和从未行经等不同情况。《彤园医书（妇人科）·月经之常》说："女子阴类也，以血为主。其血上应太阴，下应海潮。月有盈亏，潮有朝夕，月水三十日一下，与之相符，故名月水。月信一月一行者，此其常也；或先或后，乃其病也。然亦有两月一行，谓之并月者；三月一行，谓之居经者；一年一行，谓之避年者；一生不行，依然受孕生子，谓之暗经者。此因所禀之不同而亦非病，不须治也。"故有子：具备生育子女的能力，即有了生殖能力。

这里有两个注意点：①怎样才能知道体内脏腑、经脉是否正常呢？我们要依据以表知里的道理，这里主要就是询问月事的相关情况，如月经的量、色、质、时（行经时间和经期），以及是否伴有痛、胀等。如果不以时下，则表明冲任之脉不通或不盛，脏腑精气血可能虚衰。②月事以时下是具备生殖能力的外在表现。冲任为奇经之脉，任脉主身之精血津液，与胞宫相连属；冲脉起于胞中，为十二经脉气血汇聚之处，为全身气血运行的要冲，故有"血海"之称，也为月经之本。张景岳在《景岳全书·经脉之本》中说："经本阴血，何脏无之？唯脏腑之血，皆归冲脉，而冲为五脏六腑之血海，故《经》言太冲脉盛，则月事以时下，此可见冲脉为月经之本也。"所以任脉之气通，冲脉之血盛，就能产生月经。冲任又为肾所主，女子在发育期，肾气日臻旺盛，天癸始盛成熟，故月经能按时而至，具备了形成胎孕的条件。《素问·上古天真论》曰："二七而天癸至，任脉通，太冲脉盛，月事以时下，故有子。"其中"通""盛"二字最能表明调经的两个重点。女子月经以血为本。心主血，脾统血，肝藏血，肾藏精、精血同源，阳明化生气血，任主胞胎，冲为血海。脏腑精气血津液

· 251 ·

充盛，经脉通畅，血海满溢，应时盈亏，如海潮汐，则月事以时而下。《释名·释天》曰："月，阙也，满则阙也。"陈修园《金匮方歌括·土瓜根散》载："血满则行，血尽复生，如月之盈亏，海之潮汐。"如果脏腑发生病变，精气血津液不足，都能引起女子不月等病变。

肾气平均：平均，在这里是充盛的意思，张景岳注："平均，充满之谓。"真牙：真同"齻"，音"颠"，《字汇》云："牙末也。"《正字通》云："男子二十四岁，女子二十一岁，齻牙生。"俗称为尽头牙、智齿。关于牙与齿的不同，段玉裁的解说十分明白："统言之皆称齿、称牙；析言之，则前当唇者称齿，后在辅车者称牙。"所以这里叫"真牙"。长极：一说身长至此而长极。《素问灵枢类纂约注》注："人身之长，至此而止。"二说牙齿至此而出齐。

身体：身与体在古汉语中长期被单独使用。"身"是个象形字。许慎在《说文解字》中对"身"的解释是："躬也。象人之形。"段玉裁的注解是："躬谓身之躯，主于脊骨也。""身"的本义是人的躯干，后来也指全身。《经义述闻》云："人自项以下，踵以上，总谓之身。颈以下，股以上，亦谓之身。""体"，繁体字作"體"，后来简化为体，从人从本，意思是人的根本。體，从骨从豊，"豊"意为"等级系列"，"骨"指人身骨架。"骨"与"豊"联合起来表示"骨节系列"。所以"體"的本义是指人身上的骨节系列，包括头骨、颈椎、脊梁骨、肋骨、上肢骨、下肢骨、盆腔骨、手指骨、脚趾骨等。《说文解字》云："体，总十二属之名也。"十二属者，首属三，即头上的三部分，顶、面、颐；身属三，即身躯的三部分，肩、脊、臀；手属三，即手上的三部分，肱、臂、手；足属三，即脚上的三部分，股、胫、足。身与体的意思大致相同，两者的差异在于："身"这个字能让人看到身体的形状，"体"这个字则揭示了身体的意义。因为古代汉语以单字为词，合成词较少，中国人在表达"身体"的意义时，一般不用"体"字，而用"身"字，而且还常常用"身"来指自己，甚至指腹中的胎儿，所谓"老身""有身"等。从内涵上来看，汉语里的"身"往往既包括肉体又包含精神，因此，"身体"成了一个包含肉体与精神二元结构的统一体。但是，汉语里很少使用"肉体"这个词，而是用"形"来表示"肉体"，用"神"来表示"精神"。"身"是一个整体概念，"形"与"神"是它的两个要素。身体是肉体与精神的统一体。①所以身体盛壮，是指肉体与精神都健康。这是一个生长发育成熟旺盛的稳定期，这时肾中精气充盛，濡养全身，故筋骨坚强有力，毛发生长最旺盛，身体最盛壮。

女子三十五岁左右，阳明脉开始衰退，面容开始憔悴，头发开始脱落。为什么女子的衰老从阳明开始呢？在《灵枢·五音五味》中说："妇人之生，有余于气，不足于血，以其数脱血也。"由于女子有经、带、胎、产、孕、乳等，易于耗血，所以机体常常处于血分不足而气分相对有余的状态。由于血与气相互依存，相互资生，血病则气不能独化，故血不足也会导致气少。阳明为多气多血之经，又阳明之脉荣于面，循发际。故气血不足，则阳明脉始衰，所以首先反映在头面部，故见面容憔悴、头发脱落。另外，因为气血虚少不养心，常会表现出记忆力开始减退。因为气血亏虚，血海不足，常会见到月经量开始减少。

三阳，指太阳、阳明、少阳三阳经脉。《素问·太阴阳明论》云："（太阴）亦为之行气于三阳。"阳明气血不足，可以累及太阳和少阳，且手之三阳从手走头，足之三阳从头走足，皆行于面部发际。今三阳经脉气血都衰少，故整个面部表现得更为憔悴，头发开始变白。

地道不通：一般指月经断绝，如《素问灵枢类纂约注》注为"至此而经水断"，也指阴道干涩、萎缩，性交困难等，如杨上善谓之"子门闭"，张景岳注为"经水止绝而坤道不通也"。形坏：多指妇女形体衰坏。《素问经注节解》注："形坏谓发堕、齿落、面焦而老弱不堪也。"杨上善注为"子宫坏"，提示子宫萎缩。"冲任隶于阳明"。女子到了四十九岁左右，阳明气血更加不足，必致冲任气血更为虚衰，加上肾气也转入衰退，所以天癸竭尽，月经断绝，形体衰老而不能生育。这里提示，妇女的生长发育和衰老过程、妇女的生殖机能，都与肾中精气的盛衰有关，与冲任之脉的通盛与否有关，与阳明气血的盛衰有关，与五脏的精气盛衰有关。我再顺带说一句，女子更年期出现阵发性潮热这个症状，甚至可以持续十年，越是性情燥烈的人，症状越明显。

上面是讲女子，下面讲讲男子的生长发育过程。

丈夫八岁，肾气实，发长齿更；二八，肾气盛，天癸至，精气溢泻，阴阳和，故能有子；三八，肾气平均，筋骨劲强，故真牙生而长极；四八，筋骨隆盛，肌肉满壮；五八，肾气衰，

---

① 肖学周. 中国人的身体观念. 兰州：敦煌文艺出版社，2008

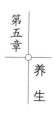
第五章

养生

发堕齿槁；六八，阳气衰竭于上，面焦，发鬓颁白；七八肝气衰，筋不能动，天癸竭，精少，肾脏衰，形体皆极；八八则齿发去。

丈夫：一般指已婚女子的配偶，妻称夫为丈夫。除此之外，在古代，一种说法是指成年男子。《谷梁传·文公十二年》云："男子二十而冠，冠而列丈夫。"这里用年龄来区分是否为"丈夫"。因处于生长期的人其身高与年龄成正比，所以又可以身高来区分是否为"丈夫"。《说文解字》说："周制八寸为尺，十尺为丈；人长八尺，故曰丈夫。"王充《论衡》说："譬犹人形一丈，正形也，名男子为丈夫，尊公妪为丈人。不满丈者，失其正也。"另一种说法是指男孩子。本篇是指男孩子。男孩子八岁时，肾气开始充实。肾主骨主发，如《素问·六节藏象论》指出，"（肾）其华在发，其充在骨"，所以此时毛发生长、乳齿更换。由此可以看出，男孩子比女孩子的生长发育要晚些。

精气溢泻：溢，满溢；泻，排泄；精气溢泻，指生殖之精盈满而外泻，一般称为遗精。阴阳和：有两种说法。大多数注家认为是两性交合。这里的阴阳指男女两性，和是交合。但是，依据本篇上下文"有子"之论，如"女子二七……故有子""道者身年虽寿能有子"，均未涉及男女媾精之类，所以解释为阴阳气血平和为妥。如喜多村直宽《素问札记》说："人体阴阳气血调和。""阴阳和，故能有子"，为临床治疗不育不孕症有重要的参考意义。男女机体是否处在平和的状态，交合的时间、时机、状态，机体形状与机能等，都有可能影响生育。只有在阴阳和的状态下，才能有子。男子十六岁左右，肾气旺盛，天癸充盛并发生作用，性机能成熟，精气充满而能泻出，这时具备了生育子女的能力。

男子二十四岁左右，肾气充满，筋骨强劲有力，智齿生长而牙齿生长齐全。

男子三十二岁左右，全身发育到了顶点，筋骨更加强盛，肌肉壮实而丰满。

男子四十岁左右，肾气始衰，头发开始脱落，牙齿逐渐枯槁。男子为什么从肾开始衰退？这是由于男子要外泄生殖之精，肾中精气易耗，所以男子衰老从肾气不足开始。正如《素问·阴阳应象大论》说："年四十而阴气自半。"阴气，就是肾气，肾中之精气。头发的生机在肾，齿为骨之余，所以四十岁时，肾中精气衰退，故头发脱落、牙齿逐渐枯槁。

阳气衰竭于上，面焦，发鬓颁白：阳气，指三阳经脉之气。鬓，两颊旁的头发，也称耳际之发。颁，同斑。颁白，即斑白，黑白相间，俗言花白头发。因肾主藏精，主一身之阳气，故男子四十八岁后，由于肾气衰而导致三阳经脉之气也不足，三阳之气不能上荣于头面发际，所以面部憔悴、耳际之发开始花白。

七八肝气衰，筋不能动，天癸竭，精少，肾脏衰，形体皆极：筋不能动，指疲乏无力，行动不灵活。男子到了五十六岁左右，肾气进一步衰退，因水不涵木，故肝气亦衰。肾不主骨，肝不主筋，所以筋骨活动不灵。正如《素问·痿论》所说"淫气乏竭"，《素问·六节藏象论》所说"肝为罢极之本"。精少：一是肾中的精气少，二是外泄的生殖之精少。五十六岁后，男子天癸枯竭，精气衰少，外泄的生殖之精亦减少，肾脏功能衰退，整个形体都到了衰退的地步。

又，"天癸竭，精少，肾脏衰，形体皆极"这段经文，现今多数人主张放入八八中。其理有二：一是依据女子天癸竭在七七中，故对应而言男子亦应在八八中，认为这样才符合生长发育衰老的客观实际情况，也符合经文的体例。二是丹波元简等注家都认为是错简，应当迁移到八八中。这也是一种意见，可供参考。但从临床所观察到的男子生长衰老的情况来看，确实是在五十六岁后就开始衰退了，主要表现在筋不能动和精少两方面。

八八则齿发去：男子到了六十四岁左右，头发与牙齿大多脱落。由此可知，男子的更年期在六十四岁左右。所以有些老头刚退休时，脾气很古怪，可能就是更年期的表现。

肾者主水，受五脏六腑之精而藏之，故五脏盛乃能泻。

主水：指肾藏精的功能。泻：有两种说法。一是五脏精气盛，乃泻藏于肾。五脏各有其精，五脏精气充盛，则能泻之于肾中贮藏。二是五脏精气充盛，则肾能外泄生殖之精。两说可以互为说明。

肾主藏精，虽然肾中精气禀受于先天，但其又能接受五脏六腑之精气而加以贮藏。所以五脏精气充盛，可以归藏于肾，而肾脏也能向其他脏腑转输精气，同时化为生殖之精，泄越于外。《冯氏锦囊秘录·女科精要》说："《素问》曰：肾者主水，受五脏六腑之精而藏之，五脏盛乃能泻。《灵枢》曰：五脏主藏精，藏精者，不可伤。盖五脏各有精，随用而灌注于肾，肾不过为都会关司之所，非肾一脏独有精也。"肾之精气是人体生命活动的根本，既是维持生命活动的物质基础，也是生命活动的原动力。所以肾气的盛衰，不但关系着人体的生长发育，而且也影响着五脏六腑精

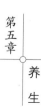

气的盛衰。反过来，五脏六腑之精来源于脾胃，脾胃为后天之本，与先天之本肾有密切关系。即后天以先天为之主，先天以后天为之资。

生殖之精，男女皆有。《灵枢·决气》云："两神相搏，合而成形，常先身生，是谓精。"生殖之精，也可称为先天之精，是繁衍后代的物质基础。其中蕴藏着男女双方的遗传信息，对子代的终生都有重要的影响，如在体质的强弱、形体的特征、寿命的长短、疾病的易感性等方面都有较强的制约和规定作用。生殖之精是人体发育到一定阶段，在天癸的激发下，由肾中精气所化生。天癸、肾中精气、生殖之精三者紧密相关。肾精是产生生殖之精的物质基础，生殖之精是肾精的升华；肾精存在于生命的全过程，而天癸和生殖之精只存在于生育阶段。肾精作为生命的物质基础，其盛衰对身体健康有重大影响。生殖之精作为繁衍后代的物质基础，其质量只对子代发生影响。肾精的盛衰对生殖之精的生成有着至关重要的影响，肾精旺盛充沛，则生殖之精也往往健全；肾精虚弱匮乏，生殖之精质量则差，甚至丧失繁衍后代的能力。五脏之精转化为肾精之后，也将各脏的信息转入肾精。[①]

今五脏皆衰，筋骨解堕，天癸尽矣，故发鬓白，身体重，行步不正，而无子耳。

解堕：同"懈惰"。此节经文承上文从衰老角度进一步强调肾与五脏六腑的辨证关系。

肾脏接受五脏六腑的精气加以贮藏，所以五脏六腑精气的盛衰关系到肾气的盛衰。如今脏腑精气衰减，也导致了肾脏精气衰少，致天癸衰竭而出现筋骨懈惰无力、发鬓皆白、身体沉重活动不灵、行走不稳、不能生育等一系列衰老现象。可见五脏精气的盛衰也与生育能力有关。冯楚瞻曰："五脏之精华，输归于肾，故《经》曰：五脏盛乃能泻。是五脏各有精，随所用而灌注于肾，岂止肾所藏而已哉？然精生于血，血少精何以生？夫心主血，故曰无子责乎心，发白责乎肾。是以重嗣育者，不独补肾，尤宜养心。不但养心，更宜调和五脏，使五脏精气常盛，而后肾家之充溢裕如也。设四脏燥槁不荣，将何物以输归于肾，而为嗣绪之本乎？"（转引自《续名医类案·求子》）所以在临床上治疗不孕不育症，不要只着眼于肾精，还应考虑五脏精气的盛衰。

---

① 江海身．试论"生殖之精"．山东中医药大学学报，2001，25（3）：175

五、讨论

1. 天真与养生

养生崇尚天真。《庄子·天地》云："无为为之之谓天。"《庄子·渔父》云："真者，所以受命于天，自然不可易也。"《庄子·秋水》又说："牛马四足，是谓天；落马首、穿牛鼻，是谓人。故曰：无以人灭天，无以故灭命，无以得殉民，谨守而勿失，是谓反其真。"庄子主张无为与天真。天真是顺乎自然，让事物按照其自然本性自由自在的活动。人为的拘束和格套束缚了事物的本性，就会破坏天真，失去自然。

天真是指人真诚、淳朴的本性，没有任何功利目的，对生命和身体不进行任何人为的干预。若人们在饮酒、入房、劳力、脑力等方面过于人为，则在思想或身体上失去了天真，就会生病与折寿。《黄帝内经》借上古之人长寿不衰的事例，倡导保持人的真诚、淳朴本性的重要意义。天真有两层意思，一是人性的天真，是人类共有的自然本性。自然纯朴的人，不论何事都不会过于人为，自然而然。有追求就有人为，就会失去自然本真之性。今时之人，在饮食、运动、房事、精神追求、物质享受、行为准则等方面，都大有人为，这就失去了天真。二是每个人的天真人性，是具体个体的自然本性。所以有的人虽然有烟、酒、茶等不良嗜好，但突然戒了却反而生病了，这就是违背了他个人的天真本性。每个人的天真本性是不同的，应该不同对待，应该针对每个个体提出不同的适宜于他本人的养生方法。

"道法自然"对人们养生而言有重要的指导意义。《医学源流论·肾藏精论》说："老子云：天法道，道法自然。自然之道，乃长生之诀也。"《道德经》提出："道法自然。""自然"有几种含义。首先，"自然"是无为的。它是没有任何的功利目的和意识，是自然而然的存在。其次，"自然"和"朴"联系在一起。它是未经人为加工的自然状况，如老子称道为"无名之朴"，提倡"见素抱朴"。如解大小便时虽然都需要屏气增压，但从养生的角度来说，最好不要强行屏气努挣，顺其自然地排出大小便最好，否则容易导致一些病变发生。所以孙思邈说："小便勿努，令两足及膝冷。大便不用呼气及强努，令人腰痛目涩，宜任之佳。"（《备急千金要方·道林养生》）

在生活上，要力主用自然之物。我们要向大自然学习，以运动为例，

257

我们来看看自然界的动物特性就知道该怎样养生了。对运动量过少的人来说，养生的原则就是以自然界的动物为生活原型进行运动，如五禽戏就是模仿自然界虎、鹿、熊、猿、鸟五种动物的动作和神态而创编的中国传统导引养生的重要功法。对运动量太多的人，就要减少运动、注意休息。我有一个病人，每天和她丈夫一起锻炼身体的时间很长，从早上 5 点起床一直锻炼到晚上 10 点结束，且运动量极大，每天晚上两个人都累得筋疲力尽，搀扶着登上 6 楼回家，然而两个人的身体一点都不好。那些长期跳广场舞、跑步登高的人，则出现膝关节、髋关节等关节病变的很多。所以请记住：生命在于运动和休息的辩证统一。

在饮食上也要取自然之物。如食物最好保持天然状态，内容上不要有添加剂，烹制时不要改变其性质等。养生崇尚自然，生活追求自然，不要人为。张景岳说："以自然之道，养自然之寿，而善终其天年。"（《类经·天年常度》）生病吃药也要主张自然。我认为，西药改变了自然，是人为的结果，所以副作用较大；中药是自然之物，相对而言副作用少。但是药有偏性，无病用药就是人为。是药三分毒，所以古医家早有"不服药为中医"（不服药就是中等医生）之说。治病以食物为佳，选药食同源者。《先哲医话·后藤艮山》说："谷肉果菜者，正性也。草木虫石者，偏性也。故古昔养精以正性者，治病以偏性者。后人不知此义，拟以药品补精气，盖亦误矣。按《素问》云：五谷为养，五果为助，五菜为充，毒药攻邪，此即医家大纲领。"

自，本指鼻子的象形，意谓人指鼻子以自指。《说文》曰："自，鼻也。象鼻形。"自就是自己。然，如是。自然，就是自己、自身而然，是对自己和自身行为、行动状态的肯定和认定。任何事物都应该顺应它自身的情况去发展，不必依赖外界的意志去制约它，不要过多地人为。所以有人每天吃各种药，吃维生素、人参、阿胶等，还有吃蚂蚁、饮尿的，或者用蜜蜂蜇身、注射鸡血、大量喝水等，这都是人为，太过了。西方医学之父希波克拉底有一句名言："让食物成为你的药物，而不要让药物成为你的食物。"

我国广西巴马长寿乡百岁老人占总人口的比例高居世界五个长寿乡之首。世界卫生组织认为，人的寿命与四大因素有关，一是遗传，占 15%；二是社会环境和自然环境，占 17%；三是医疗卫生水平，占 8%；四是生活方式与生活习惯，占 60%。而巴马长寿老人符合上述几点，但其中最有意义的，一是巴马乡的水、空气、土地、阳光等自然环境和社会环境优良；二是当地人们生活简单，长寿老人大多不识字，没有宗教信仰，怡然自得，无过多要求，生活不富有，日出而作，日落而息。

2. 男女生长衰老的过程与养生要点

在男女生长衰老的过程中，《黄帝内经》提出了女性和男性有不同的标志性特征。在女性，有肾气（盛、平均）、齿（更、真牙）、发（长、极、堕、白）、天癸（至、竭）、任脉（通、虚）、太冲脉（盛、衰少）、三阳脉（衰于上）、筋骨（坚、形坏）、月事、地道、面（始焦、皆焦）、子（有子、无子）、形体（盛壮、坏）等 13 项。在男性，有肾气（实、盛、平均、衰）、齿（更、长极、槁、去）、发（长、坠、白、去）、天癸（至、竭）、精气（溢泻、少）、有子、肝气、筋骨（劲强、隆盛、不能动）、肌肉（满壮、形体皆极）、阳气衰竭、面（始焦、皆焦、形坏）等 11 项。两性共通的有肾气、齿、发、天癸、面、筋骨、形体、有子 8 种，书中阐述了男性与女性在生理上的共性特征。两性各自的特征中，女性有任脉、太冲、三阳脉、月事、地道 5 种，男性有精气、筋骨隆盛，肌肉满壮 3 种，书中阐明了男性与女性在形体、解剖、生理、生殖上的不同特征。男性主要表现在精气和形体上，女性主要表现在生殖上。

从男女生长衰老的过程来看，女子二七天癸至，到七七天癸竭，男子二八天癸至，到七八天癸竭，表明"天癸"在人生中具有时间期限。根据《素问·上古天真论》所述，天癸在"二七""二八"而至。所谓"至"，是指天癸的化生达到一定量，并且开始发挥其生理效应。当女子 14 岁左右"月事以时下"，男子 16 岁左右"精气溢泻"，男女具备了生殖能力，所以"故能有子"。由此可见，泄精与经血是天癸参与作用下的结果，亦是男性女性发育成熟的显著标志。当女子 49 岁、男子 56（或 64）岁左右，肾气逐渐衰弱，天癸亦逐渐衰竭，其作用也逐渐削弱乃至消失，人体也相应表现为"地道不通"（停经、阴道干涩、性交困难）、"精少"（男子外泄的精量减少）、"形坏"（性器变化）、"无子"（失去生育能力）等变化。同时也可看出"天癸"的至和竭与肾之精气有密切的关系，它是伴随着肾中精气的盛与衰而显现出来的与人体生殖机能密切相关的产物，这是自然规律，正如吴崑所说，"天癸之始终，自然消长之道也"（《素问吴注·阴阳应象论》）。

肾气的盛衰与人的生长衰老过程有密切关系。从本篇及其他有关篇章内容的论述来看，《黄帝内经》认为人的生长发育及生殖功能主要取决于肾气的盛衰。肾气的盛衰与人体的生长发育具有同步关系。如肾气由微至盛，则人体生长发育。女子肾气盛，则齿更发长；天癸至，任脉通，太冲脉盛，月事以时下，故有子；肾气平均，真牙生而长极；筋骨坚，发长极，身体盛壮。男子肾气实，发长齿更；天癸至，精气溢泻，阴阳和，故能有子；肾气平均，筋骨劲强，真牙生而长极；筋骨隆盛，肌肉满壮。肾气由盛至衰，则人体由壮盛至衰老。如女子肾气衰，则任脉虚，太冲脉衰少，天癸竭，地道不通，形坏而无子。男子肾气衰，则发堕齿槁；阳气衰竭于上，面焦，发鬓颁白；肝气衰，筋不能动，天癸竭，精少，肾脏衰，形体皆极，齿发去。肾气的盛衰不仅对养生有着重要的意义，对临床治疗也具有十分重要的意义。如小儿生长发育不足，出现五迟（立迟、行迟、齿迟、发迟、语迟）等，大多责之于肾气不足。《医宗金鉴》说："小儿五迟之证，多因父母气虚弱，先天有亏，致儿生下筋骨软弱，行步艰难，齿不速长，坐不能稳，要皆肾气不足之故。"故临床治疗常以培补肾气为主。对女子月经初潮不正常，男子泄精不正常及无生育能力，也多从肾气不足入手进行治疗。所以在养生方面，始终要注意肾之精气的补养。

冲脉血海为妇女月经之本，但冲脉气血主要来源于阳明。又由于肝主藏血、主疏泄，冲为血海，冲脉与肝脏的关系也十分密切，故医家有"治肝即是治冲"之说。总的来说经血来自于冲任，冲任气血来源于脾胃，调经尤重调肝。血虚是引起女子肝郁的重要原因。女子以血为本，以血为用，有"血不足气有余"的体质特点。若阴血亏虚，血不养肝，可致肝气郁结。此外，脾虚不运也能导致肝郁。所以对于女性而言，养生应注重肾气、补益气血、疏肝理气。女子根据自身生理特点，可以自行服用如归脾丸、逍遥丸、地黄丸等。归脾丸养血安神，逍遥丸疏肝解郁，地黄丸补肾（根据不同的情况还有不同选择，如白带黄或小便黄用知柏地黄丸，眼睛不适用杞菊地黄丸，畏寒手足冷用金匮肾气丸，最平和的就是六味地黄丸）。

男子的生理特点是精气常不足。对于男子而言，保养精气最为重要，在体力、脑力、房事等方面都要重视保精，可以自服如左归丸、右归丸等。

《素问·示从容论》说："年长则求之于府。"黄元御说："年长者肠胃日弱，容纳少而传化迟，府病为多，故求之于府。"府指肠胃，老年病要注重脾胃或肠胃。清·曹廷栋《老老恒言》说："老年更以调脾胃为切要。"长期食用巴马火麻是巴马百岁老人得以健康长寿的原因之一。当地群众称巴马火麻为"长寿麻""长寿油""长寿汤"。当地人说，"经常食用这种特殊的油脂，可降低血压和胆固醇，防止血管硬化，提高心力储备以达到延缓衰老和润肠通便的目的"。

第二节　养生的目的与方法

我们再节选《灵枢·本神》的一段经文来进一步讨论养生的目的、原则和方法。

一、养生目的、原则和方法

故智者之养生也，必顺四时而适寒暑，和喜怒而安居处，节阴阳而调刚柔，如是则僻邪不至，长生久视。

刚柔：与"阴阳"同义，但略有不同。《素问·天元纪大论》云："曰阴曰阳，曰柔曰刚。"张景岳说："阴阳者，天道也。柔刚者，地道也。《易系》曰：立天之道，曰阴与阳；立地之道，曰柔与刚。邵子曰：天之大，阴阳尽之；地之大，刚柔尽之。故天道资始，阴阳而已；地道资生，刚柔而已。然刚即阳之道，柔即阴之道，故又曰：动静有常，刚柔断矣。此又以阴阳刚柔，合天地而总言之也。"《素问经注节解》说："阴阳者，天地之理；刚柔者，阴阳之性也。"调刚柔，指养生要达到阴阳平和的最高要求。《素问·调经论》云："阴阳匀平，以充其形，九候若一，命曰平人。"张景岳说："九候若一，则阴阳和；血气匀，身安无病，故曰平人。"调刚柔的具体方法很多，如刚柔相济、互根制约等。杨上善说："阴以致刚，阳以起柔，两者有节，则刚柔得矣。"张景岳说："柔者属阴，刚者属阳。知柔刚之化者，知阴阳之妙用矣。"僻邪：同"邪僻"，指致病因素。长生久视：长生，指寿命长，度百岁乃去；久视，指耳目不衰。这句话比喻生命有良好的生存质量。《老子》五十九章曰："是谓深根固柢，长生久视之道。"

这一段讲养生的总则就是调刚柔，也就是要达到阴阳平和。具体方法有五：一是顺四时，顺应四时阴阳；二是适寒暑，适应四时寒热变化；三是和喜怒，调节情志变化；四是安居处，生活起居要安宁；五是节阴阳，节制房事。养生的目的有二：一是寿命延长，二是身体无病痛，生命有生存质量，生活能自理，眼睛仍然能看，耳朵仍然能听，行走自如，脑袋不迷糊。

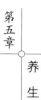

养生要达到阴阳平和，其义最精。《春秋繁露·循天之道》说："和者，天之正也，阴阳之平也。"张景岳说："此言四时也、寒暑也、喜怒也、居处也，皆明显易晓；惟节阴阳调刚柔二句，其义最精，其用最博，凡食息起居、病治脉药，皆有最切于此而不可忽者。"

二、讨论

古时候，凡是有文化的人，不论出于何种目的，大多会主动或被动地学习医学，这样对习医者本人，以及其家庭、家族成员、所居地人群的养生防病方面，都具有十分重要的作用。正如医圣张仲景所说"留神医药，精究方术"的目的，就是"上以疗君亲之疾，下以救贫贱之厄，中以保身长全"。

天地间最为宝贵的是什么，是生命！生命的载体是什么，是身体！生命是抽象的，身体是具体的。一个人的一生就是他的身体的一生。身体寄寓着一个人的生命，身体的诞生就是生命的诞生，身体的死亡就是生命的死亡。生命，就是活着的身体。对于生命，每个人都想获得长寿。对于身体，每个人都想获得健康。人活着的首要问题，就是如何对待自己的身体。如果没有了身体，在这个世界上其实什么都没有。[①] 身体有肉体与精神两个方面。健康的标准也分为身体的标准和精神心理的标准，这是养生要追求的目标。健康，《中华大字典》中云"健，强也"，"康，乐也、安也、和也"。《汉语词典》中云"健康"为"身体强壮安适"。健康主要有两点，一是心身安宁，可以过正常的生活和从事生产劳动；二是自我感觉良好[②]。唐慎微《重修政和经史证类备要本草》云："身以安乐为本。"健康者，体壮为健，心怡为康，精神愉悦，形体强壮，形与神俱。我们将在"临床卷"中讨论健康（平人）的标准，所以这里就不再谈了。

追求健康的目的是什么呢？一是希望寿命长，二是希望无病痛，耳聪目明健行等。怎样才能健康呢？那就需要养生。养生是指通过各种方法颐养生命、增强体质、预防疾病，从而达到延年益寿的一种医事活动。我的理解是：养生是通过主观意识，自觉地、带有一定强制行为地保养、调养，是有毅力的、自制行为能力的意识和行为。人是有主观意识思维的，要重视脏腑、经络、气血、阴阳的平和，主动调节机体内部、人与自然环

---

① 肖学周. 中国人的身体观念. 兰州：敦煌文艺出版社，2008
② 喻坚，龙德刚. 论健康. 重庆师专学报（综合版），1997（2）：12

境之间的平和关系，自觉遵守养生原则，追求健康人生，从而使生命的生存质量得到提高。人们常常是这样的：明知是不对的，就是改不掉；明知是对的，就是坚持不了。明知是不对的生活习惯、不良嗜好，如吸烟、过度饮酒、熬夜等，应该坚决改正，但又很难改掉。所以我说养生是要有毅力的，带有一定强制行为的调养。我们应该坚持有益于健康的规矩、原则和方法，摒弃那些无益于健康的规矩和方法。

养生的主要原则与方法有哪些呢？

1. 天气

人的生命活动秉承天地之气而生存。所以天地阴阳之气的平和正常是人类赖以生存的必需条件。天地四时气候的异常变化以及晨昏昼夜、风雨寒热晦明等，既能影响人体的正常生命活动，又能成为滋生和传播邪气致病的条件，从而引起疾病。如酷暑高温、淫雨不止等天气，既易戕伐正气，又能成为某些疫疠和温病的促发因素和流行条件。

《素问遗篇·刺法论》中有"假令庚辰刚柔失守""三年变大疫"。《素问遗篇·本病论》则更加具体地指出，"假令庚辰阳年太过……虽交得庚辰年也，阳明犹尚治天……火胜热化，水复寒刑。此乙庚失守，其后三年化成金疫。速至壬午，徐至癸未，金疫至也"。这两段话的意思是：假若庚辰年的年运"刚柔失守"，表现为天气干燥，气温偏高，并出现寒水来复的变化，此后三年可化生大疫，化生的大疫名叫"金疫"，快至壬午年，慢至癸未年"金疫"就来了。2000 年正好是经文提到的庚辰年，该年全国出现大面积干旱，年平均气温偏高，而 11 月又出现月平均气温居 20 年来最低的现象，符合"庚辰刚柔失守"的运气特点。按"三年变大疫"之说，正好应该在 2003 年发生疫情。经文说："三年化成金疫也，速至壬午，徐至癸未，金疫至也。"广东最早发现 SARS 是在 2002 年的壬午年，北方大规模流行在 2003 年的癸未年，而且经文明言发生的是"金疫"——肺性疫病。可见，预见的准确性已经超出一般。[1]

既然气候异常对人类生存有影响，那么我们应该怎样来养生保健呢？我觉得有两点：一是躲避，以预防为主，犹如《黄帝内经》所说，避虚邪如避矢石然，还可采用药物、针灸按摩、体育锻炼、舒畅情志等方法，还有就是迁徙，到一个环境好、空气好的地方去生活。二是适应，使机体产生耐受性，所以《黄帝内经》要你"适寒暑"。人的生命力是很强的，

---

① 顾植山．运气学说对中医药辨治 SARS 的启示．中华中医药杂志，2005（5）：15

当然这种属于被动适应。

2. 地域

不同的地域，地势有高低，气候有不同，物产也各异，可以影响人们的生活习性、饮食习惯和生理特点，容易发生地域性的多发病和常见病。例如生活在我国东部的居民，由于地处沿海，嗜食鱼类咸味，而致体质内热，故多发痈疡。如《素问·异法方宜论》说："东方之域……鱼盐之地，海滨傍水，其民食鱼而嗜咸……鱼者使人热中，盐者胜血，故其民皆黑色疏理，其病皆为痈疡。"故高士宗说："五方地势不同，致使为病各异。"不同地区的人们若易地客居，也常引起水土不服之病，常用健脾除湿法治之。《医学入门》说："理脾却瘴汤，陈皮、白术、茯苓、黄芩、半夏、山栀、山楂各一钱，苍术、神曲各八分，黄连、前胡各七分，姜煎服。治游宦四方，水土不服者。"《张氏医通》说："藿香正气散（《局方》），治水土不服，感冒时气夹食。"

在地域养生方面，我总结了一条养生经验，就是"适当吃一些不是本地区主产的食品"，如米、面、油、果等。比如我们不要只吃成都周边如双流、温江、广汉产的大米，适当选用一些其他省市的大米如东北大米、陕西大米等。这是我从克山病的可能发病原因想到的。克山病分布在我国内陆从西南（四川）到东北（黑龙江）的狭长地带，迄今尚未见有国外报告。一般农业户发病，非农业户不发或者甚少发病。在病区，农业户食用自产粮，非农业户从国家粮库购粮。[①] 如果长期在某个地区生活，经常会导致某些特殊的地方病发生，那么，我们要采取的一个养生防病的办法就是迁徙疗法予以躲避，即迁出这个地区，到其他地区去生活。当然，如果没有办法和能力进行迁徙，那就只好适应了。所以说一方水土养一方人，不同地区的人好发不同的特殊疾病。

3. 生活与工作环境

长期工作与生活的环境，可以影响人体的健康。我们来谈谈坐办公室的人的养生原则和方法。坐办公室，顾名思义就是坐在办公室里的时间一定很长，如果坐姿不好，就容易引起脊柱弯曲、突出、强直，常见腰、颈、肩的病症和静脉曲张等血管疾病。所以要调整坐办公室的时间与坐势。坐得时间一次不要太长，最好30～40分钟起来活动一次。坐姿不要

---

① 杨建伯，杨秋慧．克山病病因研究．中国地方病学杂志，2000（9）：13

长时间弯曲、强直，适度活动颈、肩、腰、腿部，抬高腿部以利静脉回流。现在的颈部保健操有多种，如米字操。我讲一个最简单的，就是上下活动多一点，左右转动少一点的颈部活动，多点头少摇头，多说 Yes 少说 No，颈椎病可能就会少得一点。还要保护好眼睛，因为要较长时间看电脑、书、材料等，所以要适度休息，注意近看与远看相结合。在办公室工作，情绪容易焦躁、紧张、失落等，或用脑过度，或废寝忘食，常常会出现头痛、头晕、耳鸣、脑鸣、失眠、血压增高等症状，自己要尽力去化解，如进行自我意志的控制、适度的宣泄，或用中药调理。在饮食方面，若常因应酬而饮酒、过食辛辣（火锅、麻辣烫等）和高脂肪高蛋白（鸡鸭鱼肉等）等食物，应有意识的控制，合理膳食。正常喝水，不能憋尿。在办公室一般多着正装，但正装拘紧，不如便装舒适，可以适度调整，以保暖、得体、不伤皮肤与身体、健康舒服为着衣原则。注意衣料，少穿紧身衣，以利体内排出的汗液发散，并勤于换衣。办公室要通风良好，温度和湿度要适度，不要直吹直晒，预防空调病。要注意预防办公室人员之间的疾病传染。要适度休息与运动，保证睡眠的时间与质量。

4. 其他因素

要预防诸如跌仆损伤、金刃伤、持重努伤、烧烫伤、冻伤、溺水、虫兽伤、雷击伤等损伤人体肌肤、脏腑，甚或损害生命。如《洞天奥旨·汤烫疮》说："汤烫伤……轻则害在皮肤，重则害在肌肉，尤甚者害在脏腑。"《诸病源候论》说："严冬之月，触冒风雪寒毒之气，伤于肌肤，血气壅涩，因即瘃冻，赤疼肿，便成冻疮。"外出旅游时，要特别注意预防虫伤，如蜱虫。

5. 社会环境

人类生存的社会环境安宁平和，对人类的生存有重要影响。经济发达、文明程度高、卫生知识普及，对人类健康有益。我国现在非常注重环保，注重环境安全卫生、美丽舒适，注重食品安全卫生，这非常好。希望我们大家共同努力，建设和保护我们生活的家园。

6. 遗传因素

先天禀赋对健康也有影响。《景岳全书·先天后天论》说："以人之禀赋言，先天强厚者多寿，先天薄弱者多夭。"目前世界上已经发现的单基因遗传病有 6500 多种。已经发现的多基因遗传病有 100 多种，这些病种虽不多，但发病率高，多为常见病和多发病，如原发性高血压、支气管哮喘、冠心病、糖尿病、类风湿关节炎、精神分裂症、癫痫、先天性心脏病、消化性溃疡、下肢静脉曲张、青光眼、肾结石、脊柱裂等。目前已经发现的人类染色体病已有100多种。① 先天不可控，我们没有办法选择父母，我们要做的就是，通过后天的正确调养，有可能延缓这些遗传病在我们身上发病的时间。这就是我们积极养生的目的和意义。

7. 虚静为宝

七情过激是中医重要的致病因素。所以在养生方面，要求自然而然，不待追求；要求内心平静、豁达、开朗、平和，不要为外界所诱惑，不要为世俗所左右，不要为食、色、欲望所诱惑。浮躁之心不可有。人有七窍，看不够的是两只眼睛，听不完的是两只耳朵，吸不停的是两个鼻孔，吃不饱的是一张嘴。在人的身体上，每一个孔洞似乎都是一处永恒的匮乏和无尽的欲望。② 不要因世俗而改变了自己的生活，这样会导致生病寿短。《庄子·缮性篇》说："丧己于物，失性于俗者，谓之倒置之民。"意思是由于追求富贵荣华等外物而丧失自身，由于流俗而失却本性，就叫颠倒了本末的人。

庄子说："人之生也，与忧俱生。"（《庄子·至乐》）人生总是不如意的。生、老、病、死是人生四大烦恼。生：指生育，想生生不出来，不想生又不断地怀上。老：每日忧虑自己老之将至，容颜将退，躯体渐衰。有些女士，常常担忧自己的月经就要没有了，没有了月经人就衰老了，身形会变、容貌也会变。时间都到哪去了，还没好好感受年轻就老了。病：害怕自己得病却又偏偏得病，或者成天忧虑自己的疾病会加重、蔓延。有些人只要身体有一点不适，就成天在想："我是不是得了癌症?"死：就是对死亡的恐惧。肖学周在《中国人的身体观念》中说："身体的疼痛是切身的，只有当事人能深切地感到，它不可传递。维特根斯坦说：'别人不可能有我的疼痛。'因此，对于别人的疼痛，人们只能想象，却无从感知。即使病人是自己的亲人，人们也只能同情，却无法代替。"所以，只有自己才能解决自己的问题，医生只是赞、只是助。尤其是当前食品安全问题高发，如果你一天到晚都怀疑吃的蔬菜里有农药、肉里有毒素、水果里有防腐剂等，那么这种恐惧感就会影响你正常的生活，影响你正常的消化吸收功能，让你离健康长寿的目标越来越远。

---

① 木也沙尔·米吉提. 人类遗传病与种类. 中国民族民间医药. 2010（16）：62
② 肖学周. 中国人的身体观念. 兰州：敦煌文艺出版社，2008

8. 顺应四时

春夏秋冬四季、早中晚夜四时的阴阳消长变化，也因时间、地域等的不同而不同。《素问·四气调神大论》云："春三月，此谓发陈，天地俱生，万物以荣，夜卧早起，广步于庭，被发缓形，以使志生，生而勿杀，予而勿夺，赏而勿罚，此春气之应，养生之道也。逆之则伤肝，夏为寒变，奉长者少。""冬三月，此谓闭藏，水冰地坼，无扰乎阳，早卧晚起，必待日光，使志若伏若匿，若有私意，若已有得，去寒就温，无泄皮肤，使气亟夺，此冬气之应，养藏之道也。逆之则伤肾，春为痿厥，奉生者少。"顺应四时阴阳，人体脏腑的阴阳之气正常，则能抗御邪气。再说吃水果，毛对山在《对山医话》中说："天生果品，亦应候以益人。"吃应时而出的水果蔬菜对人体适应四时阴阳消长、人生长化收藏的代谢过程是有益的，所以宜食应时应候的食物果品，最好不吃或少吃反季水果、蔬菜等。

9. 生活有常

自然变化有规律、日月运行按常道，因此，生活也一定要有规律，起居有常、食饮有节、运动规律等。例如，一定要在晚上 12 点以前睡觉，否则睡眠的质量就不好了。因为我们说子时一阳生，人体阳气开始生发，脏腑就开始工作了。子时有两种说法，一是 23 时到 1 时，二是 24 时到 2 时。所以一定要在子时之前，也就是在亥时睡觉。

10. 气血流畅

日月、江河运行不止，借此以识人，人的经脉气血也应该流行不止。朱丹溪说："气血冲和，万病不生；一有怫郁，诸病生焉。"（《丹溪心法·六郁》）

人之生理是阴阳气血的通畅，病理是其不通畅，不通畅所以生病。治疗就是疏通。养生就是通过调摄运动、情志、呼吸，运用气功、药物等，使气血保持通畅。

11. 中和之道

《证类本草·序例上》说："摄养之道，莫若守中，守中则无过与不及之害。"《养性延年录·教诫篇》说："养性之道，莫久行、久坐、久卧、久视、久听；莫强食饮，莫大沉醉，莫大忧愁，莫大哀思，此所谓能中和。能中和者，必久寿也。"比如在运动、饮食、情志、房事等方面，都不能太过与不及，要保持"中"。这个中，是每个人自己的中，是适宜于自己的中，是针对个体适宜的度，不能与他人比较，人与人是不同的。亚里士多德的《尼各马可伦理学》说："饮食过多或过少都会损害健康，适度的饮食才促成、增进和保持健康。"如盐是日常生活中必不可少的食物。陶弘景云："五味之中，唯此不可缺。"人体缺盐，会感到头晕、倦怠、全身无力，易患心脏病。但如果食盐太多，会影响新陈代谢的正常进行，使酸碱平衡失调，导致肾脏病和高血压病。所以食盐摄入太过与不及都会影响人体，导致疾病，关键就在于把握好一个度，这是适宜于自己的度，是自己的"中"。

和是多样性的统一。和而不同，要求杂，不能单一。单一是同，同则不继。所谓平衡膳食，就是要求多种食物都要吃，不能每天吃单一的食物。

美国导演摩根·斯普尔洛克曾亲自担任制片，以快餐食品文化为题材，导演了纪录片《给我最大号》。这部纪录片长 98 分钟，其中记录了他在 30 天里只吃麦当劳食品的整个过程。在拍摄纪录片之前，身高 1.9m 的斯普尔洛克身体健康，体重不到 84kg。试验了两个星期之后，医生说他的肝受到严重损伤，应当停止试验。但他没有听从医生的劝告，结果当 1 个月后实验结束，他的肝脏呈现中毒反应，胸口闷痛，血压大幅度升高，胆固醇升高了 65%，体重增加了 11kg。斯普尔洛克认为，人们应当对自己的饮食和健康负责。他说："我批评的是我们的生活方式，我们的不良选择，我们美国人日复一日的生活方式。"这个例子说明，单一食物、长期偏食、食材不均衡等会影响身体的健康。

美国农业部（USDA）在 1992 年正式发布《食物金字塔指南》，目的是指导美国公民正确地选择饮食，以保持健康的身体和减少患慢性病的危险。中国营养学会为指导人们合理营养，也发布了食物指南，并形象地称其为"4+1 营养金字塔"。"4+1"指每日膳食中应当包括"粮、豆类""蔬菜、水果""奶和奶制品""禽、肉、鱼、蛋"四类食物，以这四类食物作为基础，适当增加"盐、油、糖"。

"金字塔"的第一层是最重要的粮豆类食物，它构成塔基，占饮食中很大的比重。每日粮豆类食物的摄取量为 400～500g，粮食与豆类之比为 10∶1。现在有些人因为减肥就不食水谷主食，这是不对的。因为只有水谷的摄入，才会有水谷之精气的化生。《医原·阴阳治法大要论》说："夫所谓胃气者，谷气也。《经》曰：营为水谷之精气，卫为水谷之悍气。又曰：精气生于谷气。故'氣'字从气、从米，'精'字从青、从米，米乃谷之精者也。"我们来看"气"字的字形，繁体字的"氣"字中间还有一个"米"字。所以要吃主食的"米"，才会有气力。

"金字塔"的第二层是蔬菜和水果，在金字塔中占据了相当的地位。每日蔬菜和水果的摄入量为 300～400g，蔬菜与水果之比为 8：1。吃米饭，特别是吃粗粮多的人，更要配合吃蔬菜，以利疏通。刘完素《素问玄机原病式·热类》说："宜餐糒食蔬菜，能令气通利也。"毛对山《对山医话》说："经云：五谷为养，五蔬为充。蔬者，疏也，所以佐谷气而疏通壅滞也。"可见，水谷一定要吃，蔬菜也一定要吃，蔬菜能助谷气疏通壅滞，疏通六腑、大便、小便、经脉、水道，疏通气、血、津、液和糟粕的壅滞。

"金字塔"的第三层是奶和奶制品，以补充优质蛋白和钙，每日的摄取量为 200～300g。但是有数据表明，由于遗传基因与种族的关系，有 50%左右的中国人身体里都缺乏一种叫乳糖酶的东西。乳糖酶的活性不够，消耗不了牛奶中的乳糖，就会出现不同程度的腹胀、腹泻，甚至腹痛，对于牛奶的不良反应还有一个专门的名字——乳糖不耐受。那么这些人该怎样饮奶呢？我的意见是用一两周停一周，或者往纯牛奶里兑水，或者用舒化奶等。

"金字塔"的第四层是动物性食品，主要提供蛋白质、脂肪、B 族维生素和无机盐。禽、肉、鱼、蛋等动物性食品每日的摄入量为 100～200g。

塔尖为适量的油、盐、糖。

这四种基本成分加上塔尖叠合在一起恰似"金字塔"。众所周知古埃及金字塔是八大奇迹之一，是智慧和科学的结晶，是最稳定、最牢固的建筑形式。同样，营养"金字塔"也是膳食的最佳结构，根据塔的原理平衡营养需求，是调整膳食结构，达到合理营养、增进健康的有效方法。

扁鹊云："安身之本，必资于食；救疾之速，必凭于药。不知食宜者，不足以存生也；不明药忌者，不能以除病也。此之二事，有灵之所要也，若忽而不学，诚可悲夫。是故食能排邪而安脏腑，悦神爽志，以资血气。若能用食平疴，释情遣疾者，可谓良工。长年饵老之奇法，极养生之术也。"可见，饮食在养生中非常重要。

从事营养工作六十多年的原北京军区总医院营养科主任李瑞芬对中央领导人的饮食保健曾进行过解密：中央领导们吃着更多的粗粮、更少的肉类。少食多餐、多吃粗粮等科学的饮食方式，使得我国领导人的平均寿命一直居世界前列。每天吃 25 种食物听上去挺玄乎，其实很容易做到。为

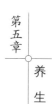

领导人配餐，讲究的是少食多餐的原则，只有当食物种类够"杂"，才能使营养均衡。如"每天吃 25 ~ 30 种食物"，这里所说的是食物的种类，而非 25 道菜，每种吃一点就够。

我再讲一个饮食辩证的问题，说的是从辩证法的角度看待饮食。

如饥与饱。《类经》载："抚养之法，则俗传有云：若要小儿安，须带三分饥与寒。"常带三分饥与寒，是指不要吃得太饱，既不要有饥饿感，也不要有饱胀感。孙思邈《备急千金要方》说："是以善养性者，先饥而食，先渴而饮。食欲数而少，不欲顿而多，则难消也。当欲令如饱中饥，饥中饱耳。盖饱则伤肺，饥则伤气，咸则伤筋，酸则伤骨。"饥饿时会感受到食物的香味，古人说"晚食当肉"，苏东坡在《东坡志林》中说："未饥而食，虽八珍犹草木也；使草木如八珍，惟晚食为然。"意思是说饥饿的时候再吃，会觉得食物很美味。既然饥饿的时候会觉得食物香美，那为什么养生时又主张先饥而食呢？其中的道理就是让人不要因为贪婪食物的香美可口而一次性进食太多。

如寒与热。饮食的寒热有两种，一是指食物进入身体时的温度。如中国人多热食，西方人多冷食。中医养生讲究脾胃弱者要忌食冷物。二是指食物性质的寒热。如蟹性寒，姜性热，故食蟹时多伴姜汁。我们在饮食上应该不寒不热、不饥不饱才好。《古今医统大全·饮食编》说："常不饥不饱，不寒不热……则可延年益寿矣。"孙思邈《备急千金要方》说："惟乳酪酥蜜，常宜温而食之，此大利益老年。"

如生食与熟食。生食虽然会保持食物的天然状态，但脾胃不好的人不宜生食而宜熟食。《素问遗篇·刺法论》说："欲令脾实……无食一切生物。"生食除了直接损伤脾胃外，古人还认为容易生虫。《杨氏家藏经验方》转引自《喻选古方试验·癥瘕积聚》说："男妇因食生物，留滞肠胃，遂生虫。"寄生虫会影响人们的生存质量。在不确定卫生情况时，我建议还是吃熟食。我有好几个病人就是听信谣言，因生食泥鳅而得了肝吸虫病。

如净与脏。我们提倡吃干净、清洁、卫生的食物，不吃不清洁卫生的食物，不吃诸如禽、兽、虫、蛇、鼠等肮脏之物。《太平圣惠方·食治养老诸方》说："其鱼脍生菜生肉腥冷之物，多损于人，直宜断之。"

如正餐与零食。中央领导人平素正餐吃七成饱，所以常常在正餐之外还要吃些零食。可在上午十点左右和下午三点左右补充一些零食。比如上午吃一小碗银耳莲子羹或麦麸，下午喝半杯酸奶，吃上几粒坚果。少食多餐一直是被推崇的健康饮食理念。

吃方面的辩证关系还有很多，如死与活、饭与菜、补与泻、多与偏、味与气、主食与辅食、家种与野生、样式与内容等。只要有利于健康，什么食物都可以吃，都应该吃，在摄取食物时，都要觉得味道甘美。吃饭时，一定要保持心情愉悦，切不可在吃饭时生气。孙思邈《备急千金要方·道林养性》说："人之当食，须去烦恼（暴数为烦，侵触为恼）。如食五味必不得暴嗔，多令神气惊，夜梦飞扬。"进餐环境也要舒适干净。

世界卫生组织认为，人的寿命与他的生活方式与生活习惯有重大关系。日本著名的长寿学家、世界卫生组织循环器官疾病专业委员家森幸男博士花了整整 25 年的时间，走进 25 个国家，探寻了 61 个长寿地区的饮食习惯。他在最新的中文版《健康长寿饮食指南》一书中，以科学的态度披露了"长寿食物"的秘密，书中的内容被称为"有史以来最权威的长寿饮食调查"。用他自己的话来说，这 20 多年的时间终于让他明白了一件事，就是"为什么有人能长寿，有人却短命"，导致这种差异的决定性因素就是一个"吃"字。他总结的长寿十大饮食原则是：①少吃盐；②少吃脂肪含量高的食物，特别是动物脂肪含量高的食物；③多吃蔬菜与水果；④多吃乳制品；⑤多吃鱼类与大豆制品；⑥很多人一起、热闹地用餐（指一种快乐吃饭、享受食物的心态）；⑦食材均衡；⑧每天都有一餐吃饱、吃好；⑨相信自己可以长寿；⑩对生活抱持乐观的态度。我们要以"中和"为标准，保持一个健康的生活方式，这就是养生。

德国哲学家威廉·狄尔泰说："在任何时代，任何一个天才的作品，都是一种解释。即对于当时当地的历史的注释，也是对于生活、人物、事物和各种对象的看法的流露。"我以为，《黄帝内经》是古人对于他们当时所在的社会历史、宇宙人生、人体生命、疾病规律、治疗思路等的一种看法。我们今天来阅读《黄帝内经》，一方面是要了解古人的看法，另一方面是要从中获得对我们今天生活的启迪。"事物的规律，又往往是这样，越是伟大的人物，越较多地采取抽象形式去表达其深刻的思想，以致容许后人，哪怕经历了好几个时代之后，仍然能对其思想做出一而再，再而三的反思，并确确实实地从中获得近乎无限的启示。"《黄帝内经》成书虽然已经过去了两千多年，但这个文本永在，任何时代下的人们都将从中得到无限的启示。

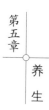

第五章

养生

后　记

　　我学中医，一定是命运的安排，命中注定我这一辈子要与中医药学结缘。

　　我父亲虽是西医，但父亲之上的三代都是开中药铺的，在全国好几个大城市如武汉、重庆等都有中药铺。我的祖籍就是现在的中国药都江西省樟树市。

　　我出生在重庆，生长在军营。我父亲是军医，20世纪50年代初从重庆第七军医大学（现为中国人民解放军陆军军医大学）西南医院调往西藏军区总医院，8年后因严重的高原反应调入成都军区总医院。我受父亲的影响很大。我小时候就读于西藏军区成都幼儿园、成都八一小学，五年级时因"文化大革命"而停学，初中即将结束时才加入红卫兵，并没有上高中。1972年秋，我父亲因"反动学术权威"等问题被下放到新津县成都军区后勤部卫生干部训练大队去教书。他带着我一起去，一来我可以照顾他，二来他怕我在社会上游荡学坏了。于是我便做了一名旁听生，跟着部队学员们一起学医。课堂教学结束后，我又跟随父亲所带一个班的学员们到崇庆县人民医院去实习。在那里，我获得了许多临床经验和医学知识，以及人生感悟。有位中学校长出院时送我两本书，一本方剂学，一本语文，并叮嘱我一定要"虽处逆境，明确目标，刻苦努力，多学知识，用一生来写一篇命题作文——立志"，并要我好好学医，治病救人。

　　1974年3月25日，我正式成为"知识青年"，下到四川省灌县蒲阳公社馒头山青年农场红星大队专业组。在三年艰苦的知青劳动生活里，我每天晚上都在农场寝室昏暗的油灯下坚持自学英语及其他知识。可惜我学的是"哑巴英语"，虽然可以看英文小说、翻译文献，但却听不懂、说不来。1976年年底各大高校开始招生，我们公社只有半个上大学的名额，我只能上中专。我的志愿只有一个，就是学医，不论是西医还是中医。那年来我们公社招生的没有一所西医院校。虽然允许我们可以填报多个专业志愿，但我却毅然决然地只填了一个：成都中医学校中医专业。那一年招生照常没有入学考试，只是要求我们每个人交一份自己知青生活和与报考志愿有关的思想汇报，我写了三万多字的心得体会，结果师范学校来招生的老师很想要我，认为我应该去当语文老师。在上上下下很多人的帮助下，我终于从农村调了出来成为一名"工农兵中专生"，从此开始了我的中医生涯。

在我就读中医学校期间，1978年恢复高考了，我很想去参加高考，但学校领导告知，如果我要去参加高考，可以，但是要办退学手续，并把户口退回到当年当知青的地方。我想，算了，好不容易才调了出来，又要回去，不！我真的好羡慕那些要参加高考的人啊。为此，我还写了一首诗，寄给《成都日报》，诗名是"接受祖国人民的挑选"。我心中发誓，虽然我不能成为七七级学生的本科同学，但我一定要努力成为你们的研究生同学。我终于实现了梦想：我考取了1981级成都中医学院中医基础理论专业的研究生，导师是李克光和郭仲夫两位教授，学习与研究方向是《黄帝内经》。这一年我们学校总共只招收了8名研究生，另外7位同学都是七七级应届毕业生。

我年少时曾有个理想，就是以后要从事一个教学、科研和临床三结合的工作。如今看来，我实现了。

1984年初，我毕业留校。期间我主讲本科、硕士和博士《黄帝内经》的课程，此外还讲授《中医学方法论》《中医学与哲学》等数门选修课，并发表学术论文110余篇，出版著作和教材20余部，其中主编全国高等中医药院校创新教材《辨证论治情景模拟培训教程》，任副主编编写全国研究生统编教材《中医学与哲学》，任编委编写全国研究生统编教材《黄帝内经理论与临床》和《黄帝内经病证学概论》，作为课题负责人获省科技进步奖等各级奖励10余项，作为课题负责人承担2项国家自然科学基金项目以及国家部局、省厅、校等各级20余项自然科学和社会科学研究课题，先后培养了中医基础理论（《黄帝内经》）、中医妇科学等4个专业的20余名硕士和博士研究生。

我曾任成都中医药大学基础医学院院长、成都中医药大学学术期刊中心主任，成都中医药大学学报编辑部主任、常务副主编，成都中医药大学学术委员会委员兼中医组副组长，成都中医药大学学位委员会委员兼基础医学院分学位委员会主席，成都中医药大学高级职称评审委员会委员及学科评议组成员，国家级特色专业成都中医药大学中医学专业负责人，四川省精品课程中医基础理论课程负责人，四川省"师带徒与院校教育相结合中医临床拔尖人才培养模式创新实验区"负责人，中华中医药学会中医基础理论分会副主任委员，四川省中医药学会中医基础理论专业委员会主任委员。

我曾多次到以色列、日本、德国开展中医学术讲座与交流等，多次受邀到香港中文大学、台湾长庚大学讲授《黄帝内经》，常年在川渝云贵等地讲授《黄帝内经与临床》。

我还被评为四川省名中医、四川省中医药学术与技术带头人。在成都中医药大学附属医院（四川省名医馆）等医院医馆用中医药方法辨治内科、妇科、儿科、外科的常见病和疑难杂症。

黄侃先生"五十岁前不著述"，唯恐学术功力不够。颜之推说："观天下书未遍，不得妄下雌黄。"如今我经过40多年对《黄帝内经》的学习、研究、讲授和运用，积诚生悟，自恃有得，使得课堂听讲者、论文阅读者皆有所启迪、收获。他们积极鼓励我，希望我把教学《黄帝内经》40多年的心得体会总结整理出来，供大家参考。这一想法得到了中国中医药出版社的大力支持，马洁编辑热情认真的帮助，经过5年多的整理写作，今天终于成书问世了。万分谢谢！

同时，我还要感谢我的妻子郭晋渝、我的女儿陈瑞霄，因为有了你们的爱，我才有动力完成这部书。

我希望我写的书，对各位阅读者开卷有益。

谨以此书，献给广大的、真诚热爱中医的、有历史责任感的中医接班人。